ポスト総ワクチン接種時代の処方箋

ハチミツ自然療法の最前線

有馬ようこ
Arima Yoko
エネルギー量子医学会TUEET
崎谷博征
Sakitani Hiroyuki

はじめに

「遺伝子ワクチンを接種したすべての人は、2年以内に治療法もなく死亡するだろう……」

エイズウイルス発見者としてノーベル賞を受賞したモンタニエ氏（Luc Montagnier）の発言です【1】。

遺伝子ワクチンを接種した私たちはエイズ（後天性免疫不全）になる……

その可能性を示した興味深い解析をした記事が掲載されています【2】。イギリスの公的データから新型コロナ遺伝子ワクチンの効果を算出したものです。

これは、最近の新型コロナウイルス感染症の発症率を遺伝子ワクチン接種者と未接種者の比をとって計算し、ワクチンの効果を測定しています（（ワクチン未接種者の発症率―《マイナス》ワクチン接種者の発症率）／ワクチン未接種者の発症率 or ワクチン接種者の発症率の大きいほう）。もちろん、現代医学のナレーションに従って、新規の新型コロナウイルス感染症の陽性判定はＰＣＲを用いているので、不正確なデータを元にして算出しています。特にフル接種者に関しては、ＰＣＲの基準が緩いのでＰＣＲでの陽性者は少なく出ています。

さて、このイギリスの公的データから導かれた結果はどうなのでしょうか？

18歳以上で2回接種すると、平均して4～9％／週の割合で、新規感染者が増えています。つまり新型コロナウイルスに対する免疫が4～9％／週の割合で弱るということになります。30歳以上では、遺伝子ワクチンフル接種から16週以内に100％新型コロナウイルスに対する免疫が消失します。30～79歳までは、今年のクリスマスまでに完全に新型コロナウイルスに対する免疫が消失する計算になります。

新型コロナウイルス感染症は、前著『ワクチンの真実』等でお伝えしたように、糖のエネルギー代謝が低下したさまざまな病態の集まりに過ぎません。しかし、現代医学のナレーションに従ってPCRの結果を信じるとすると、遺伝子ワクチンを接種すれば、誰もが感染症と呼ばれる病態になることになります。

つまり、エイズと同じ免疫不全状態になるということです。

この記事では、遺伝子ワクチンによる抗体依存性感染増強（ADE）がその原因ではないかとしています。この解析はあくまでも現代医学の誤った仮定に基づいたものですが、リアルサイエンスの見地からは当たらずしも遠からずです。遺伝子ワクチンは、糖のエネルギー代謝（免疫はその一部）を低下させるスパイクタンパク質やナノ粒子などの毒性物質の塊になっているからです。

そして、このことを実験的に証明した研究が発表されています【3】。この研究では、スパイクタンパクそのものが、私たちの細胞の核内に入っていくことが確認されています。そして、その核内に入ったスパイクタンパク（full-length）は、私たちの遺伝子（DNA）を修復する酵素をブロックすることが判明しました。私たちの遺伝子は、複製されるときに一定のエラーが出ることがあります。あるいは、プーファ（アルデヒド）や放射線によるダメージを受けて突然変異します。この時の遺伝子のエラーやダメージを修復することができなくなるのです。

この研究論文では、リンパ球がこの遺伝子の修復ができないことで増えることができなくなり、かつ抗原に対応する抗体が作れなくなる（リンパ球の機能異常）という結論になっています。つまり、エイズ（後天性免疫不全）と同じ「免疫抑制（免疫が働かない）」病態になるということです。実際に遺伝子ワクチン接種後にはリンパ球減少が認められます。

したがって、このような毒性物質をうまく処理できない現代人は、本文で詳述する「免疫抑制」状態となって徐々に体が弱っていくことになります。すでにワクチン有害事象報告システム（VAERS）に登録されている死亡や重篤《じゅうとく》な副作用は、その氷山の一角（実態の1%程度）であり、遺伝子ワクチン接種者にはこれから数年の間にさまざまな形で体調不良が出てくるでしょう。

ワクチン先進国を中心に世界全体に活気がなくなったと感じるのは私だけでしょうか？

しかし、私たちは、ここで悲観ばかりしていられません。私たちには守るべき家族が存在しています。家族がいないという人であっても、守るべき人やペットが存在しているはずです。何もしないでいれば、モンタニエ氏の予測や研究データが示すように確実に私たちは体力が低下していき、やがて数年以内に何からの致命的な病態になるでしょう。

その悲惨な結果を回避する方法があります。唯一の方法と言って良いでしょう。それは、皆さんの「糖のエネルギー代謝」を高めることです。免疫と呼ばれている営みも、すべて私たちのエネルギーに依存しています。そして、そのエネルギーは炭水化物、特に糖質（単糖類〜二糖類）から細胞内で作られています。これを「糖のエネルギー代謝」と呼んでいます。

糖のエネルギー代謝を高めることで、毒性物質のデトックスや排除が可能になれば、病態に陥ることがありません。毒性物質の塊である遺伝子ワクチンによる免疫系のダメージを予防・回復させるためには、糖のエネルギー代謝を高める以外にないのです。本著では糖のエネルギー代謝を高める、ハチミツを中心とした糖質がいかに感染症だけでなく、遺伝子ワクチンの副作用にも有効であるかを最新のエビデンスを交えてじっくりお伝えしていきます。

「備えあれば憂いなし」。すでに遺伝子ワクチンを接種したと悲観することはありません。皆さんご自身の心身はもちろんのこと、大切な家族や仲間、そしてペットなどのために本著のリアルサイエンスを真摯に学んで頂き、十分な備えをしておきましょう。

『ハチミツ自然療法の最前線』◆目次

第3章　ハチミツがなぜパンデミックとワクチンの副作用に有効なのか？

第5章　ホリスティック・メディスン（自然療法）としてのハチミツ……195

装丁・泉沢光雄
第１章イラスト・石崎伸子
カバー写真・ゲッティイメージズ

第1章

ハチミツパワーで健康回復、6つの症例

症例1 疲れやすさと慢性的不調から徐々に回復（53歳男性）

30代前半から体に良いとされていたベジタリアンやマクロビなどを試していました。それでも体調が一向にすぐれないことから、30代後半から自身の勤める病院で簡単に処方できるオメガ3（製品名「エパデール」）を欠かさず摂取するようになりました。しかし、依然として易疲労性、うつ傾向にありました。さらに、良かれと思ってその頃から生来食べなかった魚の刺身や焼き物を食べるようになりました。疲労傾向も、うつ的な症状も改善されないので、20代から続けていた山を1～2時間走る（現在のトレッキングにあたる）ことや、坂道をダッシュするような運動及び長時間の筋トレを継続していました。しかし、逆に体調不良や痩せが進行する結果となりました。職業上の放射線被曝もその大きな原因となっていたと思います。

40代になり、その心身の不調がプーファ（多価不飽和脂肪酸、オメガ3とオメガ6）から来ることを自身の長年の研究で確信し、日常からプーファを絶ちました。それからは、積極的に黒糖やハチミツを摂取し始め、心身の不調は回復傾向にあったものの、まだ過剰な筋トレを継続していたために、不眠や湿疹に悩まされていました。3年前に、ミツバチに複数回刺

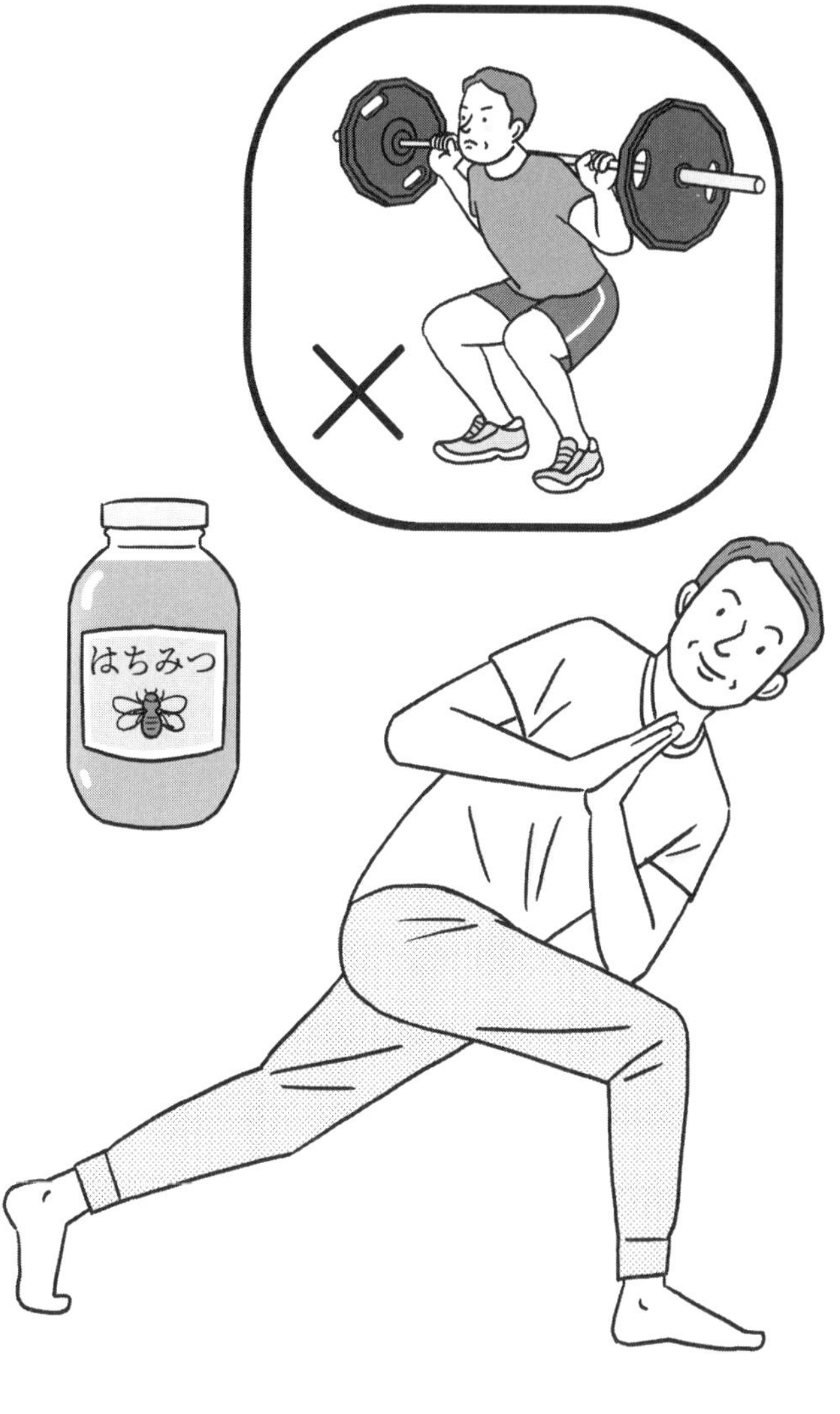
はちみつ

されたことがきっかけとなって、全身にアトピー様の湿疹が出現し、1年間はほとんど夜間が眠れないほどの痒みで苦しみました。

この時は、プーファ（その代謝産物や過酸化脂質）や毒物の皮膚からの排出を止める（抑制する）ものはいっさい摂取せずに耐え抜きました。その当時は、黒糖、ハチミツ、乳製品及びコラーゲンを中心に摂取していました。そのお陰もあり、アトピーの全身発症が綺麗に治った1年後には不眠もなくなり、体重も最も瘦せていた時よりも20kg近く増えています。情緒も安定し、以前よりも集中力及び体力が増しています。現在は、筋トレを止めて、筋膜の癒着や固まった筋肉をほぐし、ヨガに取り組んでいます。心身のエネルギー代謝が高まったために以前にもまして1日中仕事に打ち込むことができますが、無理をすると必ずしっぺ返しが来るために、心身を今まで以上に意識し、ケアするようにしています。

【解説】

長年プーファの過剰摂取（生野菜やオメガ3のカプセル摂取）及び放射線や過剰な運動などのストレスによってリポリシス（脂肪分解）が常時発生し、血液中のプーファ過剰になっていた典型的な症例です。現代人は、脂肪組織にならず各臓器に蓄積している脂肪はプーファになっています。このプーファは、第2章以下で詳述するように、あらゆる心身の不調や慢性病の主因になっています。通常は、体内に蓄積したプーファは、4年くらいかけてゆっくりと肝臓から排出していく必要があります。

ハチ毒（bee venom）は、ホスホライペース（ホスホリパーゼ）A2という脂肪を分解して、血液中に遊離のプーファを放出させるストレス酵素を含んでいます【4・5・6】。そのため、複数回ハチ毒に曝露したことによって、激しいリポリシスが起きたのです。このように一気にプーファを排出すると治癒のスピードは早いのですが、普通の人であれば耐えられない不快な症状が出現します。そのため、症状を止める対処療法（各種の免疫抑制剤やサプリメント）に走り、それが治癒を遅らせるどころか、またさらに悪化のほうに症状を導きます。したがって、不快な症状がコントロールできる範囲で、ゆっくりと数年かけてプーファや毒性物質をデトックス・排出していき、しっかりと糖質を摂取することが理想かつ実行可能性が高い方法です。

運動に関しては、身体能力は筋力もさることながら柔軟性が大切です。特に過呼吸（過剰に二酸化炭素を失う）になる長時間の持久力が必要な運動やエアロビクスなどは、低血糖・低酸素を引き起こすため、リポリシスを起こして血液中にプーファを流出させるためお勧めしません【7・8・9・10・11】。30歳を超えた後は、筋力よりもむしろ結合組織、筋膜、筋肉、関節をしなやかにすることによって、より糖のエネルギー代謝が高まり（体内に糖のエネルギー代謝を高める二酸化炭素が蓄積する）、身体能力だけでなく、毒物に対する抵抗性も高めることが可能になります。

症例2 ハチミツの抗エストロゲン作用で日常的倦怠感を克服（52歳女性）

以前は非結核性抗酸菌症（肺）による痰や喀血、咳、肺の痛みがあり、疲れやすさや体力のなさ、日常的な倦怠感がありました。2019年1月頃から蜂蜜を摂り出し数ヶ月は体力の回復を劇的に感じ喜んでいました。1年半経ったくらいの頃、抜け毛がかなり多くなり、また手のこわばりが出てきました。その後3ヶ月くらいしてから、歯茎に電気が走るような激しい痛みが度々ありましたが、また3ヶ月経ったくらい（ちょうどコラーゲン、グリシンを摂取し始めて1週間くらい）で、1度痛みは治まりました。その後は電気が走るような痛みとは少し違う痛みに変わり、2~3週間でこれもまた落ち着くようになりました。

また以前からあった手のこわばりが2021年2月半ばくらいから強くなり、朝起きた時に小指、薬指を中心に手全体がかなりこわばり、曲げにくく辛かったです。鼻水もよく出るようになりました。2021年3月頃は、歯が浮いているような感じは相変わらず続いてい

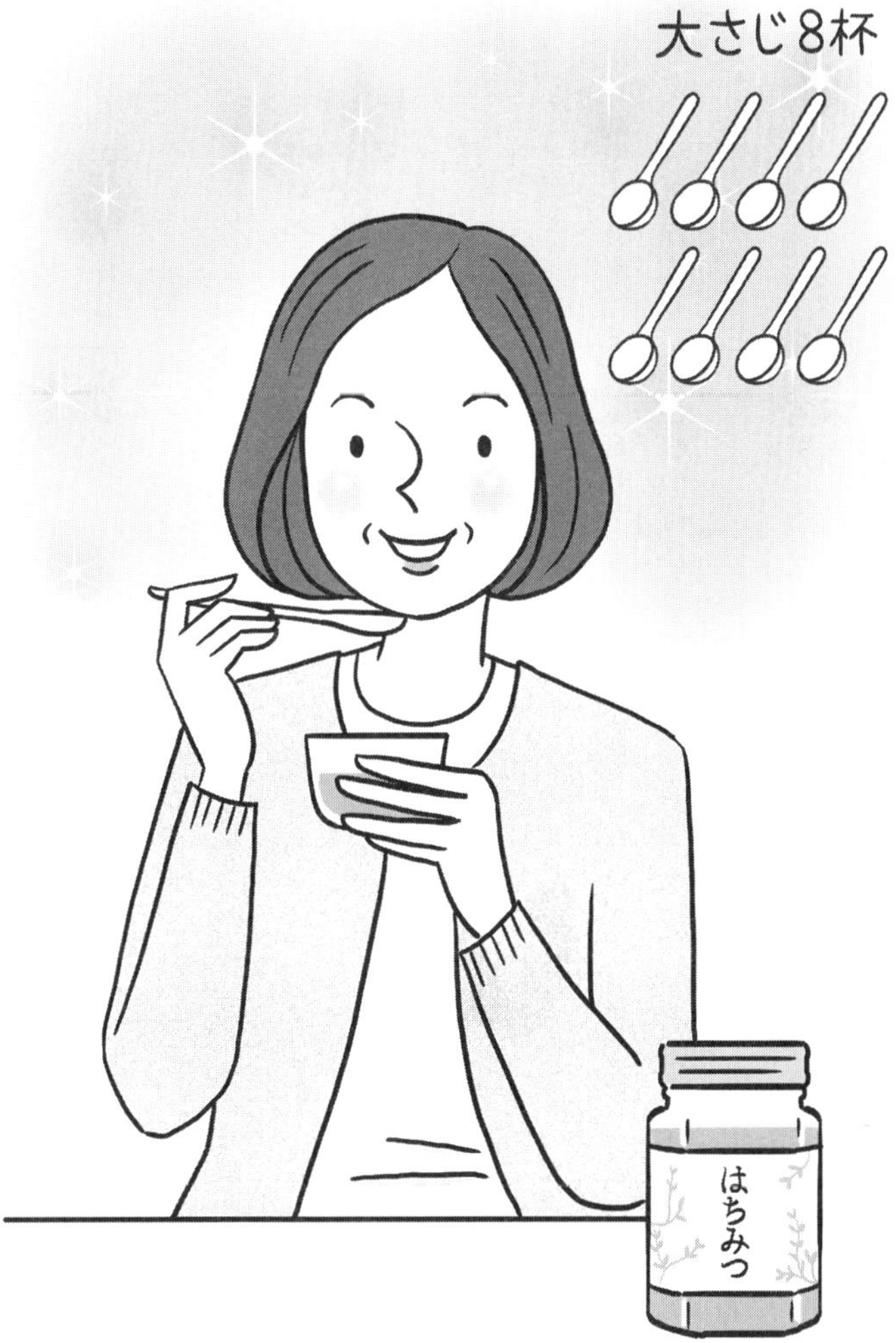
大さじ8杯
はちみつ

ました。

今まで、最初はその時においしいと思うハチミツを食べてきました（大さじ6～8杯）。鼻水が出始めたり、皮膚に問題が出てきたりするのは、今までよりも体のゴミ掃除にエネルギーがとられるからではないかと思い、ハチミツの量を増やしました（最低でも大さじ8杯）。今まで同様、プーファフリーを心がけ、エストロゲン作用のある食べ物などに気をつけました。

2021年5月初旬頃から朝起きた時の手のこわばりは、手全体的にありますが、少し軽くなってきました。あごのカサカサもまだあるが少し良くなってきました。鼻水はハチミツの量を増やして3日くらいしたら治まりました。額に白いブツブツとした盛り上がりが昔からいくつもありましたが、2～3日で盛り上がりが減りました。しかし、右下奥歯が浮いた感じは相変わらず続いていました。

2021年6月末頃から、起床時に指の関節の痛みがある時もありますが、こわばりは全体的に軽く、ほとんど気にならない日が多くなってきました。右下奥歯が浮いた感じも以前より軽くなってきました。

2021年7月現在、ハチミツを摂り出して2年半くらいになります。2019年にハチミツを摂り出して1年半くらいの2020年6月頃から、抜け毛、手のこわばり、歯茎の痛み、指の関節などの痛みが始まり、その後1年かかってやっと症状がなくなってきたことを実感しています。現在、抜け毛はなくなり、手のこわばりはだいぶ気にならなくなりました。指の関節の痛みはたまにあるものの以前に比べるとかなり改善しています。

これからも引き続きハチミツ摂取、プーファフリー、環境ホルモンやエストロゲン作用のあるものに気をつけていきたいと思います。また股関節のストレッチやスクワットに加え、姿勢に気をつけることで生体電流が流れやすくなるのか、歯の周りの帯電が解消するような体感があるので姿勢にもさらに気をつけていきたいと思います。

ハチミツはその時々によって本当においしいと思うものが違いますね。とても興味深いです。いつも安全でおいしいハチミツを本当にありがとうございます。また講座やいろいろな発信をありがとうございます。ここまで元気になれたこと、とても感謝しています。これからも生活の中に日々取り入れますます元気に、そして必要な方にも紹介していきたいと思います。

【解説】

この症例では、脱毛と関節炎が併発していることから、エストロゲン過剰の状態と推測されます。エストロゲンは、毛包（hair follicle）のエネルギー代謝を止めるため、脱毛の主因となっています【12・13・14】。また関節リウマチなどの関節に慢性炎症が起こる自己免疫疾患と呼ばれる病態も女性に多いことが知られています【15・16】。これは、エストロゲンがリンパ球の機能をコントロールする胸腺にダメージを与えたり、免疫抑制（ゴミが処理できずに蓄積。最終的に慢性炎症に発展する）を引き起こすなどして炎症を加速するからです【17・18・19】。

今回の症例でハチミツを摂取して1年くらいで関節のこわばりや痛みが消失したのは、ハチミツによる抗エストロゲン作用が主体となっています。ハチミツは、体内でエストロゲンを生成するアロマテース（アロマターゼ、aromatase）をブロックすることで抗エストロゲン作用を持つからです【20】。

歯や関節の痛みの原因として、エストロゲン以外にも重要な因子として、エンドトキシン（内毒素）があります【21・22・23】。ハチミツやショ糖は、このエンドトキシンによる炎症を抑えます（第3〜4章で詳しくお伝えします）。エンドトキシンの発生は、便秘や腸内微生物の過剰増殖によるものですので、ハチミツやショ糖の腸内環境を整える作用も症状改善に寄与しています。

さて、この症例で重要なことは、ハチミツを摂取し始めてから1年半頃から、抜け毛、手のこわばり、歯茎の痛み、指の関節などの痛みなどの諸症状が出ている点です。これは、ハチミツによる免疫抑制の解除作用（第3章で詳述）によるものです。現代人の大半は、日常的にプーファ、鉄、エストロゲンなどの免疫抑制作用を持つ物質を過剰摂取しているため、毒性物質の曝露でも急性の症状は出ません（免疫が抑制されている）。しかし、体内では毒性物質が蓄積する一方です。

ハチミツは、糖のエネルギー代謝を高めて免疫抑制を解除するため、1年～1年半くらいの間に今回の症例のように諸症状が顕在化してきます。この症状は、皮膚、肺や消化管に出ることもあれば、今回の症例のように歯や関節組織を中心に出ることもあります。いずれも毒性物質の体外への排出に伴う症状ですので、「排出症状」と呼んでいます。この排出症状も1年くらいで治ります。これは、毒性物質は4年くらいの排出で体内から消失していくからです。ただし、この期間になるべく新たな毒性物質を体内に入れないことが大前提です。

症例3　不整脈が起きなくなった（50歳男性）

従来より、心房細動があり、2019年12月にカテーテル手術を受けたのですが効果はありませんでした。心房細動によって血栓ができやすくなってしまうとのことで、現在は血栓防止用の薬を飲んでいます。現在、病院で2回目のカテーテル手術も勧められていますが、手術はしないでハチミツ摂取やプーファ（多価不飽和脂肪酸、オメガ3とオメガ6系の脂肪酸）フリーを心がけることなどで改善できるよう取り組んでいます。

ハチミツを摂り出してから現在約1年4ヶ月になります。以前は日常の生活でも息切れがあり不整脈も頻繁にありました。手術後に比べるとかなり回復してきています。不整脈は、1週間に1〜2回くらいと少し頻度が減ってきました。

体調があまり良くない日が何日かありましたが、いずれもハチミツ（ジャラ、Jarrah）を食べるとその後悪化せず回復しています。2021年4月の前半、1週間くらい毎日1回くらい不整脈が発生しました。しばらくは続きましたが自然に治まることも多かったです。なかなか不整脈が治らない時にヴィタジュエル（鉱石療法の一つ）のガーネット石が入っているアリュールの鉱石水に塩を入れハチミツ（Marri）をなめたら、すーっと治まりました。ただ、就寝中、お手洗いに何回も起きます。

2021年4月の後半の1週間くらいは頻繁に不整脈が起こりました。しばらくすると自然に治まることもありましたが、ヴィタジュエルのアリュール＋塩の鉱石水とハチミツ（Karri）を摂って治まることも多かったです。何回か朝、体調が悪かった時にハチミツ（Jarrah）を摂ると体調は悪化しないで済みました。不整脈は、1週間に1〜2回くらいと

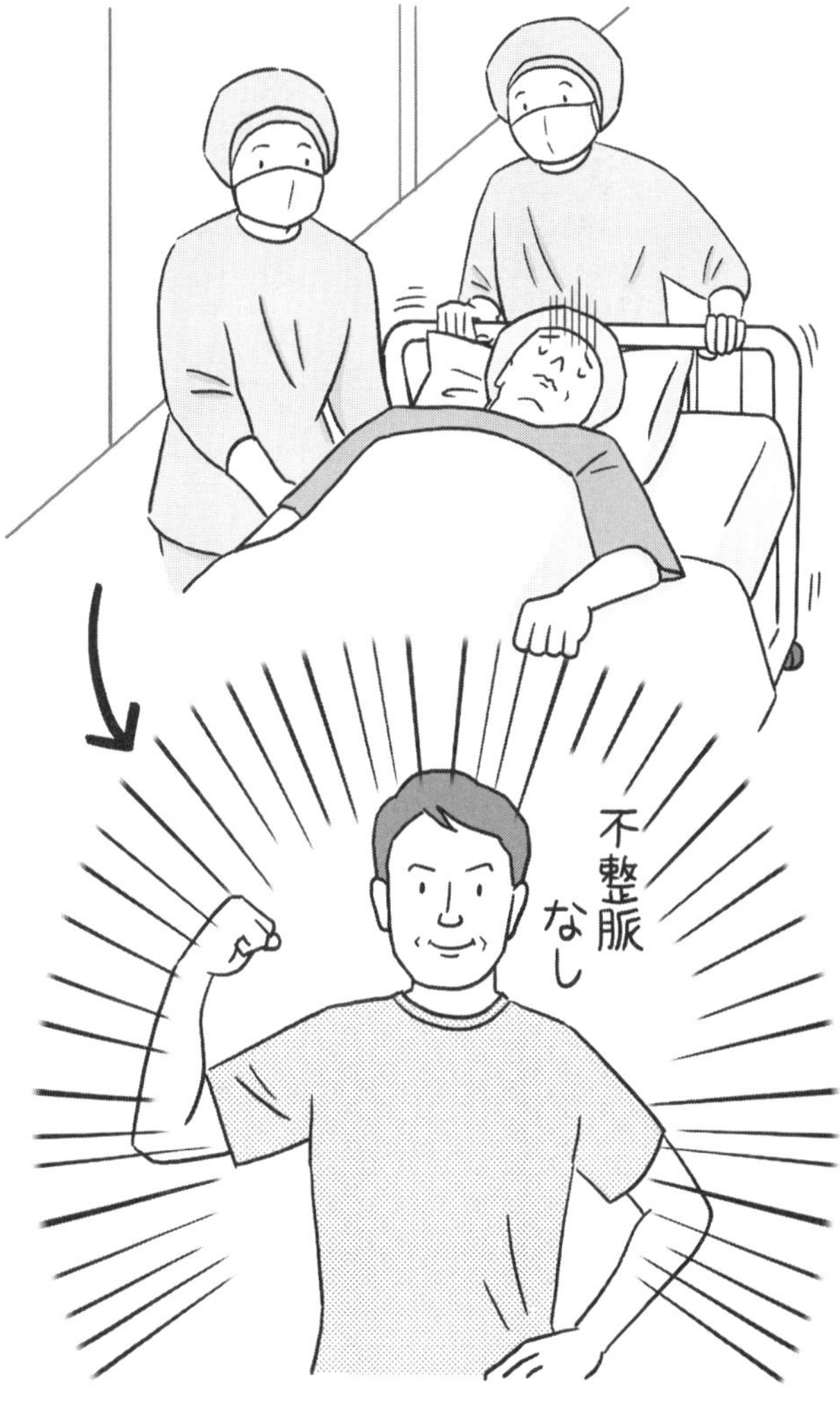
不整脈なし

少し頻度が減ってきました。体調があまり良くない日が何日かありましたが、いずれもハチミツ（Jarrah）を食べその後悪化せず回復しました。

この3週間（2021年7月）は不整脈が起きることもなく元気でした。今まで、就寝中、何回もお手洗いに起きていましたが、ハチミツ（ホワイトガム）を寝る前に摂るようになってから起きなくなりました。グリシンの摂取をし、コラーゲンスープを作って飲むようになってから、さらに調子がよく元気に過ごしています。

〔解説〕

心臓の不整脈で命取りになるのは、この症例のような心房細動と呼ばれるタイプです。心房細動は、心臓の心房という部位が、糖のエネルギー代謝低下のために、リラックスできずに緊張状態にあることで発生する病態です【24・25・26・27】。その糖のエネルギー代謝を阻害する最大の要因がプーファです。プーファの問題では、今まで植物油脂のオメガ6系が心臓血管疾患を招くとされてきました【28】。しかし、2020年の研究報告では、オメガ3（フィッシュオイルなど）もオメガ6と同等の心臓血管リスクをもたらすことが明らかにされました【29】。さらに、2021年のランダム化比較試験では、オメガ3は、心房細動のリスクを高めることが示されています【30】。

この方の場合も、ここに至るまでにプーファの蓄積が不整脈の大きな原因になっていたことは、プーファフリー及びハチミツの摂取で改善していることから明らかです。不眠も甲状腺機能障害で起こります【31】。甲状腺機能は、糖のエネルギー代謝とほぼ同義です【32】。ハチミツ摂取による糖のエネルギー代謝の回復によって、不眠も改善した良い症例です。不整脈が完全に消失するまでには、プーファが完全に体内から排出されるのに要するあと2～3年はかかるでしょう。

症例4 聴こえなかった右耳が聴こえるようになった（50歳女性）

私は都内で看護師をしております。看護師の仕事をしながらも、子供は助産院で出産し、子供も私自身も病院での治療は受けることはほとんどせず過ごすようにしておりました。西洋医学に不信感を感じていたからです。

今は、先生がいつも仰るように甲状腺機能が低下している若い子が本当に多いと実感しております。

家族や周りの人には、少しずつ伝えておりますが、職場では医師の目があるため患者さんに伝えることができず、自分の不甲斐なさが悔しいです。これからも、しっかり学ばせて頂きたいと思っています。

さて、私は幼少期の頃から中耳炎を繰り返して、12歳と13歳に鼓膜の交換と骨を削る手術を受けました。麻酔が効かず「やめてー」と泣き喚いた記憶がはっきりと残っています。それでも、聴力は戻らず大人になってからも中耳炎を繰り返し、右耳はまったくと言って良いほど聴こえていませんでした。

ところが、ハチミツと黒糖を取り始めて1年半経ちますが、なんと聴力が戻ってきたのです！　糖のエネルギー代謝が回ると身体のさまざまな機能が回復するということを自分の身体で実証、体感できました！

本当に嬉しくて嬉しくて、崎谷先生とようこ先生のおかげです。

２０２１年の春くらいからあるニオイが気になり出して、そのニオイを嗅ぐと咳き込んだり痰が絡んだりするようになりました。職場や電車、スーパーでも同様のニオイがして気分が悪くなります。ワクチン接種が進むにつれあちこち（人がいる所）で感じます。久しぶりに帰省して確信に近い物を感じました。両親、家族はワクチン接種していないのでそのニオイがしなかったのです。他の誰も感じていないようなのですが、リアルサイエンス的にはどうなのでしょうか？

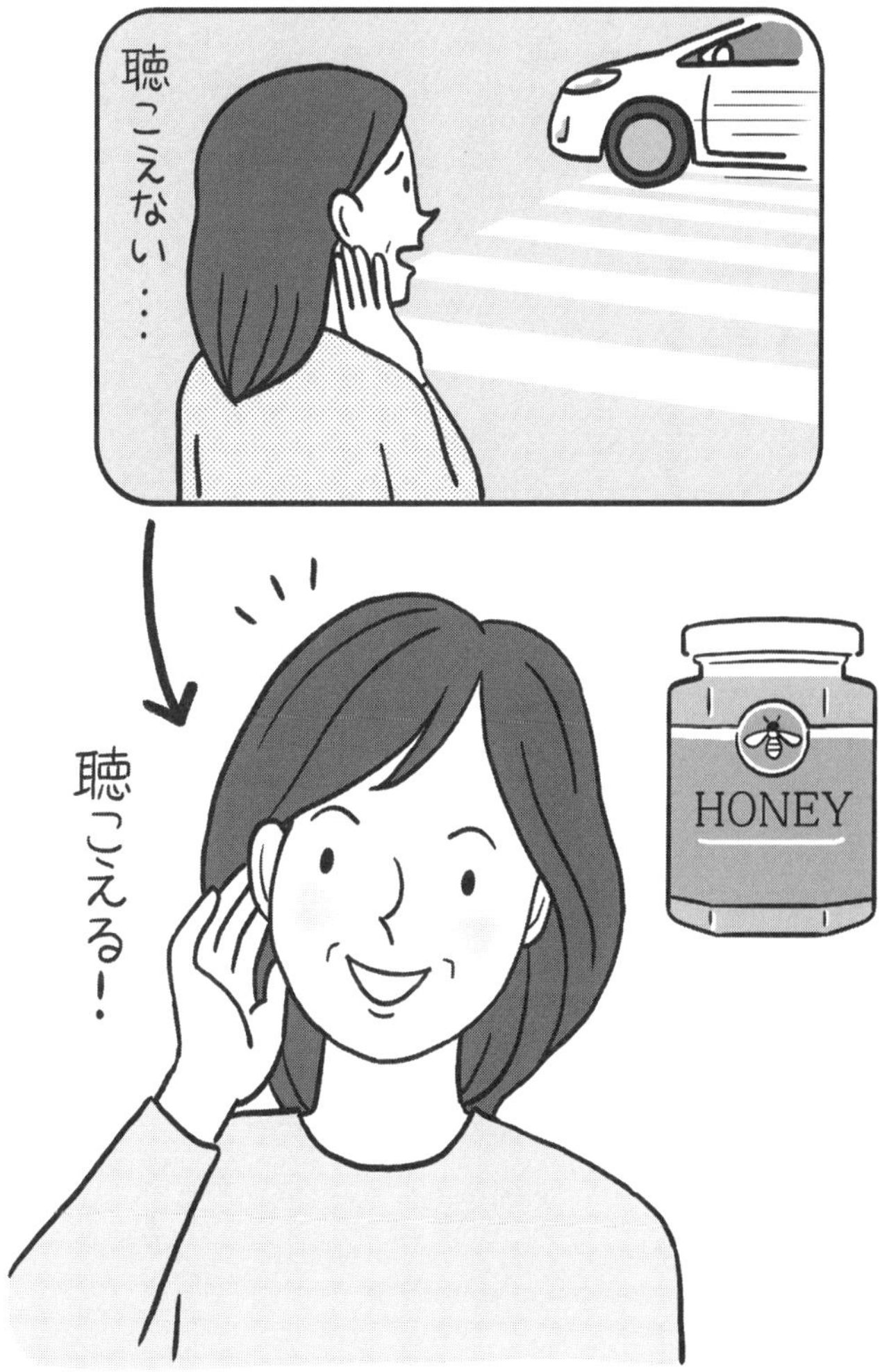
聴こえない…
聴こえる！
HONEY

周りの人たちが健康でいられるように、学んだことをこれからも伝え続けていこうと思います。本当にありがとうございます。

〖解説〗

現代医学では長らく一度損傷した脳神経は完全には再生しないとされてきました。今回の新型コロナ遺伝子ワクチンの有害事象として血栓による脳卒中の発症が多数報告されています。これらの脳卒中や頭部外傷後に失われた脳機能は、継続リハビリで最大でも50％程度しか回復しません。しかし、脳神経系こそは糖のエネルギー代謝が最も大切な部位です。実際に神経の再生は、糖のエネルギー代謝に必須のミトコンドリア機能を回復することで可能になることが近年の研究で明らかになっています【33・34・35・36】。

プロゲステロンは、ミトコンドリアの機能を高めて糖のエネルギー代謝を高める保護ホルモンです【37・38・39・40】。ハチミツはこのプロゲステロンの産生を高めます【41・42】。プロゲステロンの神経再生作用は数十年前から知られていました【43・44】。また、プロゲステロンは組織再生に必要な幹細胞の分化・増殖作用を持つことも報告されています【45・46・47】。興味深いことに、オタマジャクシの切断した肢にプロゲステロンを1日間投与しただけで再生することが報告されています【48】。つまり、ハチミツを摂取してプロゲステロンを増やせば、組織再生を促せるということです。本症例は、聴覚に関わる神経が糖のエネルギー代謝が回ってきた1年半後に再生した素晴らしい実例です。

また糖のエネルギー代謝が回ってきたおかげで、嗅覚などの感覚器の感受性が高まっています【49・50】。実際に糖のエネルギー代謝で重要なミトコンドリア機能が低下していることで発症するパーキンソン病やアルツハイマー病では、嗅覚が低下するのが最初の発症のサインです【51・52】。したがって、糖のエネルギー代謝が高い人ほど、匂いには敏感です。嗅覚はヒトでは退化していますが、動物の最も重要な感覚です（この症例での匂いの原因は、遺伝子ワクチンを接種した人から放出されるエクソソーム（exosome, 細胞外小胞）という粒子です。第3章で詳述します）。

症例5　顔と体のむくみがとれた（34歳女性）

もともと疲れやすい体質でした。目が霞むことが多く、顔や下半身もいつも異常にむくんでいます。肌荒れもあり、いつも、イライラしています。少し前までピルを飲んでいましたが、止めました。食生活も乱れているのが原因と考えていました。それまで見向きもしなかったハチミツを友人から勧められて、食べてみるとあまりの美味しさに驚きました。自然の本物のハチミツはこれほど味が違うものかと感心しました。すぐにそのハチミツを入手し、1日大さじ8杯食べています。美味しすぎて瓶を抱えて食べています。

3週間後には、顔のむくみは良くなったことを自覚しました。9週間後には、シャキッと動けるようになりました。

朝が弱かったのに早く起きて余裕を持てるようになりました。夜も目を閉じればすぐに眠れるくらい、睡眠の質もかなりよくなりました。目の霞みがなくクリアに見えるようになり、目の下のクマが薄くなっています。知らない間に体重も3キロ痩せました。むくみも改善され、やる気がでて筋膜リリースローラーもやれるくらい気分が良くなりました。

ハチミツ摂取から3ヶ月後には、疲れにくくなってきました。化粧もノーファンデーションに挑戦することにしました。プーファフリーも実践、たまに嫌になりますが、外食以外は気をつけています。ナマモノにすぐ反応するようになってきました。胃痛、胃腸炎みたいなことがすぐ起こるので生野菜もやめて蒸すようになりました。顎のニキビが少なくなってきました。イライラはめったにしなくなりましたが、急に悲しくなる時があります。

半年後には、体重は変わらないのに「痩せたね」と言われることが多く、嬉しいです。サ

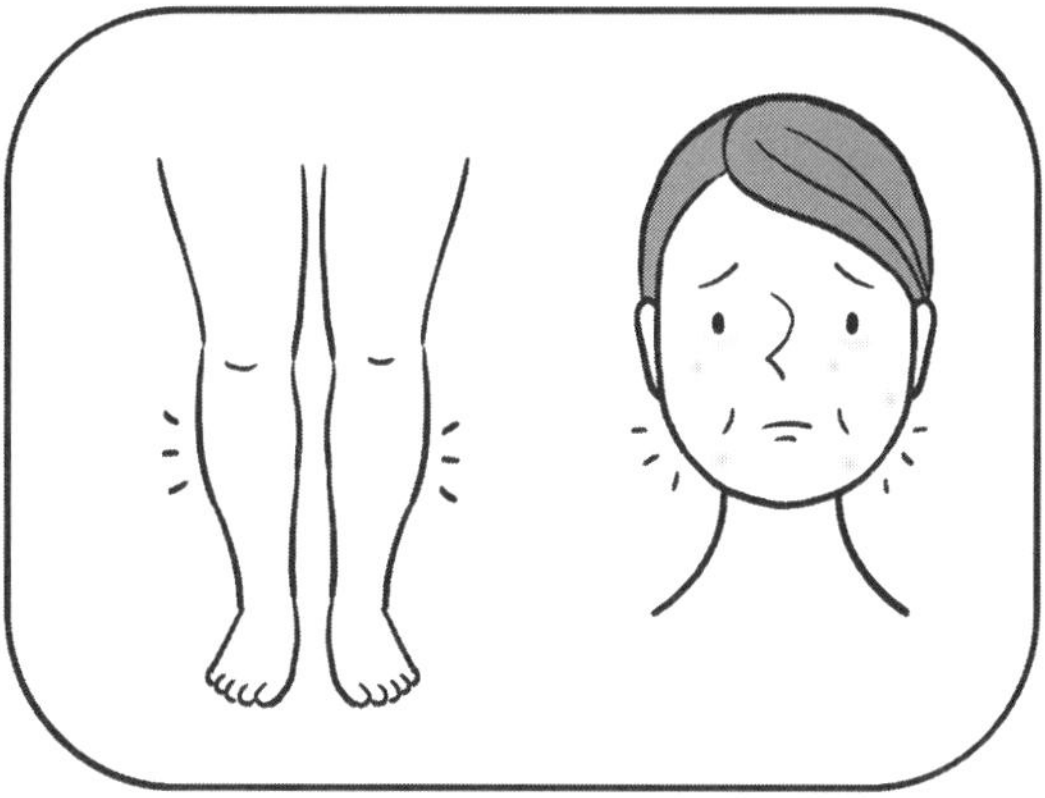

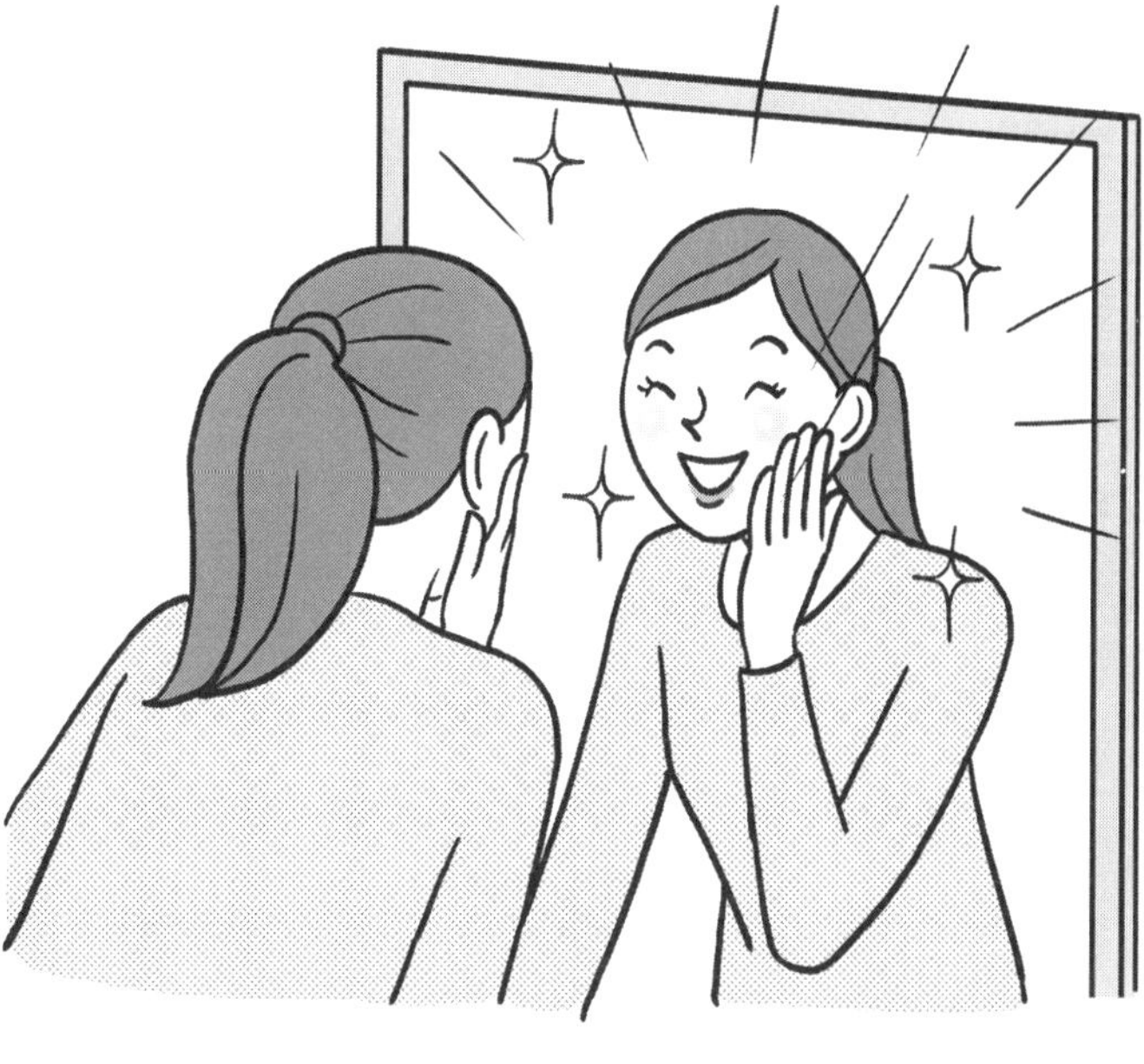

ラサラした汗をかけるようになりました。実はワキガにも悩んでいましたが臭いが改善してきました。代謝が上がってきたことを実感しています。

それから1ヶ月後からは、化粧なしでいられるくらい気持ちに余裕が出てきました。

〔解説〕

ピル（エストロゲン製剤）を常用していたことや食生活の乱れがあったことから、エストロゲンおよびプーファ過剰の状態にあった症例です。エストロゲン、プーファは相乗効果で甲状腺機能（＝糖のエネルギー代謝）を低下させて、全身にむくみを引き起こします。むくみは、ハチミツとプーファフリーによる甲状腺機能向上によって、数ヶ月で回復しています。わきが（腋臭）や加齢臭などの体臭は、プーファの過酸化脂質が原因となっています【53・54・55・56・57・58】。また自然な体重減少もハチミツなどの糖質摂取がもたらす共通した効果です（第4章で詳述）。

この症例では、1日大さじ8杯という糖質量をキープしていたこともあって、半年余りでかなり糖のエネルギー代謝が高まった良い例です。これから1年くらいの期間に前述した排出症状が出て、一時的に体調が低下することを経験します（毒性物質の蓄積量による）が、確実に良い方向に向かっていきます。

症例6　ニキビや皮膚の皮むけが改善し以前より早く疲労回復（13歳女性）

幼い頃から体力がありませんでした。皮膚も足の裏や指の皮がところどころむけています。顔に吹き出物が出ています。また以前からかかりつけのオステパシーで背骨と骨盤のゆがみを指摘されています。

2021年2月に初めて生理（4日間）がきました。

以前から、ハチミツ炭酸ドリンクは週に3回くらいは飲んでいましたが、2021年3月下旬からは毎日飲むようになりました。ハチミツの量は大さじ2~3杯です。今まではハチミツを摂ってもお腹がゆるくなることはありませんでしたが、4月に入ってから時々便がゆるくなりました。2回目の生理が、前回から36日目にきています（4日間）。この頃からコラーゲンスープも飲むようになりました。

5月に入ると、以前より少し元気があるように感じました。顔の細かいブツブツは相変わらずありましたが、足の裏や指の皮がところどころむけていたのが割ときれいになってきました。生理が4月29日に来ましたが、量は少なかったです（3日間で終了した）。

5月下旬には、部活などで、学校からクタクタになって帰ってきても、ハチミツドリンクを飲むと本当にあっという間に回復しました。足の裏と指の皮がむけているところは、随分ときれいになってきました。6月下旬には、さらに元気になってきました。足の裏、指の皮むけはすっかり良くなりました。もともとよく首の筋を痛めていましたが、今回はオステオパシーを受けてから初めて首の筋を痛めました。しかし、次の日にはほとんど良くなっていました。ここ数日、コラーゲンとグリシンを摂取しているからか、顔の吹き出ものも良くなっています。今は、たまに不正出血があることが気になるくらいです。

【解説】

10代は糖のエネルギー代謝が成人より高いので、本来あまり心身の不調を訴えることはありません。思春期になるとエストロゲンの産生量が一時的に増えることによって、成長痛と呼ばれる関節・筋肉の痛みや今回の症例のように吹き出ものが出やすくなります。今回の症例でも、生理が始まった時点で、エストロゲンの産生が本格的に高まっています。ハチミツを摂取し始めて、数ヶ月で吹き出ものや体の痛みが軽快したのも前述したハチミツの過剰なエストロゲン産生抑制作用によります。また、体力が回復してきたのも、ハチミツによる糖

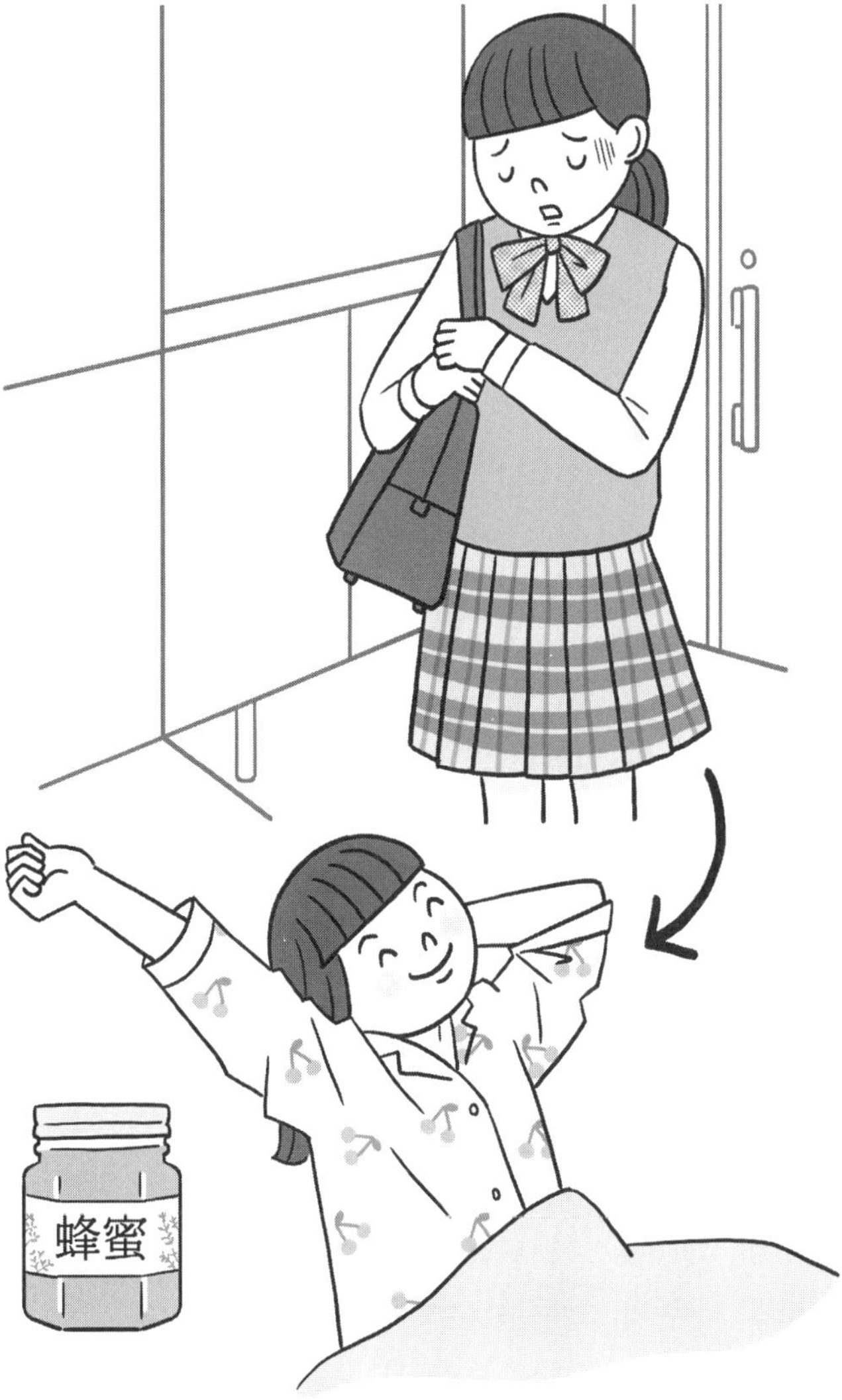
蜂蜜

のエネルギー代謝の回復によります。

現代の子供たちは、胎児の時からあらゆる毒性物質に曝露しているため、生後より何らかの問題を抱えていることが多いです。小さい頃から体力がない、体調がすぐれないという子供が増えています。1980年前後から2005年頃にかけて生まれたミレニアル世代（Millennials）、それ以降の1997年以降に生まれた世代はジェネレーションZ（Generation Z）と呼ばれています。これらの世代は、10代からデジタル環境（電磁波に慢性曝露）になじんだ初の世代に当たります。今回の症例の女性もちょうどこの世代に当たります。

近年の疫学的調査でも、高齢者に起こる脳卒中、心筋梗塞、ガンがミレニアル世代を襲っていることが複数報告されています【59・60・61】。

若い男性も同じく心臓発作による入院率が高くなっていますが、若い女性はその3倍上昇しています。大腸ガンは以前から若年化傾向がありましたが、最近では膵臓《すいぞう》ガン、胆のうガンなどの消化器系のガン、子宮ガンもミレニアル世代に急増しています。ベビーブーマー世代といわれる今の60~70代の人たちの2倍のガン罹患リスクがあるといいます（同じ年齢で換算）。その他、60~70歳に好発する腎臓ガン、多発性骨髄腫、白血病などもミレニアル世代に急増しています。またアルコールや薬物中毒、そして「絶望」による自殺も多いことが指摘されています【62・63・64】。今やミレニアル世代の半数およびジェネレーションZの75

%がうつ病に陥っています。

その原因の一つとして、この世代以降の子供の経済的困窮化が常態化していることも挙げられています。【65・66】。昨今の新型コロナウイルスパンデミック以降、その傾向が一層高まりました。これらの経済・社会的困窮は、セロトニンなどのストレスホルモンを上昇させて、糖のエネルギー代謝を低下させます【67】。このような生活環境の悪化に伴うストレスも、現在の子供の老年化や慢性病につながっているのです。

私たちの子孫が危機に瀕している現在、子供の時から十分に糖のエネルギー代謝を高めてあげることが、私たちに残された唯一の使命です。

第2章

リアルサイエンスで見た新型コロナウイルスと遺伝子ワクチンのメカニズム

新型コロナウイルス感染に対するハチミツのフェーズ3臨床試験

新型コロナウイルス感染に対するハチミツのフェーズ3臨床試験が現在オンゴーイングで行われています【68】。これはウイルス感染（インフルエンザウイルス、ヘルペスウイルス、風疹ウイルス、エイズウイルス、肝炎ウイルス、RSウイルスなど）と呼ばれている病態にハチミツの効果が昔から認められているからです【69・70・71・72・73・74】。しかし、現代医学では何故ハチミツがウイルス感染症に効果があるのかは推測の域を出ていません。

ハチミツの主成分は、フルクトース（果糖）とグルコース（ブドウ糖）とこれらが結合したショ糖などの二糖類で90〜95％を占めます【75】。その次に多いのがアミノ酸で、それ以外のミネラル、ビタミン、有機酸、フラボノイドなどのフェノール化合物は1％以下の微量含有しかありません【76・77・78・79・80】。

それにもかかわらず、ハチミツの新型コロナウイルスなどのウイルス感染も含めたあらゆる感染症や慢性病への効果は、この微量に含まれている成分によるものだと推測しているお寒い現状です。ハチミツがもたらすウイルス感染への効果のメカニズムはまったく解明されていません。今回の新型コロナウイルスに対するハチミツの効果を期待する研究論文も、ハチミツに含まれるフェノール化合物などの抗酸化物質に抗ウイルス作用や抗炎症作用があると推測しています【81・82】。しかし、これらのフェノール化合物はハチミツに微量しか含まれていないだけでなく、私たちがハチミツを摂取した時に、小腸から吸収されにくく、かつ細胞で使用される前に肝臓でデトックスされるために、実際の生体利用効率（bioavailability）が極めて低いのです【83】。

したがって、含有量が微量かつ生体利用効率の低いフェノール化合物などがハチミツのウイルス感染を含めた病態への広い効果をもたらすことは事実上不可能です（実際は、フェノール化合物などの抗酸化物質と呼ばれる物質は、逆に感染症や慢性病を悪化させる。その具体的なメカニズムは後述）。それではハチミツの何が新型コロナウイルス感染と呼ばれるウイルス感染症などに効果をもたらすのでしょうか？

それは、ハチミツの主成分であるフルクトース（果糖）とグルコース（ブドウ糖）のコンビネーションがもたらす「糖のエネルギー代謝」を高める作用です。これを理解するには、まずバクテリアやウイルスが病気をもたらすとする「病原体仮説」という思想（リアルサイエンスではない）から一旦離れないといけません。あくまでも感染症やワクチンの副作用も含めた慢性病をもたらすのは、外来の病原体ではなく、私たち側の心身の予備能力によります。具体的には、私たちの生命をフローさせるエネルギーを作り出す糖のエネルギー代謝の高さがあらゆる病態を決定する最大の要因です。なぜなら、生命現象はすべてエネルギーに依存しているからです。そして、エネルギーを私たちの体内で生み出すために必要な物質こそがハチミツやフルーツに代表される糖質なのです（病態では、脂肪やタンパク質をエネルギー源とするようにスイッチしている）。糖のエネルギー代謝が高いほど、外来の毒性物質やストレスに対応する心身の予備能力が高いということになります。

今までのあらゆる感染症もそうでしたが、今回の新型コロナウイルス感染症と呼ばれている病態でも、罹患したとされる人や重症化する人たちの特徴は高齢者（特に男性）ということ以外にも、肥満、糖尿病、慢性腎不全、高血圧、心臓血管疾患、脳血管疾患、慢性呼吸器疾患などの持病を持つことでした【84・85・86】。これらのリスク要因に共通しているのは、糖のエネルギー代謝の低下です。さらに、新型コロナウイルスと呼ばれている物質はダイレクトにミトコンドリア（電子伝達系複合体Ⅰ）にダメージを与えて糖のエネルギー代謝を低下させます【87】。

これらの糖のエネルギー代謝低下による病態に対して、ハチミツはすでに効果があることが分かっています【88・89・90・91・92】。また新型コロナ遺伝子ワクチンによる副作用が出やすい人の特徴として、体力の低下した高齢者（frail older adults）や経済的困窮状態にあるという要因があることが観察研究で報告されています【93】。加齢や経済的苦境という基本的な生活環境の低下は、糖のエネルギー代謝の低下をもたらします。したがって、ハチミツのウイルス感染症なる病態やワクチンの副作用に対する効果は、あくまでも私たちの心身の糖のエネルギー代謝を高める作用によるものです。

新型コロナによるサイトカインストームもロングコビットも糖のエネルギー代謝低下

新型コロナウイルスを感染させた細胞実験では、ミトコンドリアの糖のエネルギー代謝を回復させるメチレン・ブルー（methylene blue）という色素で、ウイルスの増殖を抑制した結果が報告されています【94】。この研究では、メチレン・ブルーがダイレクトに新型コロナのスパイクタンパク質と結合して、感染を防ぐとしています。しかし、メチレン・ブルーの主作用は、ミトコンドリアの電子伝達系において滞っている電子をフローさせることであり、サリチル酸（アスピリンの主成分）と同じく「アンカップラー」と呼ばれています【95】。アスピリンが新型コロナウイルス感染症なる病態の重症度や死亡率を低下させるのも同じ理由です【96・97・98】。前述したように、新型コロナウイルスは、ミトコンドリアの電子伝達系複合体Iにダメージを与えるため、ここで電子が渋滞します。この電子をメチレン・ブルーやサリチル酸は回収して、過剰な活性酸素・窒素種が発生しないようにするのです。

新型コロナウイルス感染だけでなく、脂肪のエネルギー代謝でもミトコンドリアの電子伝達系複合体Ⅰで電子が渋滞します【99・100】。電子がここで渋滞すると、この部位で電子と酸素が反応してしまうことで、過剰な活性酸素・窒素種を産生します（図1）。これが鉄さ

脂肪を燃焼させると電子伝達系で電子が漏電して活性酸素種発生（図1）

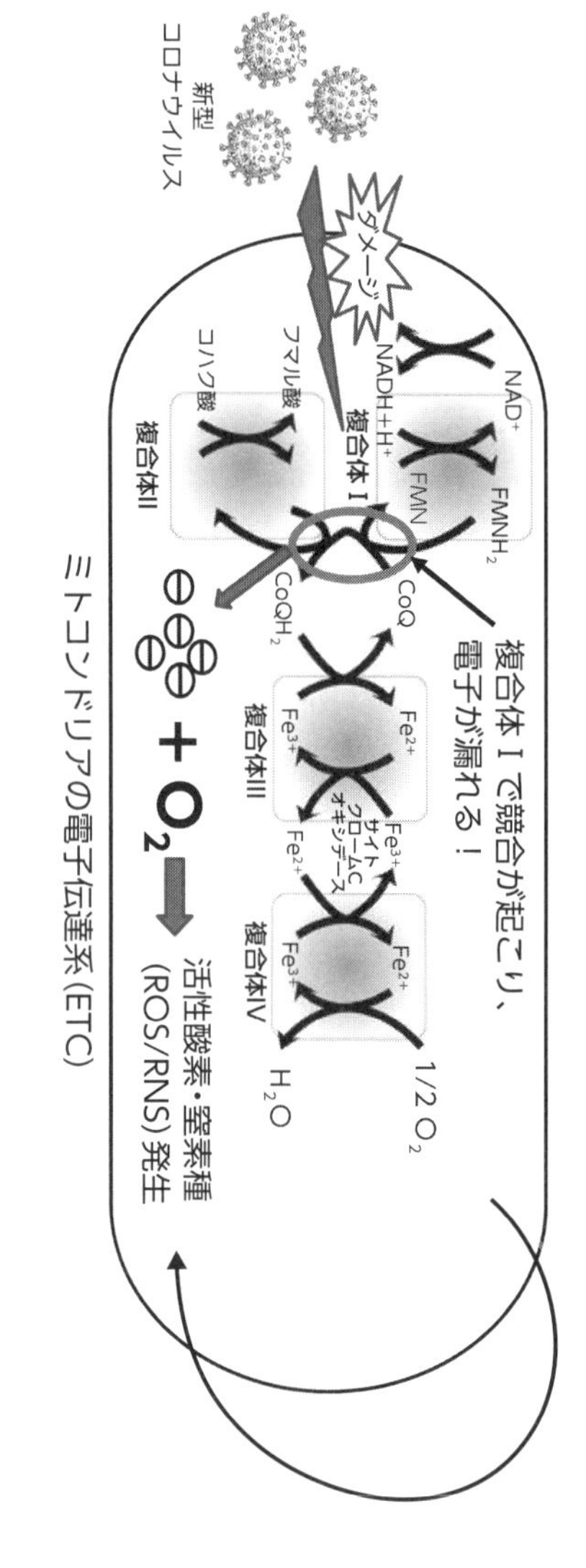

エネルギーの源の脂肪がプーファ（多価不飽和脂肪酸）だと電子伝達系（ETC）が機能しないので漏電が甚大になり発火する！新型コロナウイルスもミトコンドリアの電子伝達系の複合体Ⅰにダメージを与えて、脂肪のエネルギー代謝と同じく過剰な活性酸素・窒素種を発生させる。

らにプーファ（PUFA、多価不飽和脂肪酸）と反応することで脂質過酸化反応が起きます。このことによって、さらにミトコンドリアの糖のエネルギー代謝が低下します【101】（図2）。

ミトコンドリアで渋滞した電子は、酸素と反応して最終的にプーファと反応（図2）

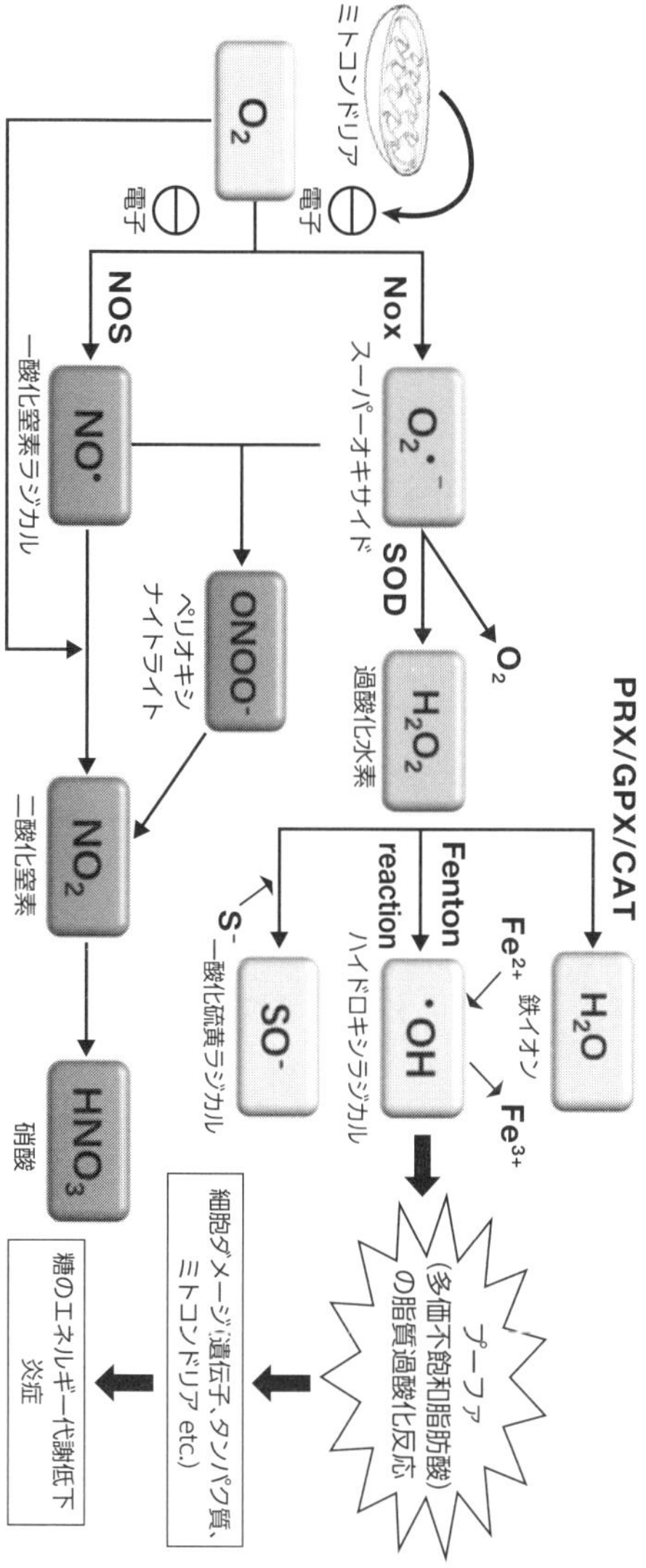

脂肪のエネルギー代謝やウイルス感染などで、ミトコンドリアで渋滞した電子は、酸素と反応して過剰な活性酸素・窒素種を発生させる。最終的に鉄及びプーファの脂質過酸化反応物によって、糖のエネルギー代謝が低下し、炎症を引き起こす。

さらに、この過剰な活性酸素種の発生はあらゆる慢性病の温床となっていますが、後述する遺伝子ワクチンでも起こる血栓症の原因にもなっています【102・103・104・105】。

実際にプーファは、新型コロナウイルス感染関連死を高める主要な要因です【106・107】。新型コロナウイルス感染症の重症例で話題となった、激烈な全身の炎症を引き起こす「サイトカインストーム（cytokine storm syndrome［CSS, hypercytokinemia］）」も、糖のエネルギー代謝のブロックによることが報告されています【108・109】。これらの感染症と呼ばれている病態における炎症を促進する免疫細胞（白血球やリンパ球）は、後述するガンと同じく糖を有効にエネルギーとして使用できない代謝（好気的解糖［aerobic glycolysis］）になっています。そして、糖は肝心なエネルギーとして有効利用できないために、やむなく別経路（ペントース・リン酸経路）で利用されることになります【110・111】あるいは、糖はエネルギーや二酸化炭素を産生することなく乳酸に変換されます（解糖系の亢進《こうしん》）。この乳酸はさらに糖のエネルギー代謝を低下させて悪循環を作り出します【112・113】。実際に新型コロナウイルス感染症とされる病態の重症度と血液中の乳酸濃度は相関していることが報告されています【114・115・116】（図3）。このように、糖のエネルギー代謝が免疫と呼ばれる形態形成維持をコントロールしているのです【117】。

さて、新型コロナウイルス感染症後に数ヶ月に渡って、全身疲労、不眠、頭痛、筋肉痛、

ミトコンドリアでの糖のエネルギー代謝の促進と阻害因子（図3）

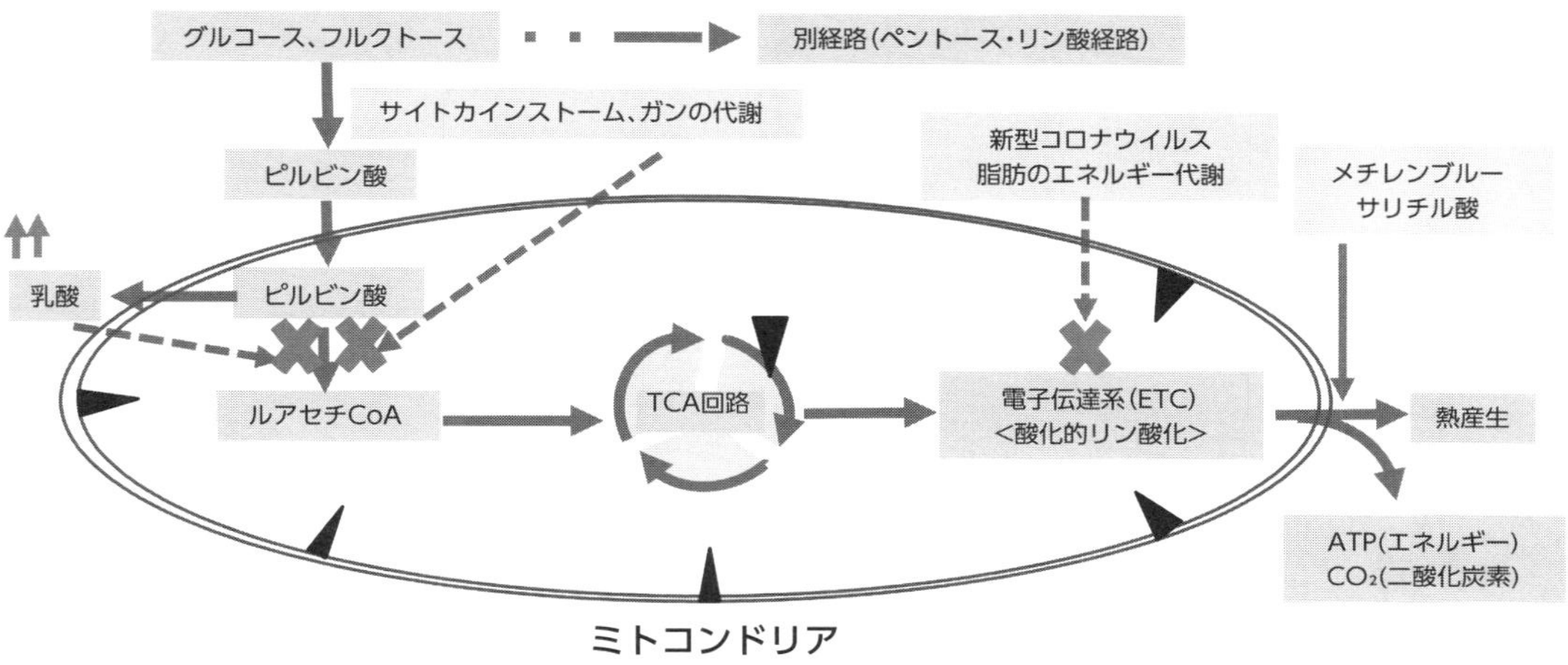

サイトカインストームはガンのエネルギー代謝と同じ場所で糖のエネルギー代謝がブロックされる。新型コロナウイルスは、脂肪のエネルギー代謝と同じ部位で糖のエネルギー代謝がブロックされる。いずれも糖のエネルギー代謝をブロックし、糖を別経路（ペントース・リン酸経路）へ方向転換させる。あるいは糖が乳酸に変換される。メチレンブルーやサリチル酸は、それを解除する作用がある。

ロングコビット（コビット後遺症）（図4）

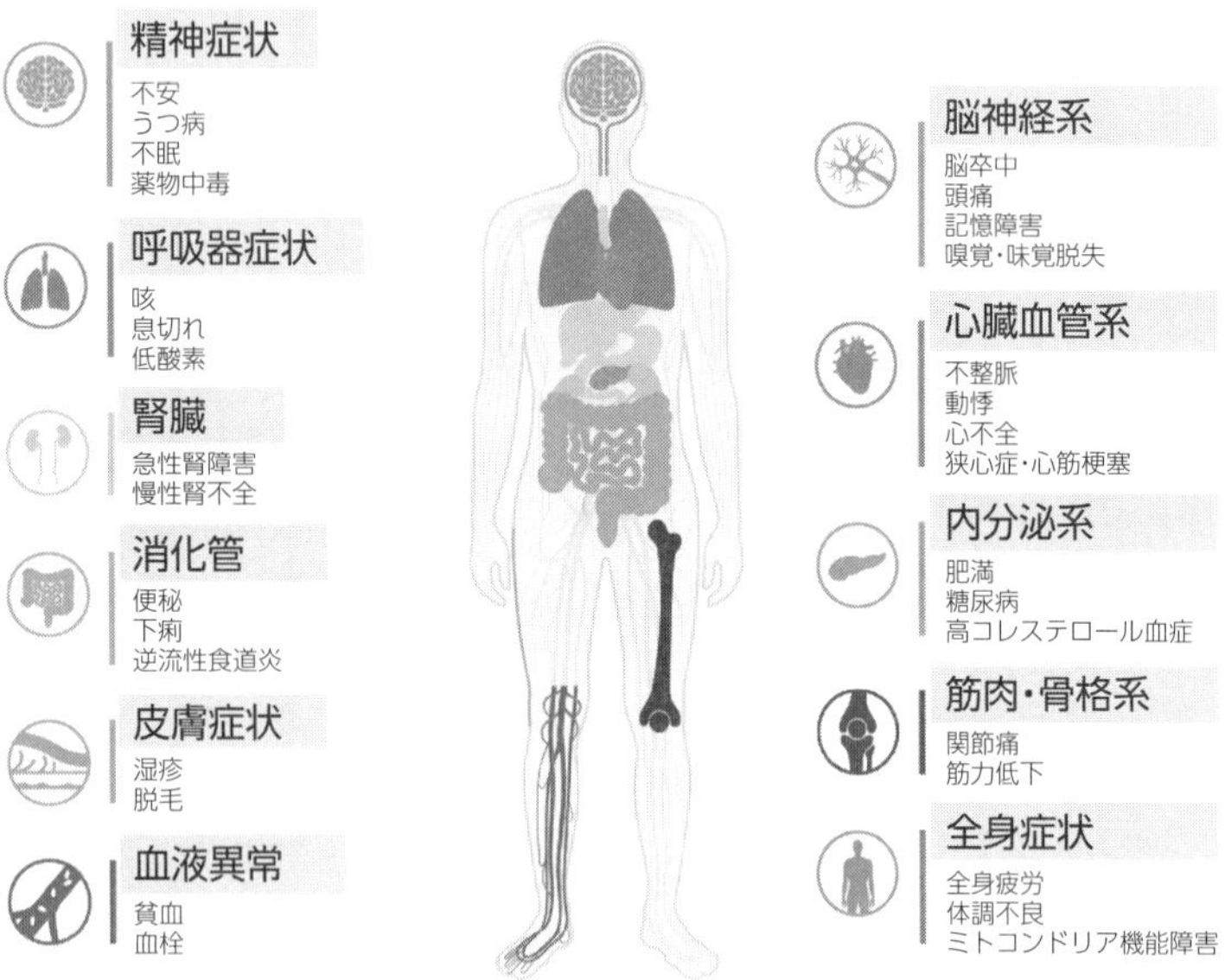

How and why patients made Long Covid.
Soc. Sci. Med. 2021, 268, 113426

ヘルペスウイルスの再活性化や慢性疲労症候群の症状と一致する。

集中力の欠如、筋力低下、皮疹、咽頭痛、腹痛、耳鳴り、発熱、リンパ節腫脹《しゅちょう》、難聴などが続くケースを現代医学は「ロングコビット」（long COVID, Post-Acute COVID-19 Syndrome［PACS］or chronic COVID syndrome［CCS］）と呼んでいます【118】（図4）。2021年の疫学的調査では、新型コロナウイルス感染の約30％程度に「ロングコビット」（long COVID）が発生するとされています【119】。なぜ新型コロナ感染後に数ヶ月にも渡ってこれらの症状が続くケースがあるのでしょうか？

そのヒントになる研究論文が報告されています【120】。「ロングコビット」の症例を調べたところ、66・7％の過半数の症例にエプシュタイン・バー（ＥＢ）ウイルス（Epstein-Barr virus［ＥＢＶ］）が体内に検出されたのです（コントロール群では10％程度）。ＥＢウイルスは、子供の初感染では症状を出さずに体内に潜在し、後年になって糖のエネルギー代謝が低下した場合に出現するとされています。これを再活性化（reactivation）といいます。

拙著『ウイルスは存在しない』でお伝えしたように、毒性物質やストレスによってヘルペスが出ますが、これは毒性物質の排出症状の一つでした。ＥＢウイルスもヘルペスウイルスの一つ（human gamma herpesvirus）です。それでは、ＥＢウイルスの再活性症状を見ていきましょう。全身疲労、不眠、集中力の欠如、関節痛、筋肉痛、頭痛、咽頭痛、発熱、腹痛（消化管症状）、皮疹といったものです【121】。

これはピタリと「ロングコビット」に一致します。ＥＢウイルスの再活性化とは、一般的なヘルペス（帯状疱疹など）と同じく毒性物質の排出症状に過ぎません。実際に、「ロングコビット」やＥＢウイルスの再活性化症例の皮疹を見ると、プーファの排出による皮疹（アトピーも含まれる）と同じです。その際に、たまたま排出されたエクソソームの中の遺伝子破片をＥＢウイルスと呼んでいるだけなのです。つまり、「ロングコビット」と現代医学が呼んでいるものは、エクソソームや遺伝子破片などの感染によって誘発された単なる毒性物質排出に伴う症状に過ぎないのです。

ちなみに6～16歳の子供では、3ヶ月以上続く「ロングコビット」は、2～4%程度とほとんど発生しないことが分かっています【122】。これは子供のほうが糖のエネルギー代謝が高いために、毒性物質の処理が成人や高齢者より速やかであり、排出症状が長く続かないからです。さらに2021年の疫学的調査で、1560人（平均年齢15歳）の学生を対象にして、新型コロナウイルスの抗体の有無と「ロングコビット（Long-COVID19）」の関連が調べられています【123】。その結果、抗体の有無にかかわらず、症状の出現に差はありませんでした。つまり、新型コロナに罹患していようが、いまいが「ロングコビット（Long-COVID19）」の症状が出現したということです。論文の結語でも触れられているように、この「ロングコビット（Long-COVID19）」は、実際は、長いパンデミック（フェイクパンデミック）騒動による、つまり各種の非人道的なロックダウン政策による子供の心身への悪影響（Long-Pandemic Syndrome）を反映しているに過ぎないということです。

そのロングコビットは、「慢性疲労症候群（myalgic encephalomyelitis / chronic fatigue syndrome［ME／CFS］）」と同じミトコンドリアの糖のエネルギー代謝がブロックされた病態であることが報告されています【124】（図5）。

ウイルスや毒性物質による糖のエネルギー代謝障害と慢性炎症（図5）

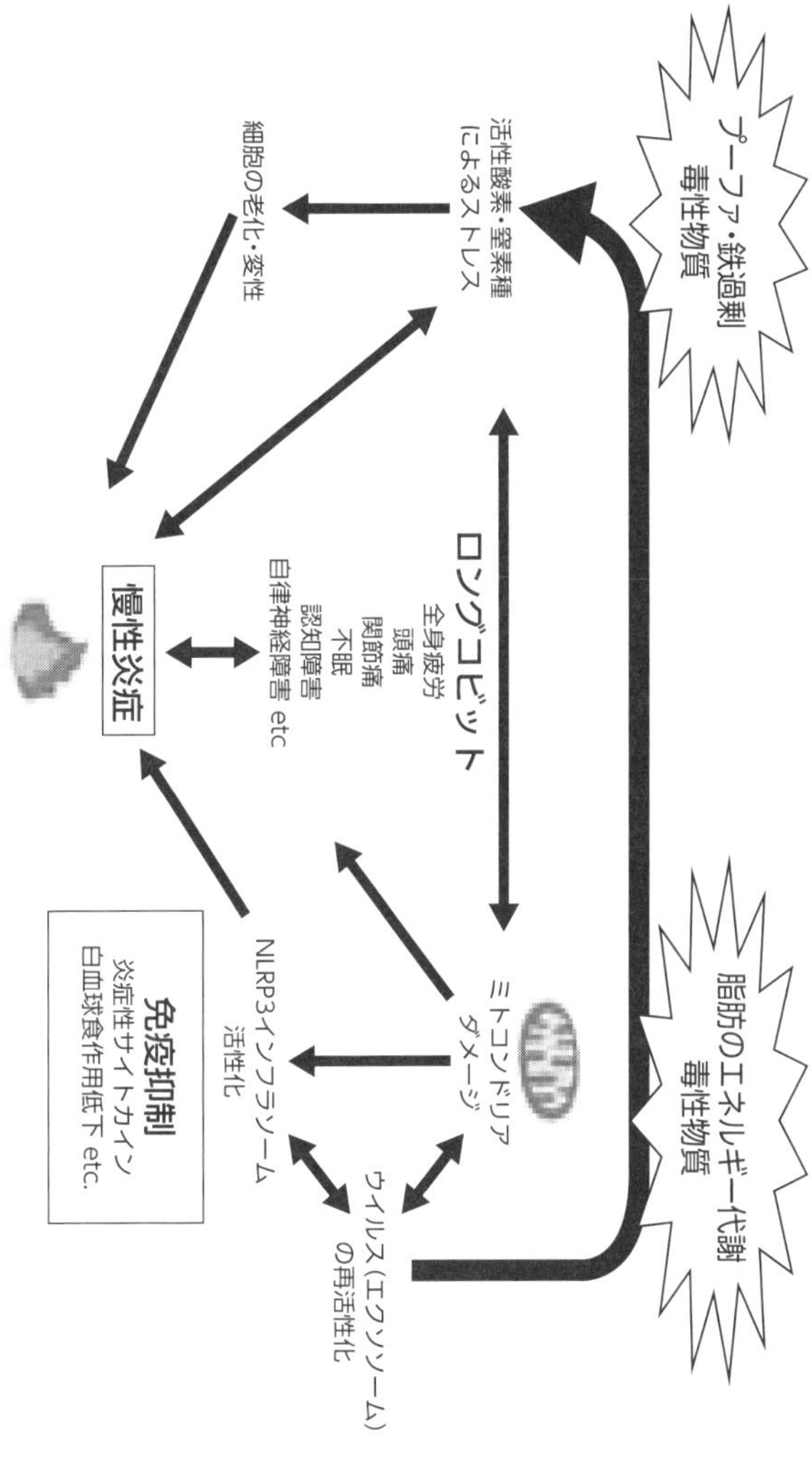

ロングコビットは、「慢性疲労症候群（myalgic encephalomyelitis/chronic fatigue syndrome (ME/CFS)）」と同じミトコンドリアの糖のエネルギー代謝がブロックされた病態。

病原体仮説にのっとったウイルス感染よりも、実際は私たち側の糖のエネルギー代謝が低下した状態がロングコビットであるということです。したがって、新型コロナウイルス感染と呼ばれる病態後の体調不良（ロングコビット）も、糖のエネルギー代謝を回復させると自然治癒していくのです。

パンデミックの真の原因は〝免疫抑制〟

新型コロナウイルス感染と呼ばれる病態ではいくつかの特徴が認められます。拙著『ウイルスは存在しない』にも詳述しましたが、プーファ、コルチゾールやセロトニンといったストレス物質の過剰がそのベースにあります。これらのストレス物質の主作用の一つが「免疫抑制」です。免疫抑制とは、糖のエネルギー代謝低下によって、形態形成維持システムの中心となる白血球（食細胞）の食作用（ミトコンドリア機能）が廃絶し、「炎症ゴミ（生命場を破壊するゴミ）」が蓄積する状態を言います。免疫抑制状態では、食細胞が炎症ゴミを抱えても処理できず、過剰な炎症反応を引き起こします（食細胞死滅、炎症性サイトカインの放出）。

食細胞が炎症ゴミを処理できない場合には、リンパ球も導入されます。その場合は、炎症がコントロールできずに慢性的なサイトカインストーム（全身の慢性炎症）へ発展すること

免疫抑制とは（図6）

糖のエネルギー代謝低下によって、形態形成維持システムの中心となる食細胞の食作用（ミトコンドリア機能）を廃絶して、炎症ゴミが蓄積する状態

↓

食細胞が炎症ゴミを抱えても処理できず、過剰な炎症反応を引き起こす
（食細胞死滅、炎症性サイトカインの放出）

↓

リンパ球も導入されるが、炎症がコントロールできずに
慢性的なサイトカインストーム（全身の慢性炎症）へ
（急性炎症で死亡する例が、敗血症ショック）

↓

自己免疫疾患、脳神経疾患、ガンなどの発生

になります（急性炎症で死亡する例が、敗血症ショック）。これが感染症と呼ばれている病態やガン、神経変性疾患、自己免疫疾患の共通のベースにあります。免疫抑制状態では、当初は急性炎症が起こりませんが、最終的に中長期的に過剰な炎症を引き起こす結果に終わります。したがって、炎症ゴミが蓄積するという実態から見ると、過剰な炎症（免疫刺激、免疫活性）も同じ病態です（図6）。

この免疫抑制作用を持つもので私たちが日常生活で留意しなければならないものが鉄とプーファです。鉄過剰は、白血球の食作用をブロックして強力な免疫抑制作用をもたらすだけでなく、敗血症性ショックの原因であるエンドトキシンなどの毒物の産生を高めます（図7）【125・126】。プーファは、オメガ3の強力な食作用ブロックおよびミトコンドリアのエネルギー代謝を阻害することで、

鉄の免疫抑制作用（図7）

機能	細胞	実験で用いたバクテリアなどの条件	鉄過剰	結果	参考文献
スーパーオキサイド（活性酸素）発生	多核白血球	resting	haemodialysis	normal	Flament *et al.*(1986)
			β-thal.major	increased	Martino *et al.*(1984)
		zymosan activated	haemodyalisi with serum ferritin(1000ng/ml)	impaired	Flament *et al.*(1986)
			β-thal.major	機能不全	Martino *et al.*(1984)
		PMA activated	β-thal.major	increased	Martino *et al.*(1984)
食作用	多核白血球	腸チフス菌	β-thal.major	機能不全	Khalifa *et al.*(1983)
		連鎖球菌	β-thal.major	機能不全	Khalifa *et al.*(1983)
		イースト	β-thal.major	機能不全	Cantinieaux *et al.*(1987)
		大腸菌	β-thal.major	機能不全	Cantinieaux *et al.*(1987)
		黄色ブドウ球菌	Idiopathic haemochromatosis (IH)	normal	Van Asbeck *et al.*(1982)
	単球	黄色ブドウ	Idiopathic haemochromatosis	機能不全	
		カンジダ	β-thal.major	normal	Ballart *et al.*(1986)
殺菌作用	多核白血球	大腸菌	β-thal.major	normal	Cantinieaux *et al.*(1987)
	単球	カンジダ	β-thal.major	機能不全	Ballart *et al.*(1986)

Immune cell functions in iron overload
Clin Exp Immunol.1989 Jan; 75(1): 1-6
Effects of iron overload on the immune system
Ann Clin Lab Sci.2000 Oct; 30(4): 354-65

鉄過剰は、白血球の食作用を中心に免疫抑制をかける。

鉄と同等の免疫抑制作用をもたらします【127・128】。新型コロナウイルスもプーファや鉄と同様にミトコンドリアにダメージを与えて免疫抑制を引き起こします【129・130】。

2021年の研究では、新型コロナウイルス感染症でミトコンドリアの電子伝達系がダメージを受けることが報告されました【131】。具体的には、ミトコンドリアの電子伝達系の複合体I（complex I）を形成するタンパク質を減少させます。電子伝達系の複合体I（complex I）は、脂肪をエネルギーとしたときに過剰に活性酸素種（ROS）が発生する場所であり、新型コロナウイルス感染症は、脂肪のエネルギー代謝の結末と同じ病態を招くということになります。ミトコンドリアのこの部位で過剰に発生した活性酸素は、近傍の鉄およびプーファと反応してアルデヒド（反応性カルボニル化合物、reactive carbonyl compounds［RCCs］）を形成します。このアルデヒドが近傍の遺伝子、タンパク質などを変性させることで炎症ゴミを発生させます。このことで生命場が「シックネス・フィールド（病気の場）」に変わっていきます。

形態形成維持（免疫と呼んでいるのは、形態形成維持の部分現象）の中心にある食細胞などの白血球の活動も、糖のエネルギー代謝依存です。したがって、白血球の活動の源であるミトコンドリアにダメージを受けると〝免疫抑制〟の状態に陥ります。ちなみに、毒性物質による「免疫活性」という言葉がありますが、これも基本的なリアルサイエンスの基礎が欠けています。白血球などの免疫の要を過剰刺激すると炎症がむしろ加速し、最終的に免疫抑制と同じ状態になります。炎症はまったく起きなくても、過剰に起きても最終的に炎症ゴミが生命場に蓄積し、炎症状態のコントロールが効かない病態（あらゆる慢性病）になるのです。免疫は活性するものではなく、形態形成維持をスムーズに回すためにただ抑制を解除することだけが必要とされるのです。

現代人は、幼少時からの複数のワクチン接種、ストレス過多、プーファ、エストロゲンや鉄過剰などによってすでに免疫抑制状態になっています。これらの毒性物質によるストレス過多では、コルチゾールなどのストレスホルモンが血液中に放出されることによって、免疫細胞系から炎症性物質が放出され、最終的に免疫抑制が起こります（図8）【132・133・134・135・136・137】。今や食事を含めた環境中に過剰に存在するエストロゲンも胸腺にダメージを与え、かつ形態形成維持の要である白血球（食細胞）を過剰刺激して免疫抑制状態をもたらします【138・139・140】。

この免疫抑制状態が常態化している現代人では、毒性物質への曝露で容易にコントロール不能の炎症を招くことになります。新型コロナウイルス感染症と呼ばれる病態あるいは新型コロナウイルス関連死亡というものの中には、さまざまな病態が混在していることを2020年のWHO（世界保健機関）のパンデミック宣言当初より指摘してきました。交通事故、銃殺、脳卒中、心筋梗塞、腎不全などで死亡した人たちでも、生前あるいは死亡後に新型コロナウイルスのPCR陽性であれば、主たる死因を「新型コロナウイルス関連死亡」としているのです（died WITH Covid, not FROM Covid）。

2021年6月に、アメリカのワクチン有害事象報告システム（VAERS）のデータを解析した論文が発表されています【141】。

この解析では、新型コロナ遺伝子ワクチン接種後48時間以内に亡くなったケースが半数を占めていました。80％は、遺伝子ワクチン接種後1週間以内に亡くなっています。この遺伝

ストレスホルモンの免疫抑制作用（図8）

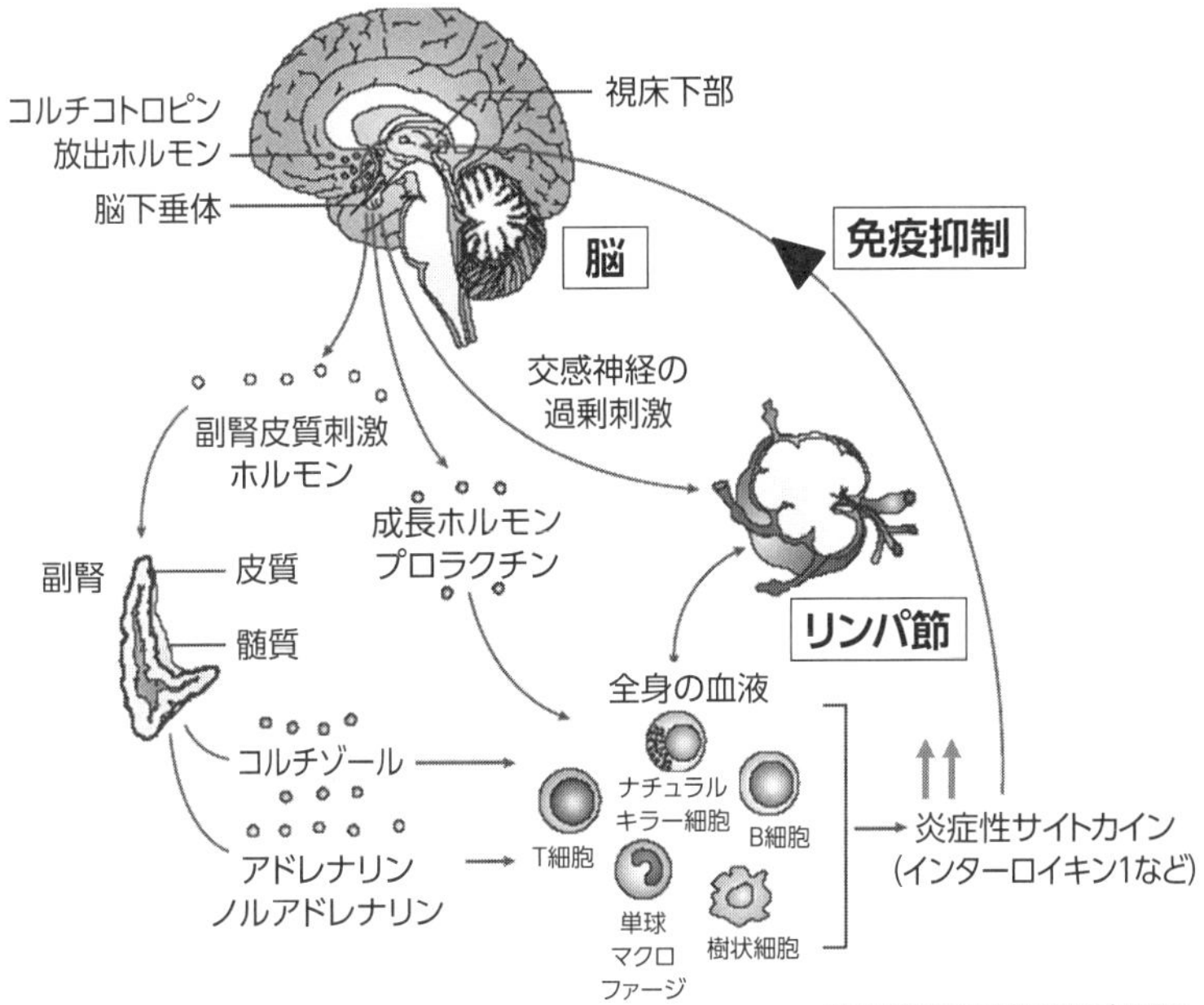

Stress hormones and immune function
Cell Immunol. Mar-Apr 2008;252(1-2):16-26.

現代人は、幼少時からの複数のワクチン接種、ストレス過多、プーファ、エストロゲンや鉄過剰などによってすでに免疫抑制状態になっている。これらの毒性物質によるストレス過多では、コルチゾールなどのストレスホルモンが血液中に放出されることによって、免疫細胞から炎症性サイトカインが放出され、最終的に免疫抑制が起こる。

子ワクチン接種後の短期間での死亡は、新型コロナウイルス感染症の重症例と同じく、糖尿病、高血圧（動脈硬化）などの持病と相関していました。そして、遺伝子ワクチン後の死亡について、衝撃の事実が掲載してあります。遺伝子ワクチン接種後の死亡250名についての死亡原因は、遺伝子ワクチンの効果が出るまでに新型コロナウイルスに感染したことが原因としています。しかし、この250名の死者のうちたった4%の11名しかPCRで感染を確認していませんでした。

したがって、実際は新型コロナウイルス感染関連死亡と分類された250名の最低でも96%は、遺伝子ワクチン接種の関与で亡くなっているのです（新型コロナウイルス感染症状と遺伝子ワクチンによる症状は同じ）。「新型コロナウイルス関連死亡」と分類される死因（died WITH Covid, not FROM Covid）は、交通事故などの外傷を除いて共通するのが、この免疫抑制状態なのです。免疫抑制状態がベースにあり、そこに今回の強い免疫抑制作用をもたらす遺伝子ワクチンがさらに拍車をかけた結果（過剰な炎症を引き起こされる）が、「新型コロナウイルス感染関連死亡」と一まとめにされている死亡の主因ということです。

ワクチンの有害事象も免疫抑制作用による

従来のさまざまなワクチンは、白血球の貪食《どんしょく》作用を抑制して免疫抑制をもたらすことが報告されています【142】（図9）。

今回の遺伝子ワクチンにおいても、形態形成維持の要である白血球の好中球が減少するこ

ワクチンと免疫抑制（白血球の食細胞低下）（図9）

白血球の機能を低下させるワクチンの種類（抗原）	ワクチンのタイプ	アジュバント
DEN1 Δ 30 / デング熱ワクチン	Live attenuated	It is not
Tetravalent chimeric / デング熱ワクチン	Live attenuated	It is not
GP120 / HIV ワクチン	rProtein	Alum / MF59（スクワレン）
Hexavalent rec. peptides / A 群連鎖球菌ワクチン	rSubunit	Alum
AMA1 / C1 / マラリアワクチン	rProtein	Alum+CpG（人工 DNA）
rLP2086 / B 群髄膜炎菌	rProtein	It is not
vCP1452 / HIV1 rgp120 / HIV ワクチン	Viral vectored rProtein	None Alum
MVA 85A / 結核ワクチン	Viral Vectored	It is not
rDEN1 Δ 30 / デング熱ワクチン	Live attenuated	It is not
Tetravalent / デング熱ワクチン	Live attenuated	It is not
MVA.HIVA / HIV1 pTHr.HIVA / HIV ワクチン	Viral vectored DNA vectored	None None
H5N1 VN 2004 / Aaca / 鳥インフルエンザワクチン	Live attenuated	It is not
rDen4 Δ 30-200,201 / デング熱ワクチン	Live attenuated	It is not
Ad35CS01 / マラリアワクチン	Viral vectored	It is not
H7N3 / インフルエンザワクチン	Live attenuated	It is not
CS-DNA / AMA-Ad / マラリアワクチン	DNA prime ? Adenovirus boost	It is not
NMRC-M3V-Ad-PfCA / マラリアワクチン	Viral vectored	It is not
E1, E2, and capsid proteins / チクングンヤ熱ワクチン	virus-like particle	It is not
MVA.HIVA / HIV ワクチン	Recombinant non replicating virus	It is not
rWN / DEN4 Δ 30 / デング熱ワクチン	Live attenuated	It is not
Monovalent(1-4) & Tetravalent / デング熱ワクチン	Live attenuated	It is not
rDEN2 / 4 Δ 30 / デング熱ワクチン	Live attenuated	It is not
tgAAC09 / HIV ワクチン	Viral vectored	It is not
ALVAC / Japanese Encephalitis NYVAC / 日本脳炎ワクチン	Viral vectored Viral vectored	None None
Varicella-Zoster Oka virus / 帯状疱疹ワクチン	Live attenuated	It is not
DEN1 Δ 30; DEN2 / 4 Δ 30; DEN3 Δ 30 / 31 / デング熱ワクチン	Live attenuated	It is not
Men A, C, Y and W-135-DT / 髄膜炎菌＆ジフテリアトキソイドワクチン	Conjugate	It is not
LGT / DEN4- Tick Borne Encephalitis / ダニ媒介脳炎ワクチン	Live attenuated	It is not
VDV3 / デング熱ワクチン	Live attenuated	It is not

Neutropenia as an Adverse Event following Vaccination: Results from Randomized Clinical Trials in Healthy Adults and Systematic Review　PLoS One 2016; 11: e0157385

アストラゼネカやジョンソン＆ジョンソンの新型コロナ遺伝子ワクチンと同じ設計のワクチン（ウイルスベクター）で白血球の食作用が低下

とが分かっています【143】。その免疫抑制作用によって、アストラゼネカ－オックスフォードの遺伝子ワクチンは、ワクチン接種後の第2～3週目に新型コロナウイルス感染率が17％高まります【144】。ファイザーの遺伝子ワクチンもワクチン接種後の第1週目に新型コロナウイルス感染率が40％高まっています【145】（図10）。

　ファイザー、モデルナなどの遺伝子ワクチン（mRNAワクチン）及びアストラゼネカ、ジョンソン&ジョンソン（J&J）などの遺伝子ワクチン（ベクターDNAワクチン）のいずれも、私たちの体

新型コロナ遺伝子ワクチンも免疫抑制(白血球の好中球減少)(図10)

アストラゼネカ-オックスフォードの遺伝子ワクチンは、白血球減少作用が強い

Transient haematological changes from baseline (neutropenia) were observed in 25 (46%) of 54 participants in the ChAdOx1 nCoV-19 group compared with three (7%) of 44 participants in the MenACWY group

Safety and immunogenicity of the ChAdOx1 nCoV-19 vaccine against SARS-CoV-2: a preliminary report of a phase 1/2, single-blind, randomised controlled trial Lancet 2020;396:467–78

アストラゼネカ-オックスフォードの遺伝子ワクチンは、ワクチン接種後の第2-3週目に感染率が17%高まる (25.1 - 21.39/21.39)

Vaccine effectiveness of the first dose of ChAdOx1 nCoV-19 and BNT162b2 against SARS-CoV-2 infection in residents of long-term care facilities in England (VIVALDI): a prospective cohort study
Lancet Infect Dis. 2021 Jun 23 doi: 10.1016/S1473-3099(21)00289-9

ファイザーの遺伝子ワクチンもワクチン接種後の第1週目に感染率が40%高まる

Vaccine effectiveness after 1st and 2nd dose of the BNT162b2 mRNA Covid-19 Vaccine in long-term care facility residents and healthcare workers – a Danish cohort study
bioRxiv. 2021. doi:10.1101/2021.03.08.21252200

内でインターフェロン（type I interferons）という物質を誘導します【146・147・148】。このインターフェロンは、私たちの細胞のDNAの情報を読みとったメッセンジャーRNA（mRNA）からのタンパク質産生をブロックすることが主作用です。インターフェロンによってミトコンドリアの電子伝達系にあるサイトクロームCオキシデースなどの酵素の合成障害が起こります。インターフェロンによって白血球（食細胞）のミトコンドリアの機能障害が起こり、ATP産生も低下します【149・150】。つまり、白血球（食細胞）の糖のエネルギー代謝が低下することで、免疫抑制が引き起こされるのです（図11）。

ワクチンは遺伝子ワクチンでなくとも免疫抑制をもたらす成分（ホルムアルデヒド、重金属、ナノ粒子、ポリソルベートなど）が詰まっています。特に遺伝子ワクチンの主成分はナノ粒子です。ナノ粒子そのものが白血球（食細胞）の食作用をブロックあるいは過剰刺激することで、最終的に強い免疫抑制作用をもたらします【151・152・153・154・155・156】。ナノ粒子のサイズが小さくなるほど、この免疫抑制の作用が強くなります。その一つの理由とし、粒子サイズが小さくなることで、表面積が大きくなり、金属などがイオンとして流出しやすくなることが挙げられます【157】。実際に鉄や銀などのナノ粒子は、致命的な炎症やアナフィラキシーショックを引き起こします【158・159・160・161・162】。

さらにナノ粒子のサイズが小さくなり、表面積が拡大することでさまざまな物質を吸着し

遺伝子ワクチンの免疫抑制作用のメカニズム（図11）

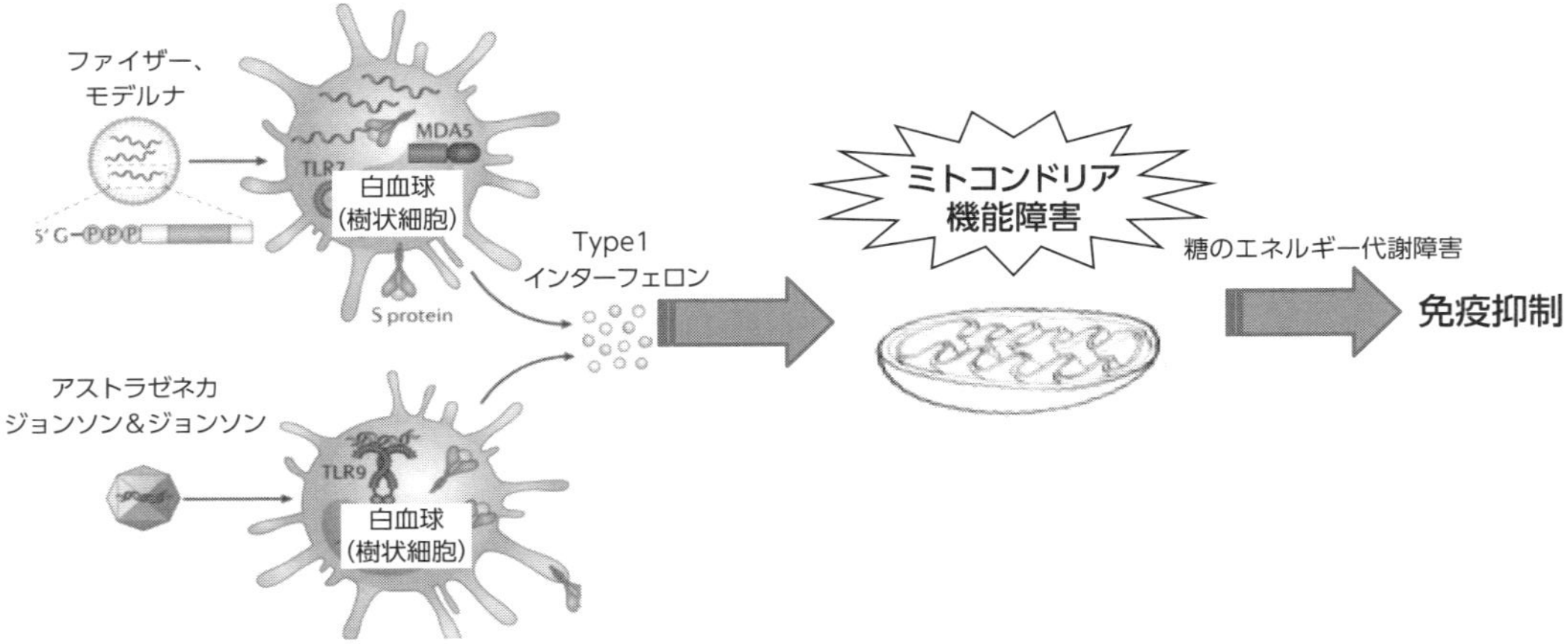

メッセンジャーRNA (mRNA) のワクチンは、インターフェロン (type I interferons) を誘導する。インターフェロン (type I interferons) は、メッセンジャーRNAからのタンパク質産生をブロックすることが主作用。このタンパク質合成ブロック作用は、糖のエネルギー代謝阻害としても働く。ミトコンドリアの電子伝達系にあるサイトクロームCオキシデースなどの酵素の合成障害が起こるため、インターフェロンによってミトコンドリアの機能障害が起こり、糖のエネルギー代謝が低下。食細胞などの白血球のATP産生も低下し、免疫抑制がかかる。

やすくなります【163】。つまり、ナノ粒子表面での生体分子との反応性（surface reactivity）が高まるということです。例えば、ナノ粒子表面でエンドトキシンなどの毒性物質を吸着しやすくなります（ワクチンのエンドトキシン汚染）【164】。タンパク質の周囲にナノ粒子が結合して形成されるプロテインコロナ（疎水性のナノ粒子はタンパクが吸着しやすい）が形成されることも免疫抑制や慢性炎症の引き金となります【165・166・167・168】。10nmサイズのシリカやゴールドナノ粒子（AuNPs）は、プロテインコロナを形成しなくても著明に食細胞の食作用をブロックします【169】。ナノ粒子は、血液や組織中の機能タンパク質を変性（unfolding）し、アミロイドなどの異常タンパク質を形成することでも免疫抑制を作ります【170】（図12）。

新型コロナ遺伝子ワクチン以外でも、デング熱、インフルエンザウイルス、エイズウイルス（HIV）、マラリア、A群連鎖球菌、髄膜炎菌&ジフテリアトキソイド、帯状疱疹、日本脳炎ワクチンなどさまざまなワクチンにおいても、白血球の食作用が低下する免疫抑制作用が認められています【171】。ワクチンはその免疫抑制作用をもたらす成分以外でも、ワクチン接種自体のストレスによるコルチゾールによって、ダイレクトに胸腺（リンパ球のコントロールセンター）にダメージを与えて免疫を抑制します【172】。

ナノ粒子はタンパク質の構造を変える（アミロイド形成など）（図12）

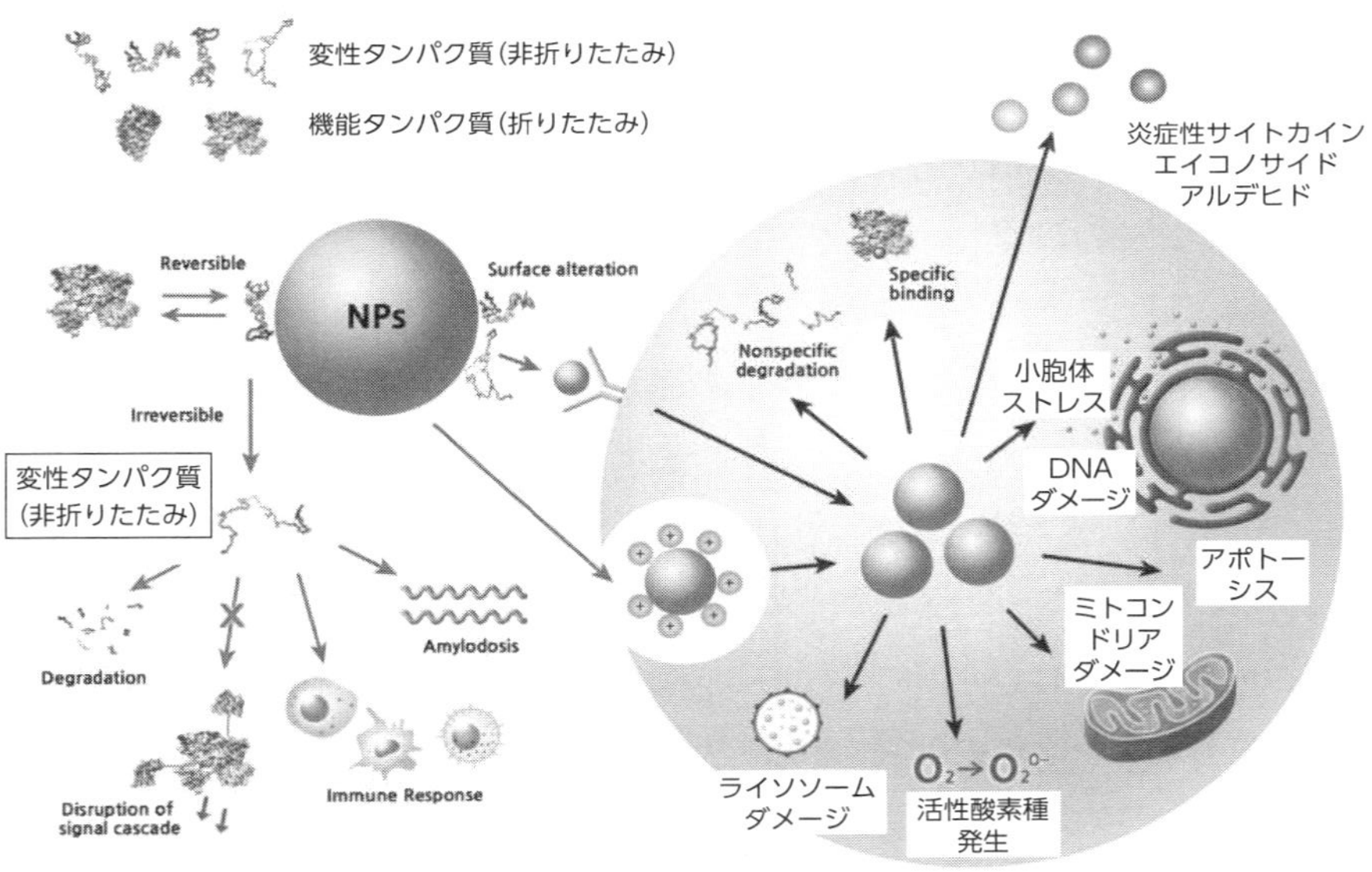

Int J Nanomedicine. 2020; 15: 5783-5802

ナノ粒子は、血液や組織中の機能タンパク質を変性（unfolding）し、アミロイドなどの異常タンパク質を形成することでも免疫抑制を作る。

ワクチンで反応が出る人と出ない人がいる理由

今回の遺伝子ワクチンは、全身で炎症を引き起こすスパイクタンパク質を体内産生する遺伝子が私たちの細胞内、遺伝子に組み込まれるだけでなく、脂質ナノ粒子というそれだけで毒性を発揮するもののコンビネーションです。その他、成分表示されていない毒性物質の存在も懸念されています。したがって、今までのワクチンの毒性とは比べものにならないほど危険な代物になっています。

「米国ワクチン有害事象報告システム（VAERS）」に報告の上がる症例は、実際の5～10％程度です【173】。しかし、その過少申告が指摘されている米国ワクチン有害事象報告システム（VAERS）の解析でさえも、この遺伝子ワクチンの曝露によって、すでに有意に死亡、入院、脳血栓、心筋炎、流産などの急性の有害事象が発生していることが分かっています【174】（図13）。

遺伝子ワクチン関連の心筋炎・心嚢膜炎を米国の40の病院の診療記録（電子カルテ）で調べた調査でも、米国ワクチン有害事象報告システム（VAERS）の10倍近い症例数が確認されています【175】。さらには、このような有害事象にも報告があがらない疲労・倦怠感、

米国ワクチン有害事象報告システム(VAERS)の解析(図13)

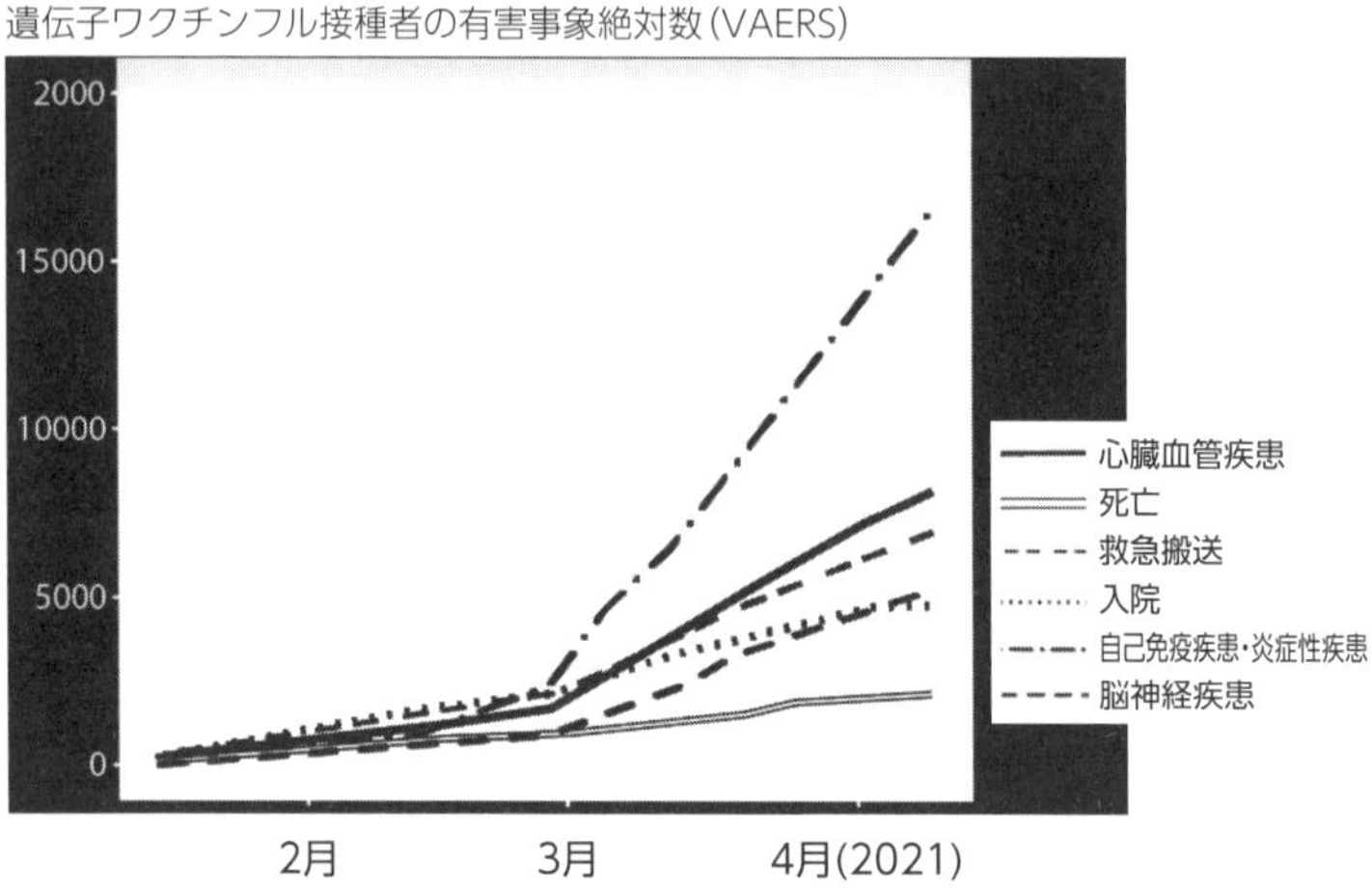

A Report on the U.S. Vaccine Adverse Events Reporting System (VAERS) of the COVID-19 Messenger Ribonucleic Acid (mRNA) Biologicals.
Sci Publ Health Pol & Law 2021, 2:59-80.

過少申告が指摘されている米国ワクチン有害事象報告システム(VAERS)の解析でさえも、この遺伝子ワクチン接種率が高くなった2021年2月から、有意に死亡、入院、救急搬送、脳血栓、心筋炎、流産などの急性の有害事象が発生している。

体調不良を経験している人が多数存在します。このように遺伝子ワクチン関連の有害事象の有意な増加の一方で、ワクチン接種後に軽い発熱や注射部位の局所疼《とう》痛《つう》で済むケースがあります。

危険な遺伝子ワクチンを接種して、有害事象まで発展する人、症状の出る人から自覚症状さえも出ない人が存在するのは何故でしょうか？

もちろんワクチン製造過程や冷凍保存のバイアルの扱いにおける品質管理

（Quality control［QC］）の問題で、バイアルに濃度の差などが出ていることが指摘されています【176】。それにしても、薄い濃度であっても毒性物質が入っていることには変わりありませんので、これだけでは副作用の差を説明できません。

そのヒントになる論文報告があります。アストラゼネカ−オックスフォード製の新型コロナ遺伝子ワクチン（インド製の「COVISHIELD」）接種後の副作用を解析したものです【177】。1回目の接種後の急性の全身の副作用は、全体の40％に発生しています。2回目の接種後の急性の全身の副作用は、全体の15・7％に発生しています。重症の急性の副作用（systemic events of severity grade 3）は、0・5％だったようです。

オリジナルのイギリスのアストラゼネカ−オックスフォード製、J＆Jや中国製（CanSino Biologics）の同じ新型コロナDNAワクチンよりも副作用が低い結果でした。このような急性の副作用が出る人の特徴とは何だったのでしょうか？

遺伝子ワクチンの副作用に影響していた要因として、

●女性
●高血圧
●アレルギー
●甲状腺機能低下

という特徴があることがデータとして挙がっています。

この中でも、甲状腺機能低下（＝糖のエネルギー代謝の低下）があると、副作用のリスクが最も高く出ることが分かりました。実際は、高血圧、アレルギーも甲状腺機能低下の部分症状です。したがって、甲状腺機能低下、つまり糖のエネルギー代謝低下があると、遺伝子ワクチンの副作用が起きやすくなるということです。

これは、あくまでも急性の遺伝子ワクチンの副作用のデータですが、中長期に及ぶ副作用（慢性病）も同じく甲状腺機能低下（＝糖のエネルギー代謝の低下）が最大の要因となります。今回の論文のように、急性の副作用も甲状腺機能低下（＝糖のエネルギー代謝の低下）している人に起きやすいという結果は大変興味深いものです。

ただし、今回の甲状腺機能低下を抱えている人はすでに甲状腺製剤を服用している人（28人中27人）であり、極端に甲状腺機能が低下しているケースではありません。したがって、糖のエネルギー代謝が回っている人以外で、「遺伝子ワクチン接種後何もなかった」ということで安心はできません。なぜなら、甲状腺機能低下（＝糖のエネルギー代謝の低下）が極端に低下している人も、目立った急性の副作用は起こらないからです。

これは、ステロイドやオメガ3などの免疫抑制剤を服用していると、急性の症状が抑えられるのとまったく同じ原理です。今回のＤＮＡワクチンの免疫抑制作用は、サルのアデノウイルス、スパイクタンパク質、ポリソルベートやＥＤＴＡなどの成分によってもたらされているとしています。ここに極端な甲状腺機能低下があると、さらに免疫抑制に拍車がかかり、急性の症状さえも出なくなります。

甲状腺機能、つまり糖のエネルギー代謝（あるいは免疫抑制状態）のレベルによって遺伝子ワクチンへの反応が異なってくるというのが答えになります。具的的にレベル別に説明していきましょう（図14）。

糖のエネルギー代謝の差によって、遺伝子ワクチンの副作用の出方が違う（図14）

★糖のエネルギー代謝が極めて高い人

遺伝子ワクチンでも症状なし。

免疫抑制がなく、白血球（食細胞）で毒性物質を処理できる。

★糖のエネルギー代謝が中等度の人

遺伝子ワクチンで発熱、頭痛、全身倦怠感などの急性の症状が出現。

白血球だけでは毒性物質を処理できず、リンパ球も動員して急性の炎症を引き起こす。この急性炎症の発現、つまり毒性物質の排出症状として、発熱、頭痛、筋肉痛、リンパ節腫脹などが発生。

★糖のエネルギー代謝が低下している人

遺伝子ワクチンで急性の炎症が激化し、重症化するか死亡する。

急性の炎症が激化し、いわゆるサイトカインストームが起こる。急性の血栓症（脳血栓、心筋梗塞、深部静脈血栓症など）、アナフィラキシーショックなどを発生。

★糖のエネルギー代謝が極端に低下している人

遺伝子ワクチンで症状なし。ただし、中長期的に慢性病へ発展。

中長期的に自己免疫疾患、神経変性疾患（プリオン病、アルツハイマー、パーキンソン病など）を発症。現代人に最も多いパターン。

★糖のエネルギー代謝が極めて高い人

遺伝子ワクチンでも症状なし。

免疫抑制がなく、白血球（食細胞）で毒性物質を処理できる。

★糖のエネルギー代謝が中等度の人

遺伝子ワクチンで発熱、頭痛、全身倦怠感などの急性の症状が出現。

白血球だけでは毒性物質を処理できず、リンパ球も動員して急性の炎症を引き起こす。この急性炎症の発現、つまり毒性物質の排出症状として、発熱、頭痛、筋肉痛、リンパ節腫脹《しゅちょう》などが発生。

★糖のエネルギー代謝が低下している人

遺伝子ワクチンで急性の炎症が激化し、重症化するか死亡する。

急性の炎症が激化し、いわゆるサイトカインストームが起こる。急性の血栓症（脳血栓、心筋梗塞、深部静脈血栓症など）、アナフィラキシーショックなどを発生。

★糖のエネルギー代謝が極端に低下している人

遺伝子ワクチンで症状なし。ただし、中長期的に慢性病へ発展。
中長期的に自己免疫疾患、神経変性疾患（プリオン病、アルツハイマー、パーキンソン病など）を発症。現代人に最も多いパターン。

この甲状腺機能低下は、現代の一般健康ポップカルチャー（lay press）で流行している糖質制限やケトン食といった糖のエネルギー代謝を低下させる食事によって引き起こされます【178・179・180】。この糖質制限食による甲状腺機能低下は、甲状腺ホルモンの産生及び細胞の取り込みの両方を阻害することによります。ちなみに、糖質制限のケトン食を開始すると、インフルエンザや現在の新型コロナ、そして遺伝子ワクチンの副作用とまったく同じ症状が出現します。具体的には頭痛、全身倦怠感、吐き気、めまい、集中力の低下、腹痛（腹部不快感）、体力消耗、貧血症状、喉の痛みなどです。発熱を伴うことがあるため、「ケトフルー（keto flu, ケトインフルル）」と呼ばれています【181】。ポスト総ワクチン接種時代に入った現在、糖のエネルギー代謝をいかに高めていくかが、ワクチンの毒性を軽減する鍵になります。

なぜ遺伝子ワクチン接種者に近づくと、体調不良になるのか？

新型コロナ遺伝子ワクチンを接種すると、その翌日から強い炎症をもたらすスパイクタンパク質が全身を循環します【182】。完全なスパイクタンパク質が血液中に認められたのは、調査した13名中の3名で、1回目の接種15日後（平均）だったようです。これは個人の免疫抑制の程度（つまり糖のエネルギー代謝次第）によります。

さて、遺伝子ワクチン未接種の方が人混みに行くと調子が悪くなったり、変な臭いがしたりするというメッセージをたくさん頂きます。その人によって、発熱、頭痛、咳、喉の痛み、関節の痛みなど多彩な症状が出ています。そのメカニズムは、拙著『ウイルスは存在しない』でお伝えした通り、遺伝子ワクチン接種者の体内で産生されたスパイクタンパク質や毒性のあるナノ粒子がエクソソームという細胞外小胞で環境中に散布されるからです（もちろん血液、体液からも感染する）。

このメカニズムを立証した研究が２０２１年10月ようやく発表されました。ファイザーの遺伝子ワクチン接種後に、抗体ができる前に、体内で産生されたスパイクタンパク質を含むエクソソームが全身の血液中を循環していることが示されたのです【183】。つまり、遺伝子ワクチンは、毒性物質をエクソソームとして放出させるのです。

そして、実際にファイザーの遺伝子ワクチンで誘導されたスパイクタンパク質を含むエクソソームをマウスに投与すると、炎症を引き起こしました。したがって、遺伝子ワクチンで誘導されたスパイクタンパク質を含むエクソソームが環境中にばら撒かれているため、それに曝露すると体調不良が起こるのです。これが遺伝子ワクチン接種者のみならず、ワクチン接種者に近づかないようにすることを勧めている理由です（図15）。

なんと遺伝子ワクチンを大量生産しているファイザー自身が臨床試験のプロトコールに「遺伝子ワクチン接種者に近づかないように」と記載しています【184】。具体的には、ファイザーの新型コロナ遺伝子ワクチンを接種していない女性が、接種している女性の皮膚に直接触れる、あるいは近くで空気を吸うと、その女性が妊娠している場合には、

- 流産
- 早産
- 赤ちゃんに母乳を与えることで赤ちゃんにダメージを及ぼす
- 生まれた赤ちゃんに脳のダメージが起こる

ということが記載されています（プロトコールのP67の「8.3.5. Exposure During Pregnancy or Breastfeeding, and Occupational Exposure」）

遺伝子ワクチン接種者に近づくと、体調不良になる理由（図15）

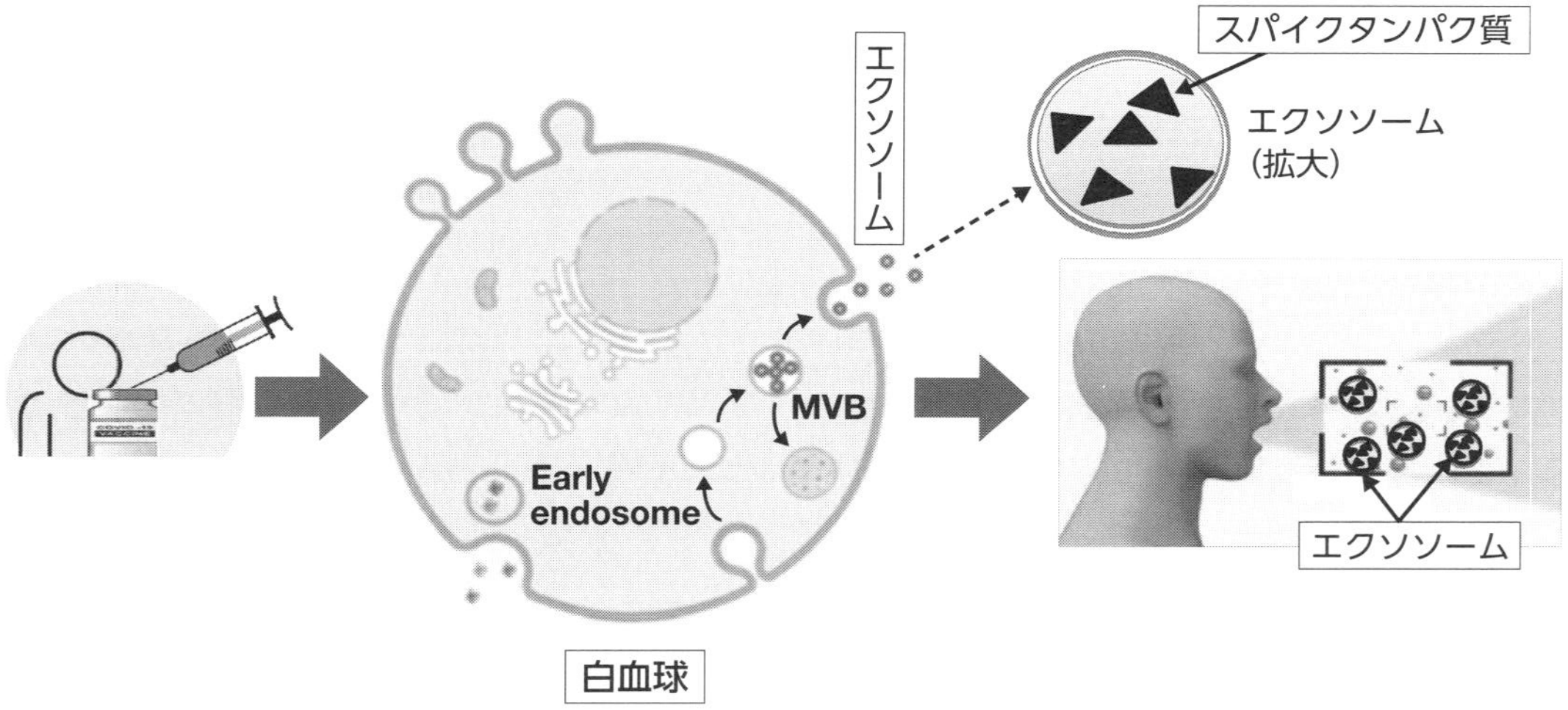

遺伝子ワクチン接種後にスパイクタンパク質を入れたエクソソームが細胞から放出されている。実際に、遺伝子ワクチンで誘導されたスパイクタンパク質を含むエクソソームをマウスに投与すると、炎症を引き起こした。新型コロナウイルスなる人工ウイルス感染に関しても、人工ウイルス（新型コロナのRNA）が含まれるエクソソームに曝露することで感染が成立する。

さらに、「ファイザーの新型コロナ遺伝子ワクチンを接種していない男性が、接種している女性の皮膚に直接触れる、あるいは近くで空気を吸うと、その男性に感染する。そして、その男性が妻と性交渉を持つと、その妻が感染するので、子供をもうけないようにすべきである」と記載しています。製薬会社や研究者の一部が、ワクチン接種者からエクソソーム（スパイクタンパク質や毒性ナノ粒子などを含む）が放出されることを知っていなければ、このような記載はあるはずがありません。

これはワクチンのみならず、プーファ、エストロゲン、農薬や鉄剤などの毒性物質を慢性的に摂取している人にも同様のことが言えます。したがって、この場合の〝感染〟とは、病原体なるものがなくても、毒性物質によって炎症が引き起こされれば、細胞が破壊されて放出される細胞内成分（ダメージ関連分子パターン［damage-associated molecular patterns（DAMPs）］）に曝露することでもドミノ倒しに炎症が起こり、〝感染症の病態〟（発熱、頭痛、関節痛、全身倦怠感、鼻水、咳など）になります。

細胞内に入ってきた毒性物質の処理方法として、私たちの細胞はその一部をエクソソーム（exosome）という細胞外小胞として細胞外へ排出します。これが全身の血液を循環します【185】。したがって、病態の人に近づいたり、密に接触したりすると、放出されたエクソソームに曝露するということです。ちなみに、新型コロナウイルスなる人工ウイルス感染に関しても、人工ウイルス（新型コロナのＲＮＡ）が含まれるエクソソームに曝露することで感染が成立します【186】。遺伝子ワクチン接種者であっても、日常的に環境中のスパイクタンパク質などを含んだエクソソームに曝露することから、あらゆる病態に陥ることは避けられません。もちろん、こちらの糖のエネルギー代謝が回っていれば、これらの毒性物質を含んだエクソソームに曝露しても炎症を引き起こすことなく処理できます。

スパイクタンパク質と神経変性疾患

遺伝子ワクチン接種後に体内で産生させるスパイクタンパク質は、ダイレクトに小胞体にストレスを与えてこれらの異常タンパク質が集積する病態を作りだします【187・188・189・190・191】。小胞体は、タンパク質に機能性を持たせるために、その構造を修飾する重要な細胞内器官です。ここにストレスがかかると、炎症を引き起こす異常タンパク質が集積あるいは、全身を循環することになります。実際にスパイクタンパク質によって、長期的にパーキンソン病や致死性家族性不眠症（Fatal Familial Insomnia）などのプリオン病と総称される変性疾患が発生することが報告されるようになりました。スパイクタンパク質によって引き起こされるパーキンソン病の原因になるドーパミンの減少は、中脳の黒質というドーパミン産生部位にACE2受容体が多いことが原因とされています【192】。

すでにサルに新型コロナウイルスを投与したときに、パーキンソン病の特徴とされるプリオン（レビー小体、Lewy Bodies）の形成が確認されています【193】。これは、新型コロナ人工ウイルスの遺伝子配列にプリオンという毒性タンパク質（折りたたみ異常タンパク質）の遺伝子が組み込まれていることによると報告されています【194】。

さらにスパイクタンパク質そのものが、アミロイドβ、α-シュヌクレイン（α-synuclein）、核酸結合タンパク質（The RNA-Recognition Motifs of TAR DNA-Binding Protein 43, TDP 43 RRM）やプリオンといったタンパク質に結合して、折りたたみ異常やタンパク質変性（凝集）を引き起こすことが報告されています【195・196】。

アミロイドβ、α-シュヌクレイン、核酸結合タンパク質、プリオンの変性は、それぞれアルツハイマー病、パーキンソン病、筋萎縮性側索硬化症（ALS）、狂牛病（ヒトではクロイツフェルト・ヤコブ病）の特徴です。タンパク質の折りたたみ異常によって、この他にも糖尿病、ハンチントン舞踏病なども引き起こされます。タンパク質の折りたたみ異常は、前述した小胞体ストレスによって引き起こされます。人工コロナウイルスのスパイクタンパク質は、小胞体ストレスを引き起こすことは、すでに2007年に報告されています【197】。

これらのプリオン病は、アストラゼネカ-オックスフォード製のほうがファイザーやモデルナ製よりも多いとされていますが、これは両遺伝子ワクチンの偏った分布やプリオン病を発症させる時間の差によるもので、実際の弊害は変わりません【198】。

遺伝子ワクチンの接種を受けると、まず注射部位で食細胞（樹状細胞）が毒性物質を貪食します。この貪食細胞がリンパ節を経て、脾臓《ひぞう》へと集積していきます。このときに、糖のエネルギー代謝が低下していると、貪食作用が機能せず、リンパ球を過剰刺激します。とくにゴミ掃除の抗体を誘導するタンパク質が食細胞から放出されますが、その一つがα－シュヌクレインです【199】。糖のエネルギー代謝が低下していると、α－シュヌクレインの折りたたみがうまくいかずに異常タンパクとなって凝集します。これが脾臓に集積している食細胞から、エクソソームとして血液中に放出されるのです【200・201】。

スパイクタンパク質の脳・神経系へのダメージは、スパイクタンパク質そのものが脳血液関門（BBB）というバリアを破壊して脳に侵入することによります【202・203・204】。脳血液関門で重要なバリア役をしている血管内皮細胞とそれを取り巻く周皮細胞（pericytes）や星状膠《せいじょうこう》細胞（astrocyte）にも、豊富にスパイクタンパク質と結合するACE2受容体（アンテナ）が存在するからです【205・206】。

スパイクタンパク質で破壊された脳血液関門から、折りたたみ異常を呈しているα－シュヌクレインやプリオンなどの異常タンパク質（食細胞内で産生されたスパイクタンパク質も含む）を含むエクソソームが脳に侵入することで、脳神経変性疾患が起こります。さらには、迷走神経を介してもスパイクタンパク質（およびプリオンなどの異常タンパク質）は脳内に侵入することができます【207】。このようにスパイクタンパク質は、血管系、脳神経系といった生命に関わる器官に、中長期的に決定的な打撃を与えます。遺伝子ワクチンの副作用は、急性期の症状ばかりがクローズアップされていますが、その悪魔の真価が発揮される本番はこれから数年以内に確実に起こります。

人工遺伝子・スパイクタンパク質・ナノ粒子による海綿状脳症も感染する

2021年7月末にフランスでは、プリオン（脳炎を引き起こす異常タンパク質とされる）研究について一時的に中止するように通達が出されました。これは、プリオン研究に従事していた2人が若くして海綿状脳症（Creutzfeldt-Jakob disease［CJD］）で死亡したことを受けたものです【208】。

その症例報告によれば、プリオンの研究に携わっていた1人の女性は、マウス（transgenic mice）にヒトのプリオン病（CJD）を発現させた脳を扱って7年半後に海綿状脳症（CJD）で死亡したことが剖検で確認されています【209】。

このヒト化プリオンモデルのマウスの脳を扱っていたときに、鉗子《かんし》（物を挟む道具、forceps）という道具で自分の指を切って出血したといいます。その6年後に右首～肩にかけての痛みが出現します。その痛みが右半身にその後の半年の間に広まり、激痛となりました。7年後には、抑うつ症、神経症、記憶障害、幻覚を発症しました。右半身は完全に麻痺しました。その後半年で息を引き取ります。

プリオンなどの異常タンパク質は、神経を伝って脳内に入り、炎症を引き起こすことが複数報告されています【210】（図16）。このケースの場合は、血液から異常プリオンタンパク質が混入した可能性が高いですが、異常プリオンなどの変性タンパク質もエクソソームという形で、体内で拡散あるいは環境中に放出されて伝播することが報告されています【211・212】。

しかし、伝染性のあるプリオン病では、このエクソソームには異常プリオンタンパク質がなく、遺伝子（核酸）やペプチドだけであることが証明されています【213・214・215・216】。

そして、そのエクソソームの主成分は、モバイル遺伝子（ジャンピング遺伝子）であることも分かっています【217】。新型コロナウイルスなどと呼ばれるウイルスというものは、実際に自然界には存在しませんが、人工的には合成させています（詳細は拙著『ウイルスは存在しない』参照）。さて、これらの人工的な遺伝子が細胞内に入ると、現代医学で必死になって否定している遺伝子への挿入が起こります【218・219】。

スパイクタンパク質による神経変性疾患（図16）

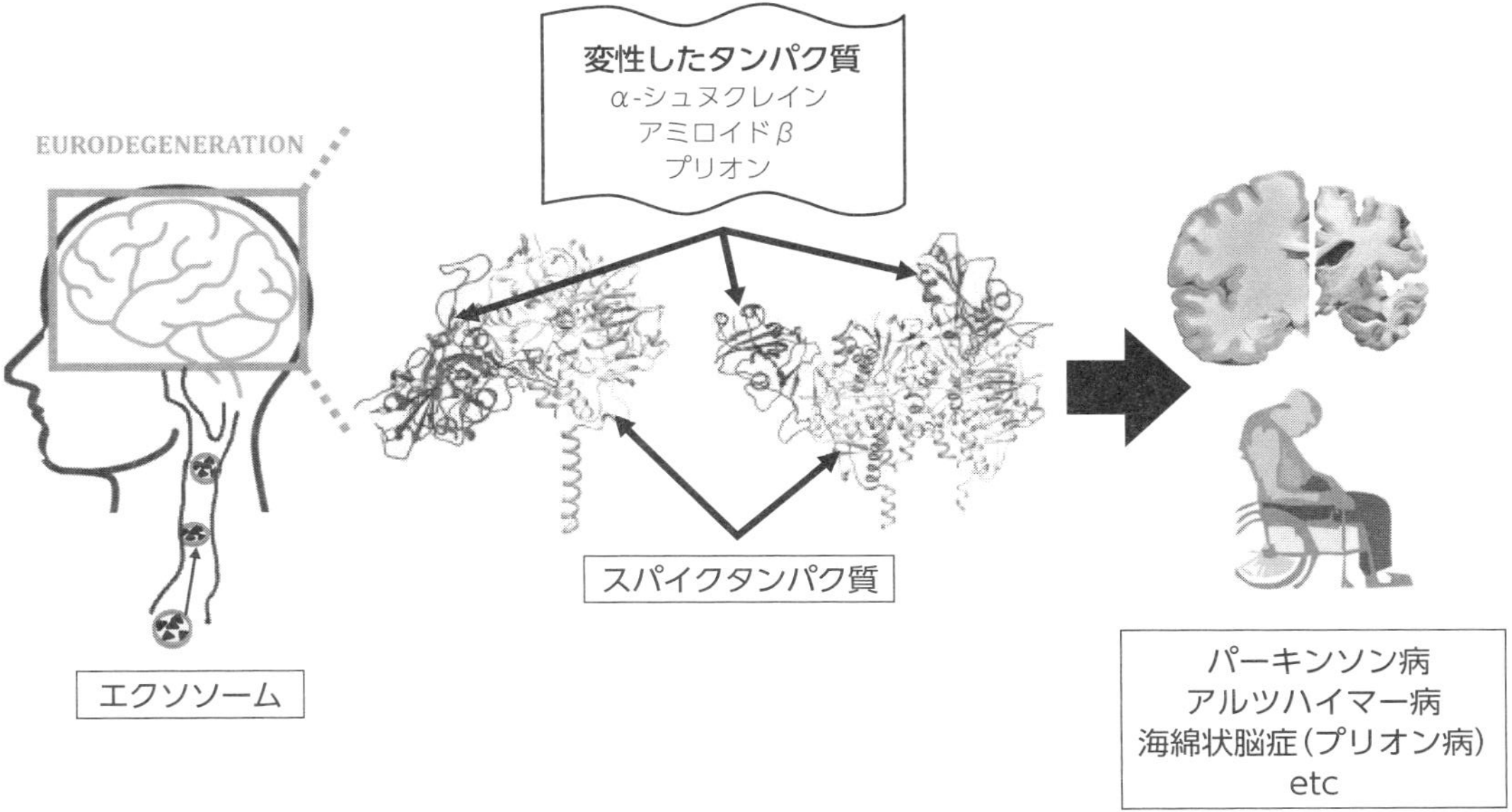

遺伝子ワクチン接種後にスパイクタンパク質を入れたエクソソームが脳血管関門（blood-brain-barrier）を破壊して、脳内に侵入する。脳内でスパイクタンパク質は、神経変性疾患を引き起こす異常タンパク質を集積する。

この外来の遺伝子挿入は、私たちの細胞にとってストレスとして認識されます。そのストレスで何が起こるのでしょうか？

一部の遺伝子がジャンピングして飛び出すという現象が起こります。このストレスで飛び出した遺伝子をトランスポゾン、ジャンピング遺伝子あるいはモバイル遺伝子と呼んでいます【220】。今回の新型コロナウイルスやサーズ・マーズウイルスの遺伝子が細胞内に入った時も同じく、ジャンピング遺伝子が発生することが細胞実験で確認されています【221】（図17）。ちなみにこの飛び出した遺伝子は、エクソソームという粒子となって排出されることがあります【222】。ストレスによって私たちの細胞から飛び出した遺伝子からできるウイルス様粒子が、「ウイルス」と現代医学が呼んでいる実態の大部分を占めています。

さらに、新型コロナウイルスなどの遺伝子が私たちの細胞の遺伝子に組み入れられる際に、もともとあった遺伝子とのハイブリッド（chimera, カイミアラ）ができます。このハイブリッドが次のストレスで飛び出すと、それは変異型と呼ばれる構造になります。このように、人工ウイルスや遺伝子ワクチン摂取による遺伝子挿入というストレスによって、もともとあった細胞の遺伝子がジャンピングします。さらにジャンピングした遺伝子が全身を循環して他の細胞の遺伝子に組み込まれると、次のジャンピング遺伝子が飛び出し、いわゆる「ジャンピング遺伝子の無限ループ」が形成されます。

人工遺伝子挿入による遺伝子のジャンピング現象（図17）

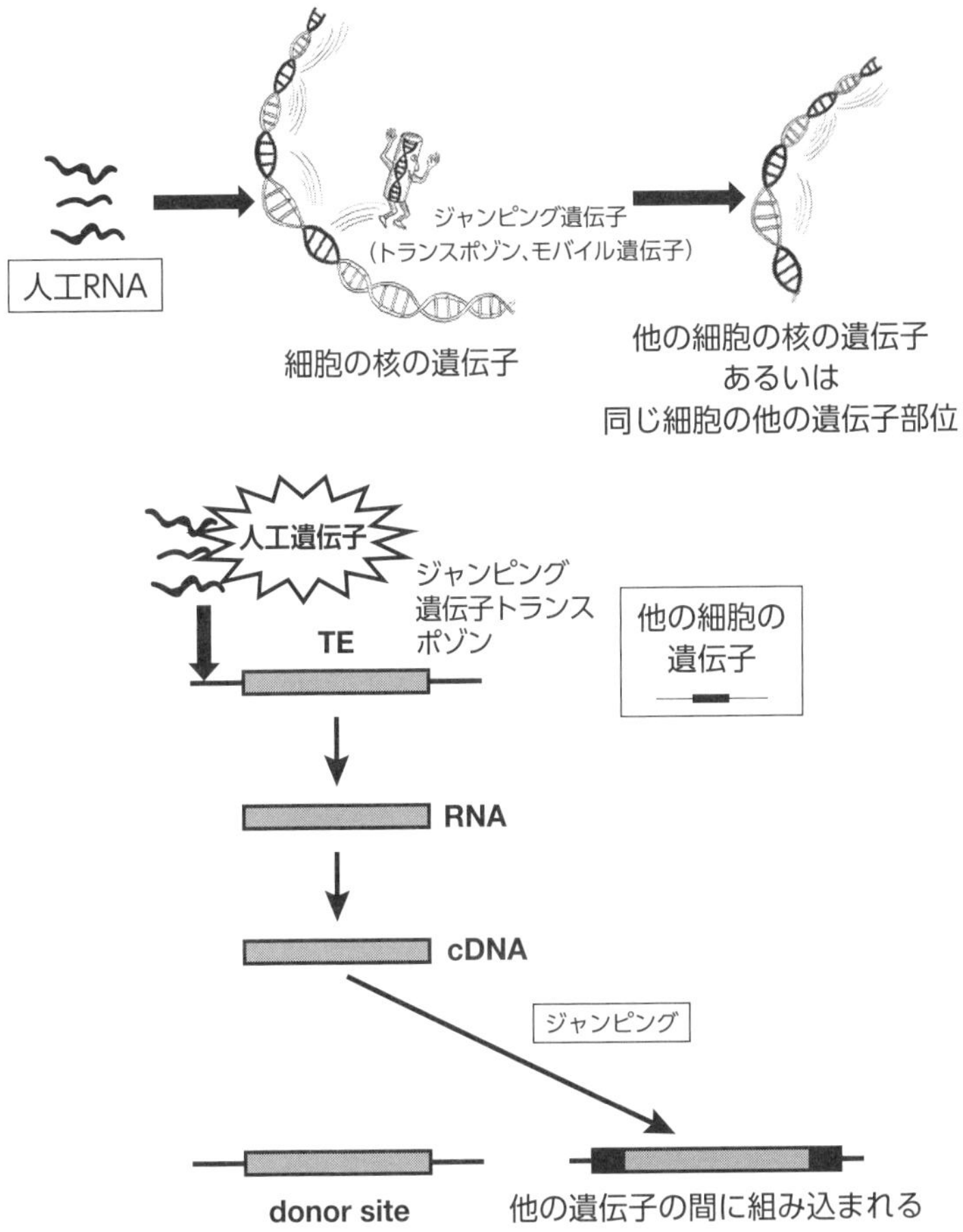

人工新型コロナ遺伝子が挿入された遺伝子では、ストレスとなって一部の遺伝子が飛び出す。いったんRNAに転写。その後、再び逆転写酵素でDNAに転写されて移動。同じ細胞の他の遺伝子部位あるいは他の細胞の遺伝子に組み込まれるか、あるいはエクソソームとして外部へ排出される。

その一部はエクソソームとして排出されますが、これがウイルス粒子と呼んでいるものです。これが種を超えてお互いに交換し合っています（遺伝子の水平移動、horizontal gene transfer）【223】。そして、遺伝子ワクチンやジャンピング遺伝子が細胞内に入り込んだ際、細胞の遺伝子に組み込まれないものは、炎症を引き起こします【224・225・226】。これが慢性病や老化につながるのです【227】。

この外来の遺伝子の細胞内（核）の遺伝子への取り込みは、ミトコンドリアが持っている遺伝子でも起こり、炎症を引き起こすことが分かっています【228】。ミトコンドリアは、バクテリアの一種です。したがって、外来の遺伝子の水平移動によって機能にダメージを受けると、ミトコンドリアの遺伝子がエクソソームとして飛び出して、細胞内、血液内で炎症を引き起こします。実際に新型コロナウイルスという人工遺伝子もミトコンドリア障害作用で炎症を引き起こすことが分かっています【229・230】。

いかに今回の遺伝子ワクチンが幾重にも毒性を持つように入念にデザインされているかが、よく理解できると思います。現代医学がウイルスと呼んでいるものは、生命体にストレスがかかった時に、生命体の遺伝子（核とミトコンドリア）がジャンピングして飛び出したもので粒子の形（エクソソーム）をとるもののことです。そして、外来の遺伝子が細胞に入ると、私たちの細胞の遺伝子に組み込まれないものは炎症の火種になります。

さらに、外来の遺伝子が私たちの細胞の遺伝子に組み込まれた場合は、ジャンピング遺伝子を発生させることでそれが全身に循環することになります。これがさらに他のジャンピング遺伝子を誘発し、悪循環を引き起こします。このジャンピング遺伝子が生殖細胞に入ると、それが子孫にまで影響していきます。今回の遺伝子ワクチンには複数の毒性メカニズムがありますが、人工遺伝子という物質一つをとっても、これだけの負の効果をもたらすのです。

1980年代に、海綿状脳症の原因が異常タンパク質の感染だとしてプリオン（prion）と名づけて、ノーベル賞を受賞したのは、スタンリー・プルシナー（Stanley Prusiner）でした。彼もパスツールと同じ一介のペテン師（charlatan）に過ぎません。つまり、狂牛病などのプリオン病も、異常タンパク質によって感染が成立するのではなく、ストレスによって誘発されたエクソソーム（各種のジャンピング遺伝子やペプチドなどを含む）によって成立するということです。拙著『病はリポリシスから』では、1990年代に大きな社会的問題となった狂牛病（Bovine Spongiform Encephalopathy［BSE］）において、そのストレスの主因が放射線であることをお伝えしています。

さらに遺伝子ワクチンの主成分であるナノ粒子そのものが、タンパク質の構造、特に二次構造を変えてしまいます。タンパク質の二次構造には、αヘリックスとβシーツの2つがあります。ナノ粒子は、この二次構造のαヘリックスを減らして、βシーツを増やすことが分

遺伝子ワクチンのナノ粒子自体がタンパク質の二次構造を変える(図18)

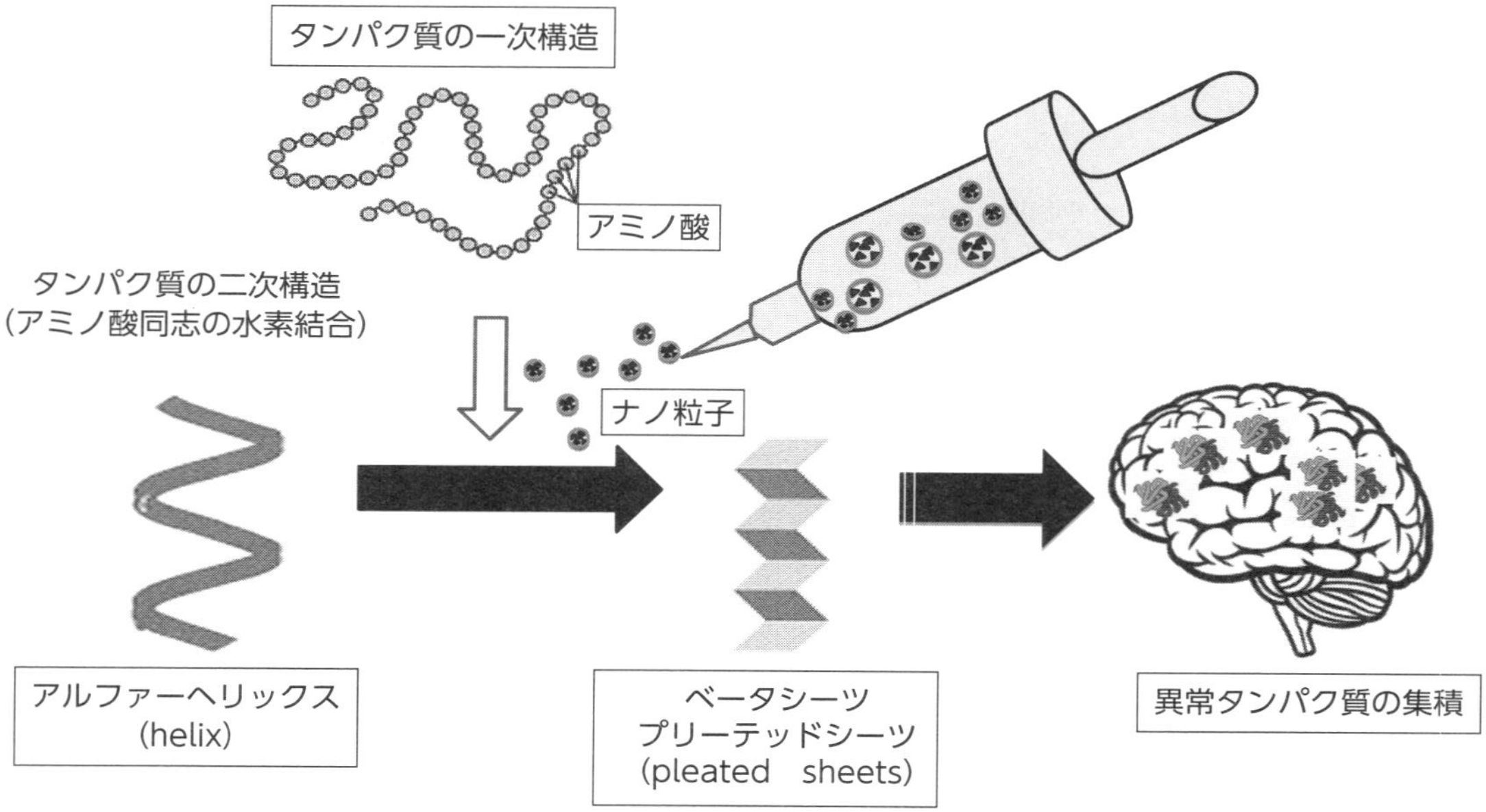

タンパク質の二次構造には、αへリックスとβシーツの２つがある。ナノ粒子は、この二次構造のαへリックスを減らして、βシーツを増やす。異常プリオンタンパクの二次構造は、このβシーツタイプ。

かっています【231・232】。異常プリオンタンパクの二次構造は、このβシーツです（図18）。

マウスの実験では、異常プリオンを含んだエクソソームのエアロゾル感染が認められています【233】。ただし、感染が認められたのは、免疫抑制（＝糖のエネルギー代謝低下）されたマウスです。現代人の多くも、誤った健康常識のもと、免疫抑制が進んでいます。狂牛病も、最終的には環境毒による糖のエネルギー代謝障害病です【234】。つまり、糖のエネルギー代謝の低下している現代人では、新型コロナ遺伝子ワクチンのスパイクタンパクやナノ粒子以外にもこのようなプリオンなどの異常タンパク質形成が促される遺伝子が含まれるエクソソームに環境中から曝露した場合、海綿状脳症、アルツハイマー、パーキンソン病や筋萎縮性側索硬化症（ＡＬＳ）を中長期に渡って発症する可能性が高いということです。

スパイクタンパク質と鉄

新型コロナウイルスあるいは遺伝子ワクチン接種で体内産生されるスパイクタンパク質は、当初は主として私たちの細胞のＡＣＥ２という酵素の受容体に結合して侵入するとされていました。その後、スパイクタンパク質は、赤血球などの構成成分であるヘムタンパク質を構成するポルフィリンという物質に結合することが明らかになっています【235】。私たちの体内のヘムタンパク質は、赤血球だけでなく、筋肉内のミオグロビン、カタラーゼ（catalase）、ミトコンドリアの電子伝達系のサイトクロームオキシデースや肝臓の毒物代謝酵素サイトクロームｐ４５０と呼ばれる重要な酵素にも使用されています。

したがって、スパイクタンパク質がヘムタンパク質の合成をブロックすることで、貧血、筋肉の崩壊や糖のエネルギー代謝障害が引き起こされます（rhabdomyolysis）【236・237】。貧血に関しては、新型コロナウイルスが骨髄の赤血球の前駆体の幹細胞に結合することでも起こります【238】。

またヘムタンパク質を構成する鉄がフリーとなるため、体内で激しい炎症（脂質過酸化反応→脂質過酸化最終産物［Advanced lipid peroxidation end products（ＡＬＥｓ）］の形成やエンドトキシンの増加）が引き起こされます（図19）。それによって、細胞が死滅する（フェロトーシス、ferroptosis）ので、細胞内からさらにフリーの鉄が流出するという悪循環が起こります【239・240・241】。また鉄による細胞死が起こることで、細胞内成分が細胞外（血液中）に漏出します。細胞内成分が血液中に放出されると、それは炎症ゴミ（damage-associated molecular patterns［ＤＡＭＰｓ、ダンプス］）となってさらに炎症を引き起こすという負の循環を形成します【242・243・244】。これが新型コロナウイルス感染の重症例と呼ばれる病態に認められるサイトカインストーム（cytokine storm）の状態です。

スパイクタンパク質は赤血球から鉄を遊離させる（図19）

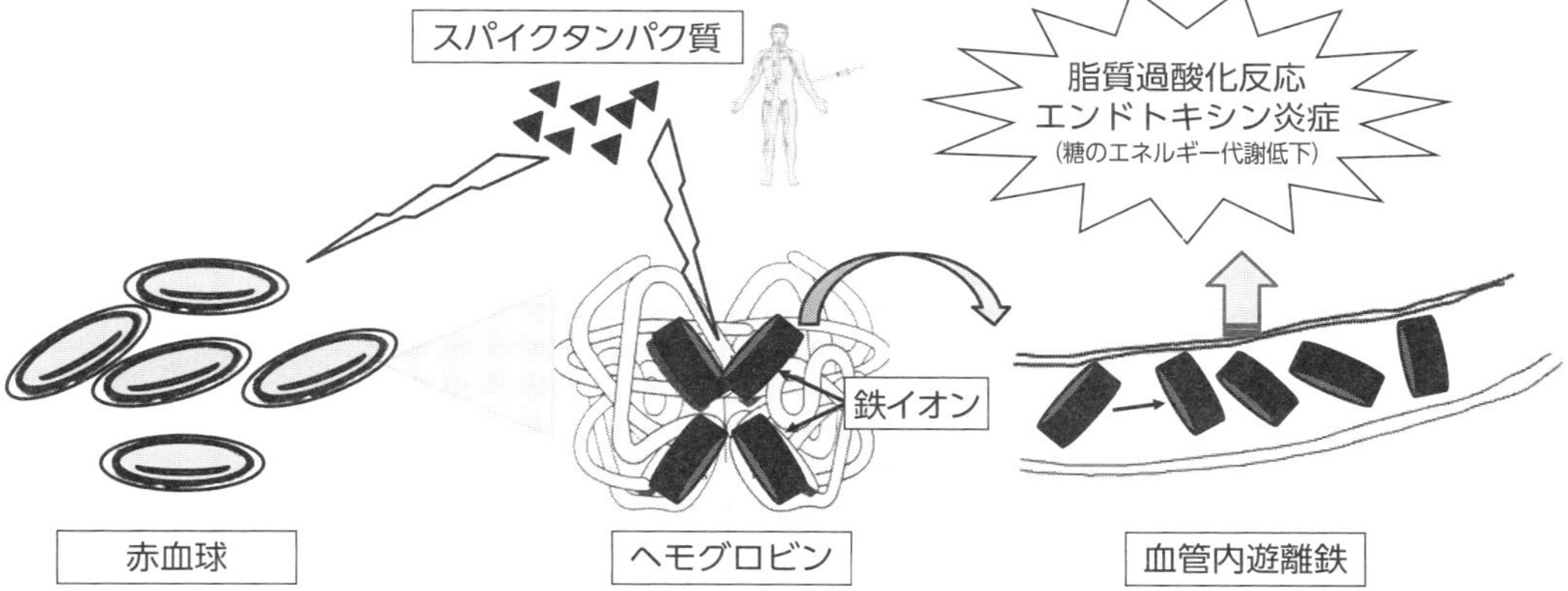

スパイクタンパク質は、赤血球などの構成成分であるヘムタンパク質を構成するポルフィリンという物質に結合。
赤血球から鉄を遊離させる。遊離した鉄は、激しい炎症の引き金となる。

このように、スパイクタンパク質がヘムタンパク質の構成成分であるポルフィリンに結合することで、ヘムタンパク質を用いている生体内物質欠乏による機能障害やフリーの鉄がもたらす炎症が新型コロナウイルスなる感染症や遺伝子ワクチンの副作用の病態の中心にあります。体内の鉄蓄積量が多いほど、その炎症は激烈になります。

新型コロナウイルス感染重症例とエンドトキシン（内毒素）

新型コロナウイルス感染症の重症肺炎と分類されているものの実態は、実際はバクテリア感染、もっと正確にはエンドトキシン（内毒素）によるものであることを拙著『ワクチンの真実』『ウイルスは存在しない』でもお伝えしてきました【245・246】。エンドトキシンとはバクテリア（グラム陰性菌）の細胞壁を構成する物質（リポ多糖類、lipopolysaccharides［LPS］）です。バクテリアにストレスが加わった時（死滅や増殖）に放出される炎症性物質です。新型コロナウイルスのスパイクタンパク質がバクテリアに結合するときにも放出されてサイトカイン・ストームを引き起こすことが報告されています【247】。

エンドトキシン単独でも炎症を引き起こす原因になりますが、スパイクタンパク質がエンドトキシンに結合してさらに炎症を増強します【248】。肥満や糖尿病では、すでに血液中のエンドトキシン濃度が高くなっているので、新型コロナウイルス感染症のリスク要因とされているのです【249・250・251・252】。さらに新型コロナウイルス感染そのものが腸粘膜のバリアを破壊し、いわゆる「リーキーガット」を引き起こして、エンドトキシン血症をもたらす効果もあります【253】。

このようにエンドトキシンが新型コロナウイルス感染症の重症例の主因の一つであることは間違いありません。しかし、インフルエンザウイルス、エイズウイルス（ＨＩＶ）、デング熱ウイルスなどのウイルス感染症と呼ばれている病態でもエンドトキシンが病態の中心になっています【254・255・256・257・258】。

血液中には培養でも検出できないバクテリアが無数に存在しています。糖のエネルギー代謝が回っていれば、これらの血液中のバクテリアはまったく無害です。しかし、血液中にフリーの鉄が入ると、血液中のバクテリアはエンドトキシンを放出し、全身の炎症を引き起こします【259】。フリーの鉄とプーファの脂質過酸化反応で引き起こされる細胞死（フェロトーシス）同様に、エンドトキシンによる炎症による細胞死で細胞内の構成成分が細胞外、血液内に漏出します。それが、炎症ゴミ（ＤＡＭＰｓ）となってさらに炎症が加速します【260】。

現代社会では、この鉄、プーファ及びエンドトキシンの３つがあらゆる感染症と呼ばれる病態や慢性病のベースとして存在しています。新型コロナウイルス感染症では、かねてから

スパイクタンパク質はエンドトキシンの受容体と結合（図20）

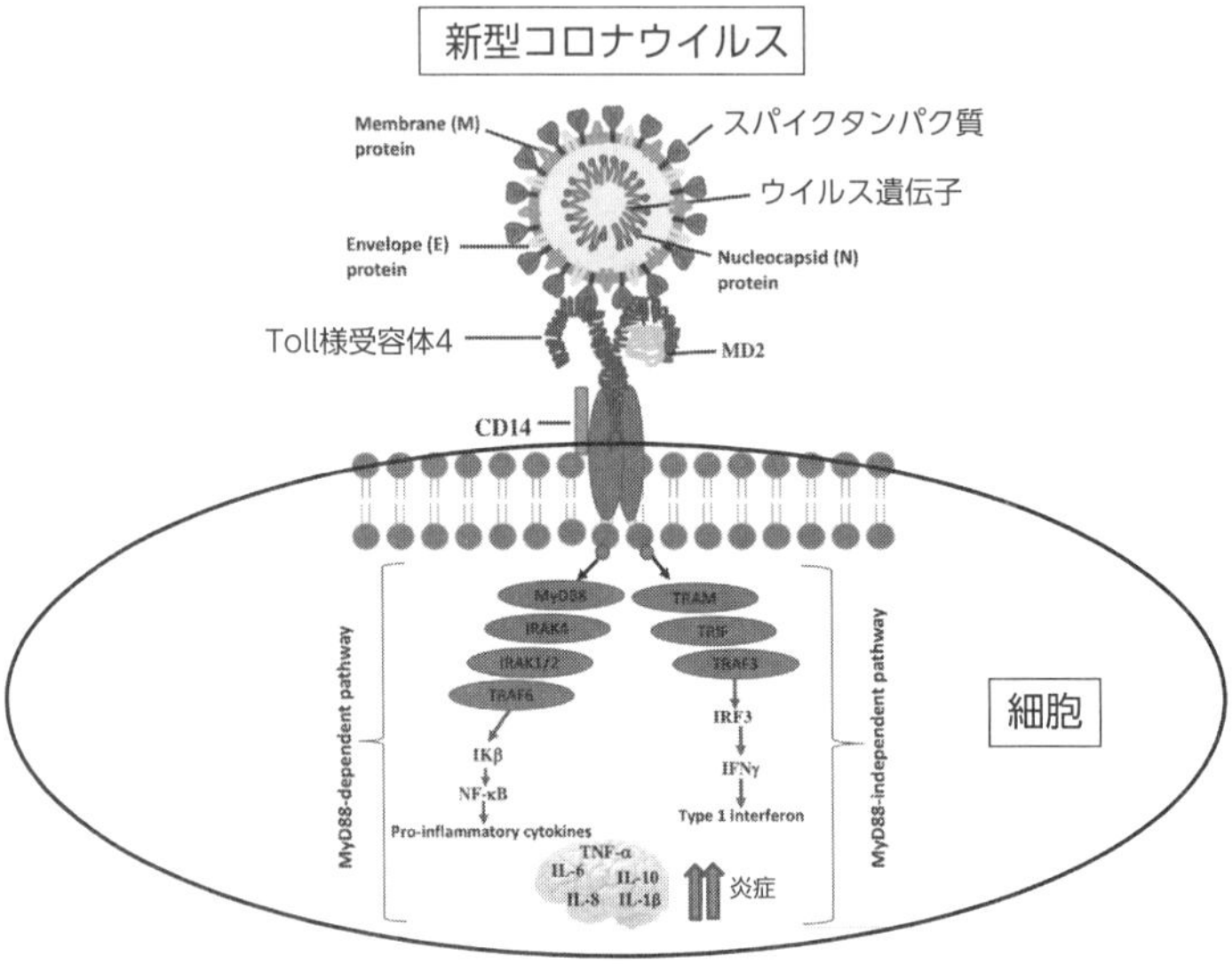

Possible Link between SARS-CoV-2 Infection and Parkinson' s Disease: The Role of Toll-Like Receptor 4.
Int J Mol Sci. 2021 Jul; 22(13): 7135

スパイクタンパク質は、エンドトキシンそのもの、あるいはエンドトキシンの受容体（TLR4）に結合して、激しい炎症を引き起こす。

自己免疫疾患で出現する自己抗体が有意に高く認められています【261】。これも、鉄、プーファ及びエンドトキシンによる自分の細胞の死滅に伴う細胞成分の漏出に対して、リンパ球のゴミ掃除（これを現代医学は自己抗体と呼んでいる）が行われている現象の一側面を捉えたものです。

　新型コロナウイルス及び遺伝子ワクチンで産生されるスパイクタンパク質は、ダイレクトにエンドトキシンが結合するとされる細胞のアンテナ（Toll-like receptor 4［TLR4］）を刺激することが分かっています【262・263・264】（図20）。このスパイクタンパク質によるエンドトキシンのアンテナ刺激によって、認知症の原因となるパーキンソン病などの脳神経変性疾患が発症します【265・266】。便秘が認知症の引き金になることは昔から知られています【267・268】。便秘による腸内微生物の増殖は、エンドトキシン（内毒素）という炎症物質を増やし、血液内で白血球などのあるアンテナ（TLR4）を過剰刺激して脳神経細胞に激しい炎症を引き起こすからです【269】。

したがって、遺伝子ワクチンは常時エンドトキシンにさらされているのと同じ状態（急性および慢性炎症）を作り出します。つまり、遺伝子ワクチンによって体内で産生されるスパイクタンパク質によって炎症が加速し、中長期的にはコントロール不能のサイトカインストームという状態や神経変性疾患を含めたあらゆる慢性病を引き起こすということです。

第3章

ハチミツがなぜパンデミックとワクチンの副作用に有効なのか?

新型コロナ予防に医薬品やサプリメントは有効か?

現代医学や一般健康ポップカルチャーでは、イベルメクチンなどの抗寄生虫薬やさまざまな医薬品あるいは松の葉やビタミンDなどのサプリメントが新型コロナウイルス感染予防として推奨されています。これらの経口摂取する医薬品・サプリメントには共通する問題があります。それは、いずれも成分は有効成分よりも添加物が過半数を占めるという事実です。

医薬品などへの添加物を賦形剤《ふけいざい》（excipient）と呼びます。2019年の研究報告では、経口の医薬品4万2052種類を調査したところ、なんとその10倍近い35万4597種類の賦形剤が混入されていたのです。1錠の薬に平均4~10種類の添加物が入っていました【270・271・272】。3296種類の賦形剤を調べたところ、38種類は私たちの重要な酵素や受容体と呼ばれているタンパク質にダメージを及ぼすことが明らかになっています【273】。新型コロナ遺伝子ワクチンでアナフィラキシーを引き起こすことで問題になっているポリエチレングリコール（PEG）、炎症を引き起こす界面活性剤のポリソルベート80、酸化チタン（着色料）やプーファ（コーン、大豆などの油）、人工甘味料などの毒性物質が添加されています。これらの添加物は、不活性ではなく、生体毒性が認められているものばかりです。

ビタミンなどのサプリメントなども発がん性のあるヒ素、カドミウムなどの重金属汚染が常態化しています【274・275・276】。ちなみに、ハチミツも農薬汚染、さらには抗生物質やシロップなどの不純物の添加（adulteration）によって品質が粗悪化しているベスト3に入る食品ですので、良質のものを選ぶ必要があります（第5章参照）。

これらの毒性物質の不純物の混入問題を差し置いても、医薬品や一般のサプリメントには重大な問題が横たわっています。それは、「ある一つの経路や作用をブロックする」という薬学に基づいていることです。これは、物事を分解して解析する「要素還元主義」の考えにのっとったもので、現代薬学の基本となっています。分子生物学（遺伝学）などもその典型例です。ある経路や作用をブロックすれば、違う経路が活性化してバランスするのが生命体の自然の反応（病的あるいは健全であるかにかかわらず）です。したがって、この考えに基づいて大量生産された医薬品やサプリメントの常用は、早晩効果を失うだけでなく（耐性ができる）、副作用という側面だけが前面に出てくることになります。

新型コロナ遺伝子ワクチンやビッグファーマの治療薬に反対しているドクターたちが推奨しているイベルメクチン（Ivermectin、アイベルメクティン）を例にとってみましょう。イベルメクチンは、寄生虫感染に対して使用されてきましたが、特殊な作用を持つことから、新型コロナウイルス感染予防に期待されています。その作用とは、私たちの細胞の遺伝子が格納されている核内にタンパク質を運ぶ機能をストップさせることです。ウイルス感染なる病態の場合は、ウイルス（実際は存在しないので、遺伝子の破片の粒子［正確にはエクソソーム］とお考え下さい）を遺伝子に組み込んだり、ウイルスタンパク質を発現させたりする酵素などのタンパク質の核内への運搬をブロックすることで、抗ウイルス作用を発揮するとされています【277】。

さて、イベルメクチンのように、核内にタンパク質を輸送するシステム（importin［IMP］α／β）をブロックしてしまうと、どうなるでしょうか？ 遺伝子操作してこの輸送システムをなくしたマウスでは、メスでは卵巣や子宮が発達せず、保護ホルモンであるプロゲステロン（新型コロナ感染に最も有効なホルモン）産生量が著明に低下しました【278】。その結果、不妊および受精したとしても死産します【279・280】。卵子だけでなく、精子へも悪影響を与えます【281】。さらに筋肉などの組織も萎縮したようです【282】。また脳神経系の異常、奇形も発生します【283】（図21）。

これは当然の結果です。環境の変化に応じて、核内にタンパク質を輸送することで細胞の分化、分裂などの司令を出すのですから、それをブロックされると生命の危機に陥ります。

現在イベルメクチンブームで、新型コロナウイルス感染に対する小規模な臨床試験（ある程度の有効性が報告されているが、これも数字のマジック）からコントロール群との比較をした

イベルメクチンの重大な問題（図21）

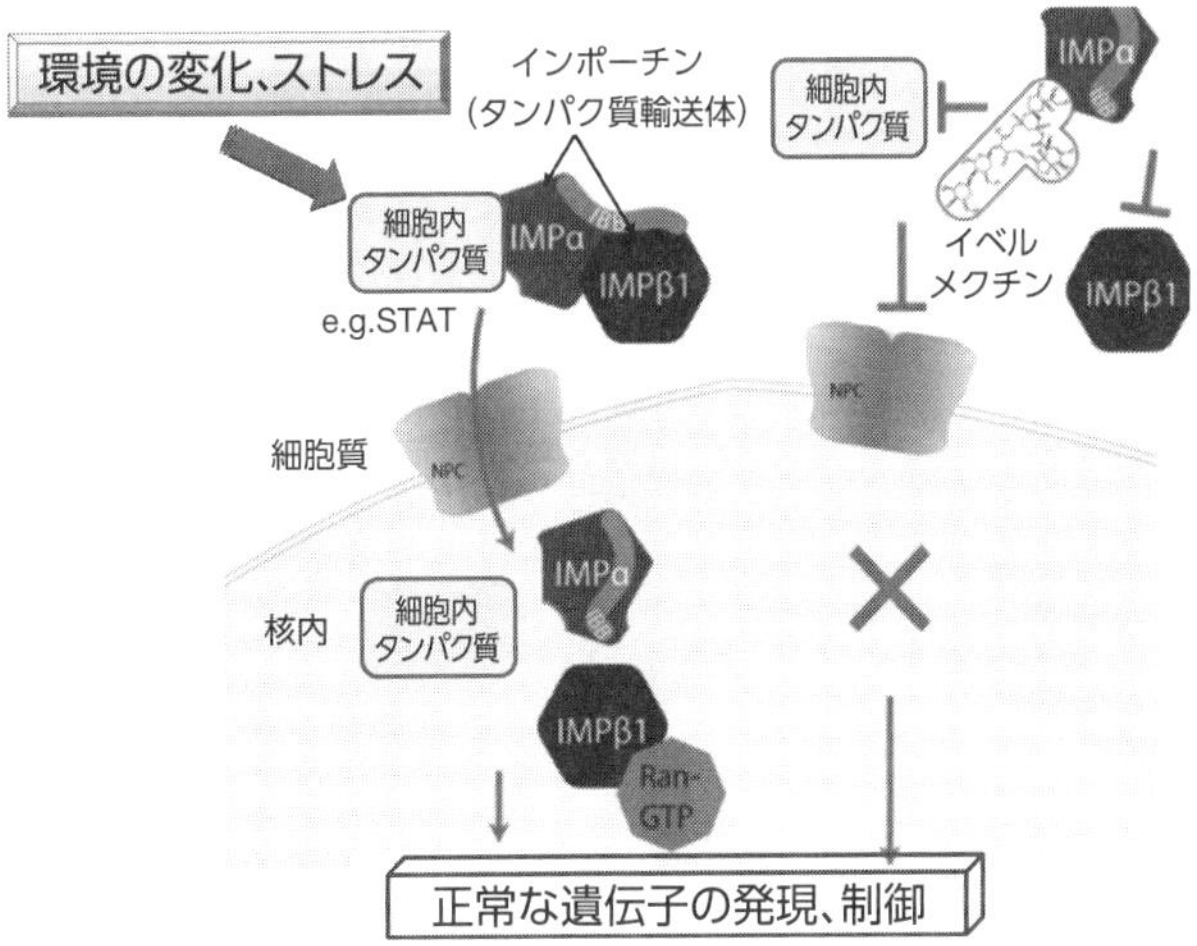

Antivirals that target the host IMPα/β1-virus interface.
Biochem Soc Trans. 2021 Feb 26; 49(1): 281–295

環境刺激に対して核内にタンパク質を輸送して遺伝子の発現などを調整している。イベルメクチンは、この輸送システム（importin（IMP）α/β）ブロックするため、脳神経障害、不妊などを引き起こす。

ランダム化臨床試験が行われています【284】。

もう一つの良い例は、ヒドロキシクロロキン（Hydroxychloroquine［HCQ］）という抗マラリア薬です。新型コロナ遺伝子ワクチンに反対する良心的な医師でさえ、この医薬品を新型コロナウイルス感染の予防や治療として推奨しています。

この抗マラリア薬は、もともと南米原産のキナの木の皮から抽出されたキニーネ（quinine、クワイナイン）に毒性物質である塩素を添加したクロロキン（chloroquine）に水酸基を付けた代物です。キニーネは、1600年代から南米においてマラリアなどの発熱病に使用されてきました【285】。キニーネの作用は、抗炎症など多岐に渡りますが、新型コロナウイルス感染や遺伝子ワクチンの副作用にも関連しているセロトニンを低下させることが注目されています。キニーネは、セロトニンの合成及び作用の両方でブロックします【286・287】。セロトニンは、糖のエネルギー代謝をブロックするストレス物質です【288・289・290・291・292・293】。現在でもトニックドリンクとしてキニーネ入りのドリンクがあります。

2021年の細胞実験では、そのキニーネは、塩素添加して医薬品として特許を取得したクロロキンやヒドロキシクロロキンよりも、新型コロナウイルス感染を予防し、かつ副作用がより少ないことが報告されています【294・295】。クロロキンやヒドロキシクロロキンは、キニーネよりもより心臓の不整脈、網膜障害、筋肉の引きつり、胃腸障害などが起こりやすいことから、キニーネを使用するほうがよほど安全かつ有用です【296・297・298】（図22）。なぜ〝良心的〟なはずの医師たちが、このような副作用の伴う医薬品ばかりを勧めるのか理解に苦しみます。

イベルメクチンやヒドロキシクロロキンなどの医薬品を予防的に慢性摂取すれば、短期間では明らかにならないさまざまな問題も必ず中長期ではあらゆる慢性病となって表出してき

キニーネ、クロロキン及びヒドロキシクロロキンの化学構造式（図22）

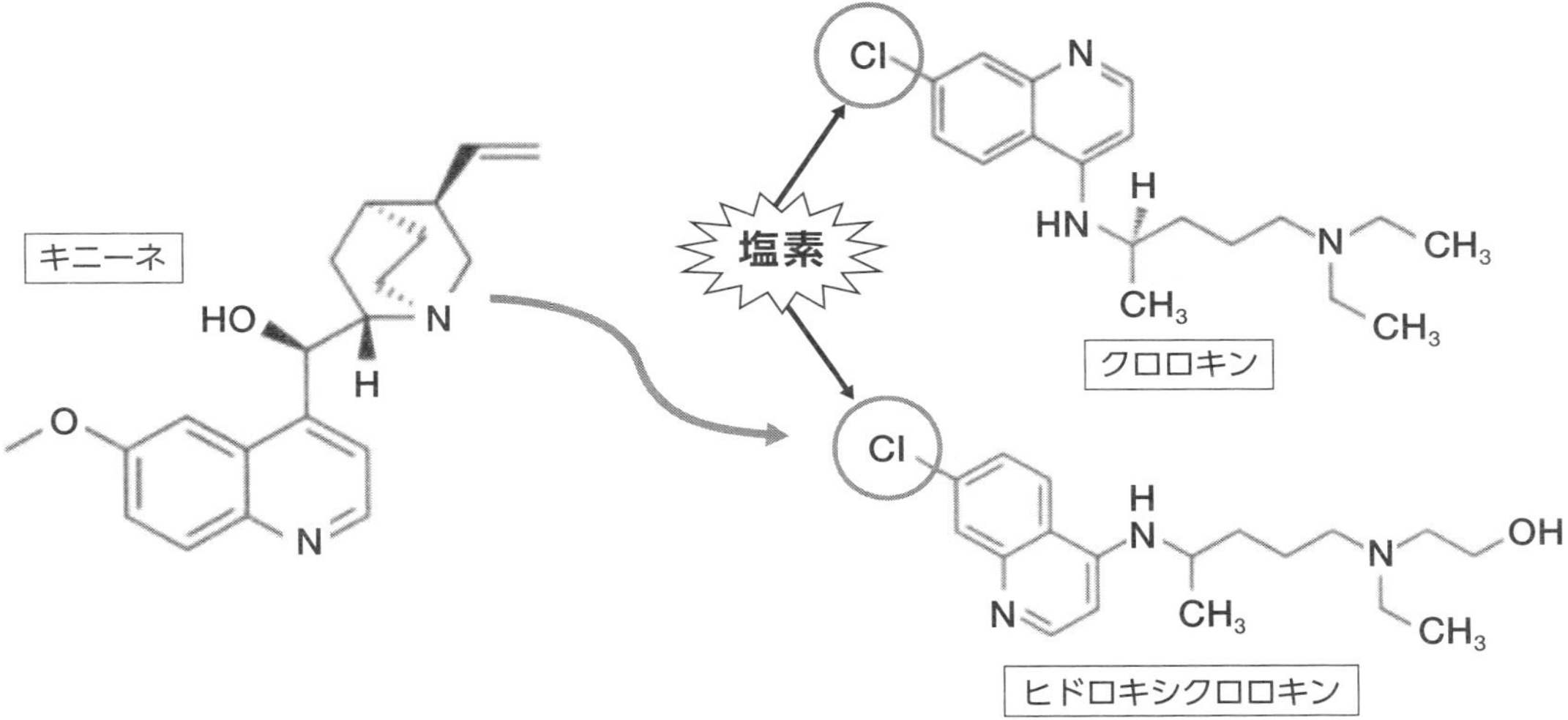

キニーネは、1600年代から南米においてマラリアなどの発熱病に使用されてきた。キニーネは、生命体に対して猛毒の塩素添加して医薬品として特許を取得したクロロキンやヒドロキシクロロキンよりも、新型コロナウイルス感染を予防し、かつ副作用がより少ない。

ます。それが医薬品やワクチンの中長期副作用とは医師たちも分からないので、問題になっていないだけのことです。そもそも季節性のインフルエンザウイルス感染症よりも同等か低い致死率しかもたらさない新型コロナウイルス感染症に、なぜこれらのリスクの高い医薬品やサプリメントを予防的に服用する必要があるのでしょうか？

生命現象は、分子、原子、素粒子と要素還元し際限なく分解していっても、その本質を摑むことはできません。むしろ生命の本質からより遠ざかっていくだけです。例えば、人間を細かく組織に分解し、その分解物を組み合わせたところで生命を再現することは不可能です。パンを作るのに、パンを原子レベルまで分解して、足し合わせてもパンができないのと同じです。現代薬学の医薬品のアプローチも同じことをやっているのです。医薬品のアプローチそのものが、生命現象というものをまったく理解していない誤ったアプローチであることをこの機会に再認識して頂きたいと思います。

糖のエネルギー代謝を高めるハチミツ

新型コロナウイルスを含めたあらゆる感染症や遺伝子ワクチンの有害事象には、糖のエネルギー代謝を高めて免疫抑制を解除するしか近道はありません。フルクトース（果糖）とグルコース（ブドウ糖）のコンビネーションであるハチミツやショ糖は、そのままで糖のエネルギー代謝を高めます。具体的には、糖のエネルギー代謝でミトコンドリアに入る関門となっているピルビン酸脱水素酵素（pyruvate dehydrogenase［PDH］）があります。この酵素が働くことではじめて、糖から取り出した電子がミトコンドリアでエネルギー（ATP）と二酸化炭素に変換することが可能になります。フルクトース（果糖）は、このピルビン酸脱水素酵素（PDH）を活性化することで、糖のエネルギー代謝を促進するのです【299・300】。

グルコース、フルクトースの代謝産物（Fructose-1,6-bisphosphate［FBP］,fructose 1,6 diphosphate）は、マウスの敗血症モデルで、糖のエネルギー代謝を回復させて、活性酸素種の発生を抑えることが報告されています【301】（図23）。ウイルス感染と呼ばれている病態も糖のエネルギー代謝障害（特にミトコンドリアがターゲット）がその本態であり、糖のエネルギーを回復することがウイルス感染の根本的治療であることが示されています【302】。逆にケトン食などの糖質制限食では、ミトコンドリアの機能不全が起こるために、糖のエネルギー代謝が低下します【303・304】。

さらに、グルコース、フルクトースの代謝産物（Fructose-1,6-bisphosphate［FBP］,fructose 1,6 diphosphate）は、臨床試験（健康人に静脈内投与）で糖のエネルギー代謝を高めて、脂肪のエネルギー代謝を低下させることが示されています【305】（図24）。脂肪のエネルギー

グルコース、フルクトースの代謝産物は、糖のエネルギー代謝を高める(図23)

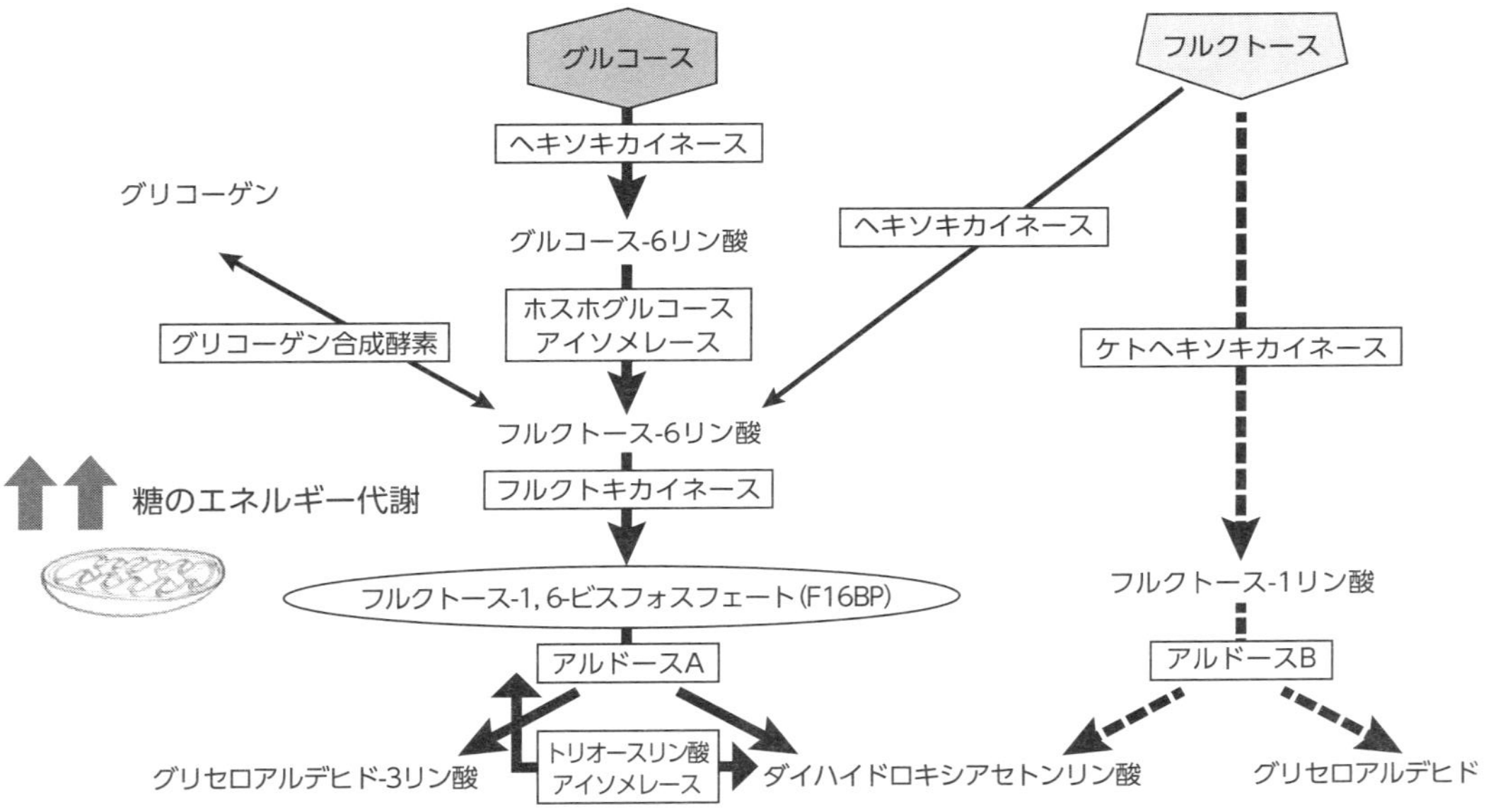

グルコース、フルクトースの代謝産物(フルクトース-1, 6-ビスフォスフェート、Fructose-1,6-bisphosphate [F16BP])は、糖のエネルギー代謝を回復させて、活性酸素種の発生を抑える。

グルコース、フルクトースの代謝産物は、脂肪の燃焼を抑えて糖のエネルギー代謝を高める（図24）

FBP注入（酸素消費に対する二酸化炭素産生量
（＝エネルギー産生量）がアップ

	酸素消費			二酸化炭素産生量			呼吸商（糖のエネルギー代謝の指標）		
	Basal	During	After	Basal	During	After	Basal	During	After
Mean	263.4	258.7＊	260.1	219.7	240†	222	0.833	0.900‡	0.85†
SEM	5.5	5.1	5.2	5.1	8.2	4.4	0.016	0.012	0.011

FBP注入後のエネルギー産生
（炭水化物の燃焼が増える一方で、脂質の燃焼が低下している）

	Basal	During	After	Basal	During	After	Basal	During	After
Mean	16.6	26.9＊	19.2†	19.5	11.3＊	16.6‡	44.6	44.6	44.2
SEM	1.72	1.9	1.32	2.1	1.4	1.53	0.71	0.71	0.69

Metabolic responses to fructose-1,6-disphosphate in healthy subjects
Metabolism.2000 Jun; 49(6): 698-703

グルコース、フルクトースの代謝産物（ Fructose-1,6-bisphosphate ［F16BP］,fructose 1,6 diphosphate ）は、臨床試験（健康人に注射）で脂肪の燃焼を低下させて糖のエネルギー代謝を高める。

代謝は、前述したようにあらゆる慢性病の病態を作ります。今回の新型コロナウイルス感染症のリスク要因で繰り返し論文掲載されているものは、肥満、糖尿病などのメタボリック・シンドロームの存在です【306・307・308】。これらのメタボリック・シンドロームの根本的解決も糖のエネルギー代謝を回すハチミツ、ショ糖、フルーツなどの良質な糖質の摂取です。

免疫抑制を解除するハチミツ

感染症、ワクチンによる有害事象や慢性病の病態にある免疫抑制状態では、形態形成維持（免疫という概念も含む）の中心にある白血球（食細胞）の食作用（phagocytosis）の機能が低下しています。この白血球の食作用の低下が、最終的にリンパ球を過剰刺激して炎症の場を形成します。したがって、免疫抑制を解除するためには白血球の食作用を高めることが必須になります。

２００７年に、ラットに12ヶ月の長期に渡るハチミツ、ショ糖を与えた実験結果が報告されています【309】（図25）。その

食作用(形態形成維持)を高めるショ糖、ハチミツ(図25)

Result	Unit	Diet		
		糖質なし	ショ糖	ハチミツ
体重増加	%	102.5±19.7 †	130.6±26.7 *	107.2±13.8 †
食事摂取量	g/7 w	1246.4±85	1243.6±111	1244.8±89
食事カロリー量	kJ/7 w	23182±1580	23019±2053	22730±1620
好中球の貪食作用	%	51.7±11.7 † ‡	79.2±11.5 *	74.7±14.6 *
リンパ球の割合	%	29.5±8.0 † ‡	40.1±10.8 * ‡	53.0±6.6 * †

The Effect of Honey Compared With Sucrose and a Sugar-free Diet on Neutrophil Phagocytosis and Lymphocyte Numbers after Long-term Feeding in Rats.
Journal of Comlementary and Integrative Medicine, Vol.4[2007], Iss.1, Art.8

長期間（12ヶ月）のラットの実験で、ショ糖、ハチミツはいずれも食作用をアップ。

結果、ハチミツ、ショ糖を与えたグループでは、いずれも白血球（好中球）の食作用及びリンパ球数が糖質なしのグループと比較して有意に上昇していました。

２０１３年には、緑膿菌や黄色ブドウ球菌の抗原を投与したラットへのハチミツの効果を調べた研究が報告されています【310】。ハチミツを与えたグループでは、与えなかったグループと比較して、有意に緑膿菌や黄色ブドウ球菌の抗原に対する食作用がアップしたことが判明しています（図26）。

ヒトの臨床試験でもハチミツが白血球の食作用を高めることが報告されています【311】。タンパク質不足による食作用低下の30名のグループとコントロール群の

食作用（形態形成維持）を高めるハチミツ（図26）

Animal groups	食作用の指標（%）	P value
A (antigen of *Ps.aeruginosa* and orange honey) B(antigen of *Ps.aeruginosa* only)	11 ± 1.73 5.66 ± 1.15	0.011 *
C (antigen of *S.aureus* and orange honey) D(antigen of *S.aureus* only)	15 ± 3.6 8 ± 1.73	0.05 *

* significant（統計学的に有意に差がある）

Immunoadjvant activity of honey against bacterial antigens: In vivo study
Int.J.Curr.Microbiol.App.Sci(2013); 2(7): 12-21

ハチミツは、緑膿菌や黄色ブドウ球菌の抗原に対する食作用を有意にアップ。

20名に、ハチミツ（マルチフローラル）を、コントロール群にはプラセボを2週間与えた臨床実験です。ハチミツ（マルチフローラル）投与群は、コントロール群よりも食作用の指標が有意に上昇した結果が出ています。

糖のエネルギー代謝が低下している糖尿病では、白血球の食作用が著明に低下しています。細胞内の糖利用が回復されると同時に白血球の食作用が著明に改善します【312】。

糖質制限では、甲状腺機能低下を引き起こすことを既述しましたが、逆にショ糖は甲状腺機能を高めます【313・314・315】。甲状腺ホルモンはミトコンドリアでの糖のエネルギー代謝を高めるため、甲状腺ホルモン機能と糖のエネルギー代謝、そしてミトコンドリア機能はほぼ同義です【316・317】。そのミトコンドリアの機能が低下すると、白血球の食作用が低下します【318・319】。したがって、ミトコンドリア機能を高めるショ糖は、食作用を高めて免疫抑制を解除するのです。２０２１年の報告では、ミトコンドリアの電子伝達系の複合体Ｉの障害（スパイクタンパク質や脂質のエネルギー代謝で起こる）による活性酸素種過剰発生に対して、グルコースとビタミンＢ３（ナイアシノマイド）が有効であったことが報告されています【320】。ビタミンＢ３はピルビン酸脱水素酵素を活性化して、糖のエネルギー代謝を回す物質です。

免疫抑制作用をもたらすストレスホルモンの代表はコルチゾールです。ストレス過多の状態では風邪を引きやすいのも、ストレスによって放出されるコルチゾールによって免疫抑制がかかるからです。２００２年のラットの研究では、ヒト換算して1日３５０〜４００ｇのショ糖の摂取を3日間続けただけで、その後のストレスによるコルチゾールの上昇を抑えました【321】。ショ糖は、「視床下部―脳下垂体―副腎（hypothalamic-pituitary-adrenocortical axis, HPA axis）」のストレスシステムの過剰な反応を抑える作用を持っています【322】（図27）。

遺伝子ワクチンに使用されているようなナノ粒子は、私たちの細胞の自食作用（オートファジー、autophagy）を過剰に刺激して、免疫抑制をもたらす過剰な活性酸素種を発生させます【323】。ナノ粒子による過剰な自食作用抑制にもグルコース＋フルクトースのコンビは有効です【324】。ちなみに、新型コロナウイルス感染症でも、この自食作用を過剰に刺激して病態を作り出していることが報告されています【325・326・327】。

このようにハチミツやショ糖（いずれもフルクトース＋グルコース）は、白血球の食作用を高めることやストレスホルモンを抑えることで、遺伝子ワクチンやあらゆる慢性病の病態の基礎となっている免疫抑制を解除する作用があるのです。

ショ糖は過剰なストレス反応を抑える(図27)

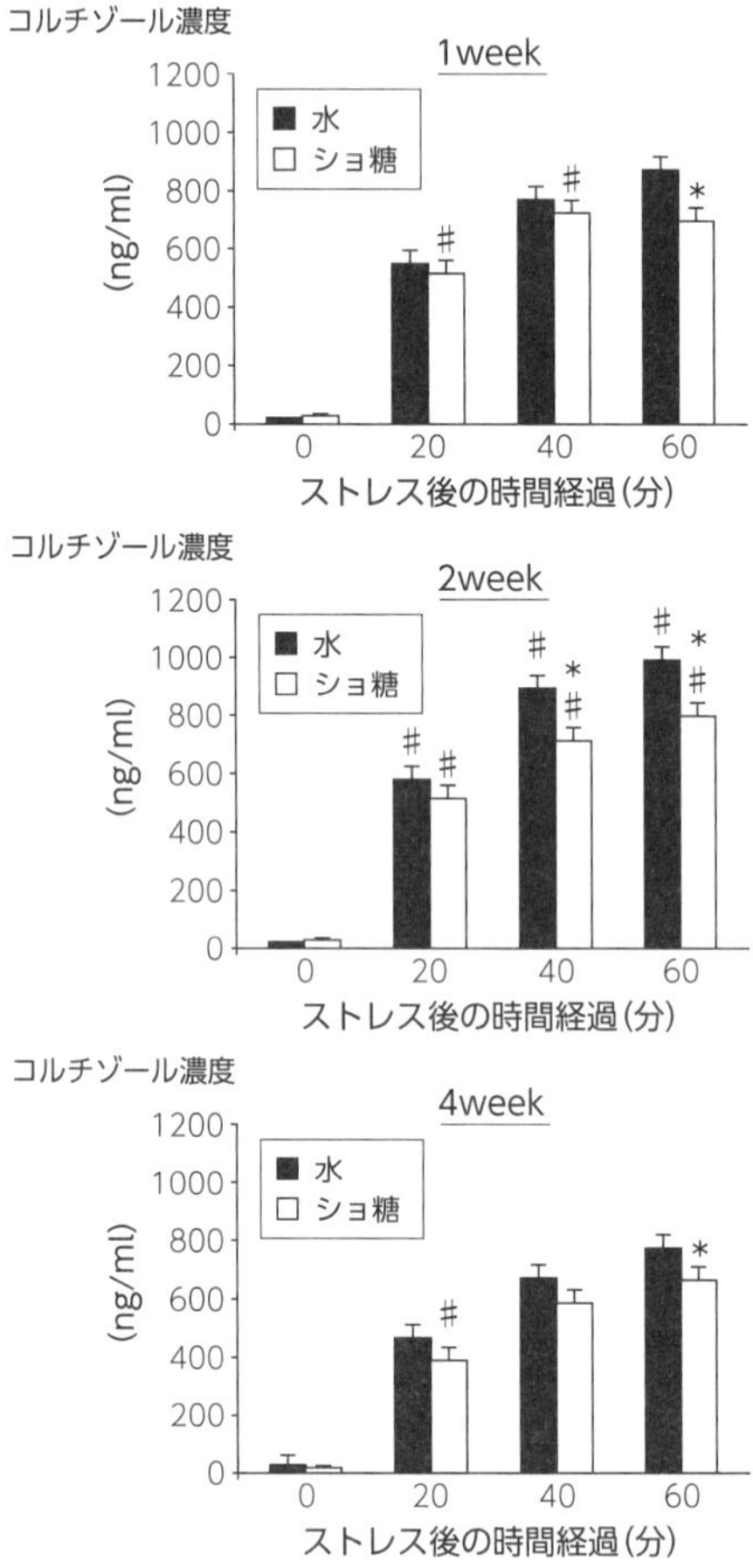

HPA axis dampening by limited sucrose intake: reward frequency vs. caloric consumption.
Physiol Behav. 2011 Apr 18; 103(1): 104-110

ショ糖摂取では、水よりも有意にストレスホルモンであるコルチゾールの血中濃度が低下している。ショ糖は、「視床下部—脳下垂体—副腎(hypothalamic-pituitary-adrenocortical axis, HPA axis)」のストレスシステムの過剰な反応を抑える作用を持っている。

ハチミツの抗スパイクタンパク質作用（鉄のキレート作用）

新型コロナウイルスは、当初は私たちの細胞のＡＣＥ２という酵素の受容体に結合して侵入するとされていました。その後、新型コロナウイルスは、赤血球などの構成成分であるヘムタンパク質を構成するポルフィリンという物質に結合することが明らかになったことを前述しました。私たちの体内のヘムタンパク質は、赤血球だけでなく、筋肉内のミオグロビン、カタラーゼ（catalase）、ミトコンドリアの電子伝達系のサイトクロームオキシデースや肝臓の毒物代謝酵素サイトクロームｐ４５０と呼ばれる酵素にも使用されています。

したがって、新型コロナウイルスがヘムタンパク質の合成をブロックすることで、貧血、筋肉の崩壊（rhabdomyolysis）や糖のエネルギー代謝障害が引き起こされます【328・329】。ヘムタンパク質を構成する鉄がフリーとなるため、体内で激しい炎症（脂質過酸化反応→ＡＬＥｓの形成やエンドトキシンの増加）が引き起こされます【330】。それによって、細胞が死滅する（フェロトーシス、ferroptosis）ので、細胞内からさらにフリーの鉄が流出するという悪循環が起こります（細胞から漏出するフェリチン（細胞内鉄結合タンパク質）は、細胞外に出ると鉄を遊離する）。他にもさまざまな細胞内成分が細胞から漏出し、炎症ゴミ（ＤＡＭＰｓ）

鉄過剰によるフェロトーシス（鉄依存細胞死）から全身の炎症へ（図28）

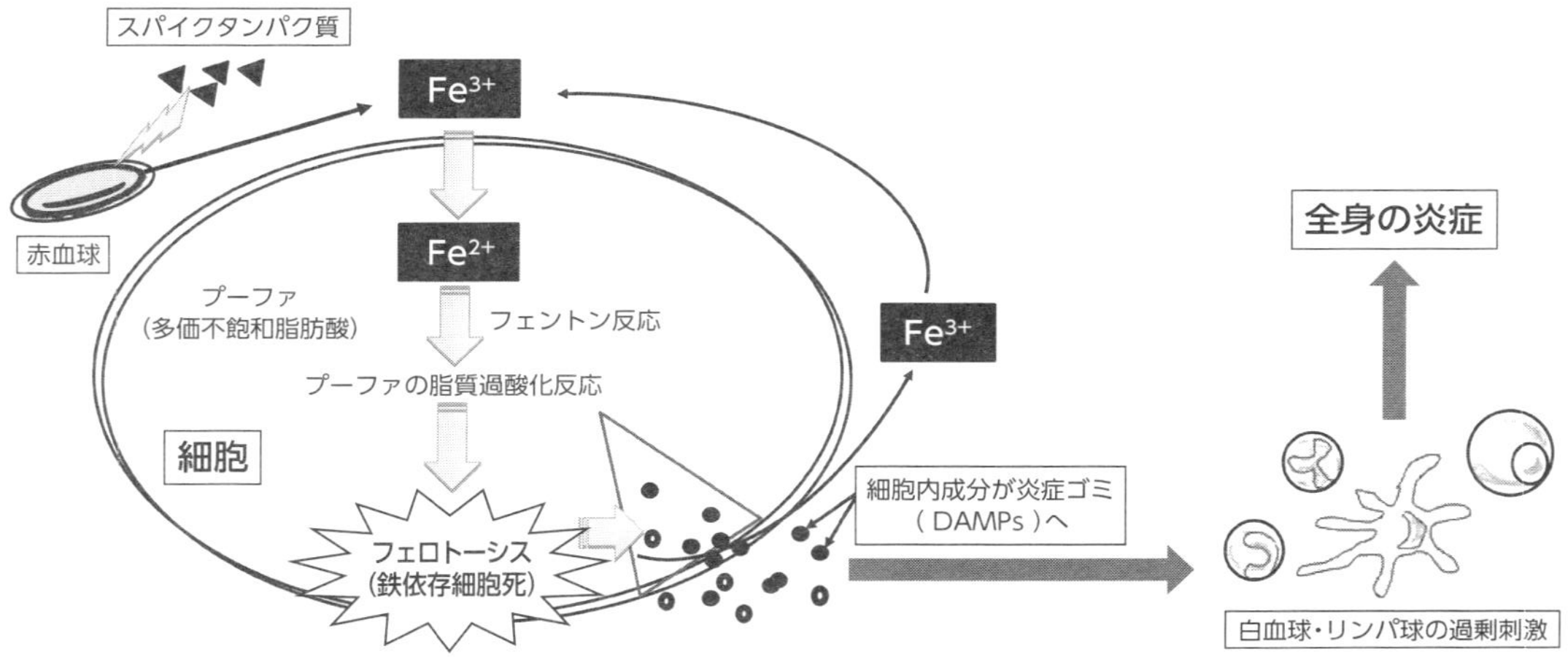

フリーの鉄は、細胞内で激しい炎症（脂質過酸化反応→炎症ゴミの形成）が引き起こされる。それによって、細胞が死滅する（フェロトーシス，ferroptosis）ので、細胞内からさらにフリーの鉄が流出するという悪循環が起こる。他にも様々な細胞内成分が細胞から漏出し、炎症ゴミ（DAMPs）となって炎症を加速。

となって炎症を加速します【331・332・333・334・335】（図28）。

抗酸化物質と同じく電子供与体（electron donor）である鉄の過剰は、プーファの脂質過酸化反応やフェロトーシスを引き起こすために、感染症と呼ばれている病態だけでなく、ガンや心筋症などのあらゆる慢性病の原因にもなっています【336・337・338】。このように、新型コロナウイルスがヘムタンパク質の構成成分であるポルフィリンに結合することで、ヘムタンパク質を用いている生体内物質欠乏による機能障害やフリーの鉄がもたらす炎症が病態の中心にあります。体内の鉄蓄積量が多いほど、その炎症は激烈になります。

鉄の体内の蓄積は、思春期以降に男女ともに高まります。男性では総じて女性よりも4・6倍程度の鉄の蓄積量があります【339】。これが、男性が女性よりも寿命が短い最大の理由です。女性では、閉経までは生理の間に鉄を排出することができます。しかし、女性でも閉経以降は、鉄の蓄積量がアップします。高齢者では、女性でも新型コロナ遺伝子ワクチンの副作用が多いのも、この鉄の蓄積量が若い頃よりもアップしているからです。したがって、体内に蓄積する鉄が多い人ほど、この新型コロナ遺伝子ワクチンの致命的な副作用（血栓症や炎症、例えば脳血栓、心筋梗塞、心筋炎、膵炎《すいえん》など）に見舞われることになります。

グルコース、フルクトースの代謝産物（Fructose-1,6-bisphosphate［FBP］,fructose 1,6 di-phosphate）は、鉄イオン（ferrous iron, Fe(2+)）と結合することで、炎症を抑え、神経変性

グルコース、フルクトースの代謝産物(F16BP)は、鉄と結合し、炎症を抑える(図29)

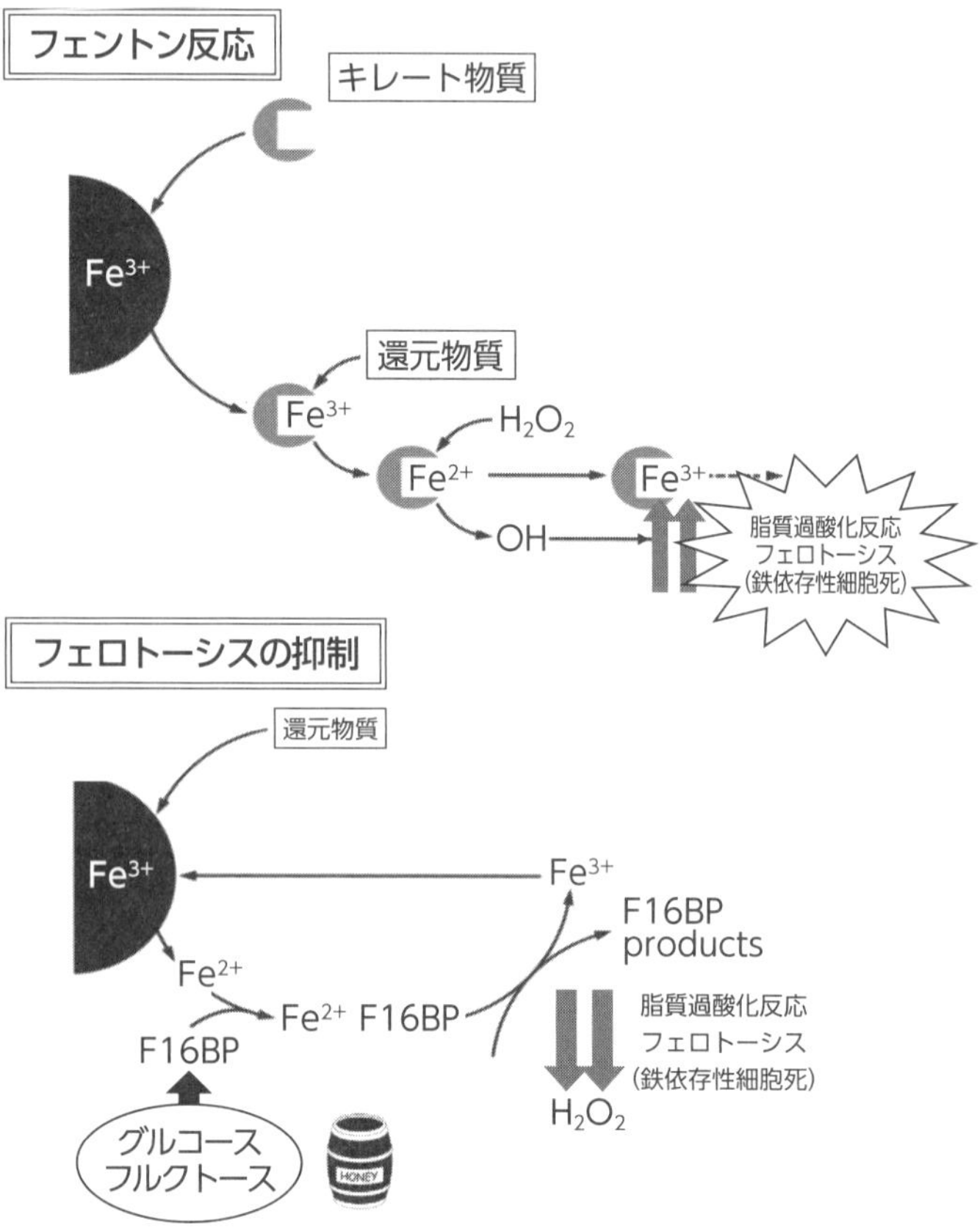

Relevance of the ability of fructose 1,6-bis(phosphate) to sequester ferrous but not ferric ions
Carbohydr Res. 2011 Feb 15;346(3):416-20

グルコース、フルクトースの代謝産物 (Fructose-1,6-bisphosphate [F16BP]) は、鉄イオン (ferrous iron, Fe(2+)) と結合することで、脂質過酸化反応、フェロトーシス、炎症を抑える。

疾患を予防することが分かっています【340】。フルクトース（果糖）、グルコース（ブドウ糖）には、鉄のフェントン反応で生じたハイドロキシラジカル（プーファから猛毒のアルデヒドを発生させる）を消去する作用がありますが、グルコース、フルクトースの代謝産物（Fructose-1,6-bisphosphate［FBP］.fructose 1,6 diphosphate）はさらにその効果が高いことが認められています【341】。この最大の感染症や慢性病の主因の一つである鉄は、体内でフリーの状態にすることほど危険なことはありません。フルクトース、グルコースのコンビネーションであるハチミツは、そのフリーの鉄をキレートし、かつ鉄とプーファによる脂質過酸化反応を抑えて感染症及びワクチンの副作用を軽減する作用があるのです（図29）。

ハチミツの抗エンドトキシン作用

2012年のウサギの実験では、エンドトキシンを注入した後、ハチミツを投与したグループでは、投与していないグループよりも生存率が高いことが示されました【342】（図30）。エンドトキシンは、播種《はしゅ》性血管内凝固（disseminated intravascular coagulation［DIC］）を引き起こし、多臓器障害、貧血、白血球減少や著明な血小板減少を引き起こします【343・344・345・346・347・348】。ハチミツを投与されたウサギでは、貧血、白血球や血小板の減少

ハチミツは、エンドトキシンによるダメージを抑える（図30）

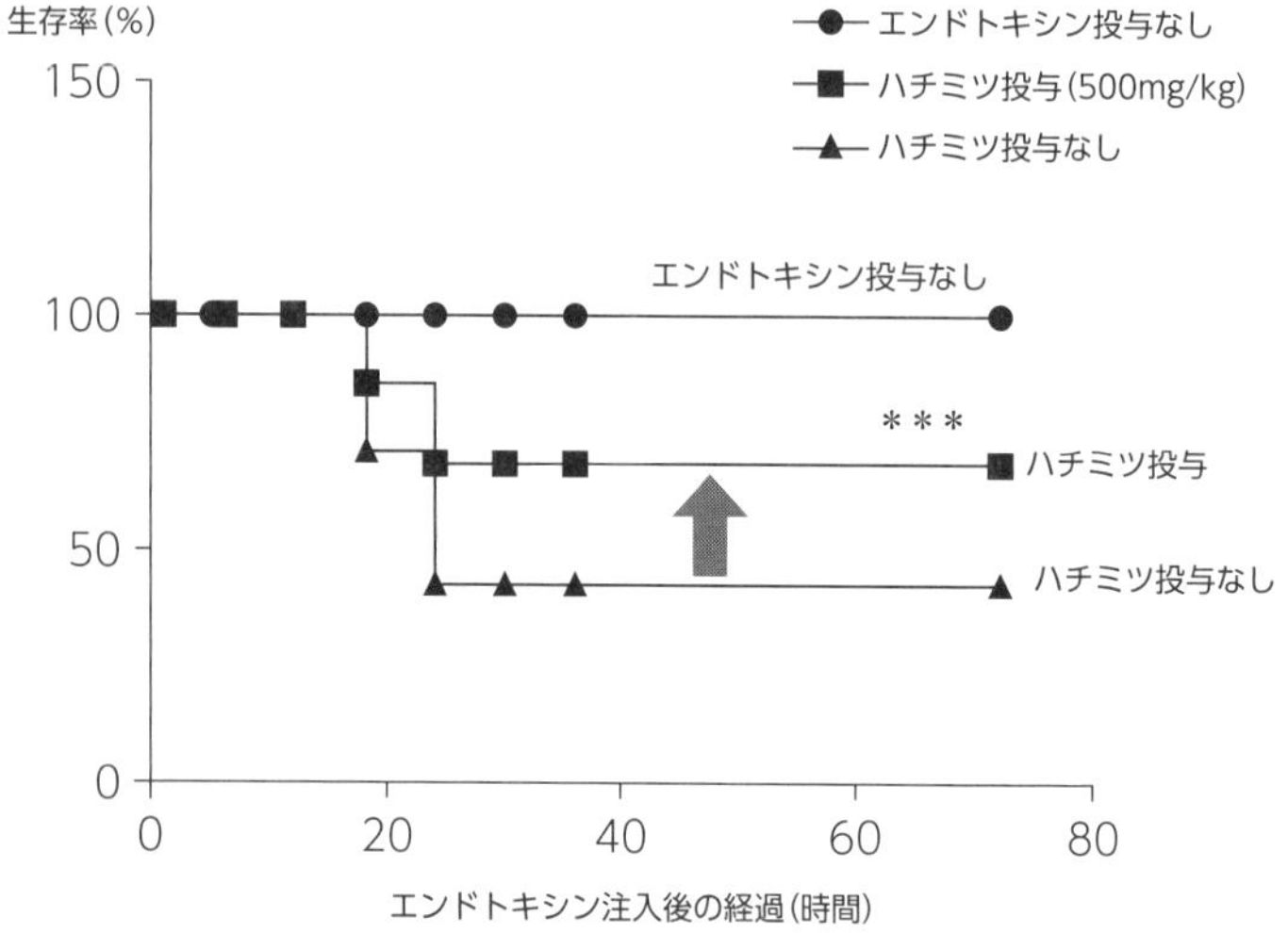

Gelam Honey Has a Protective Effect against Lipopolysaccharide (LPS)-Induced Organ Failure. Int J Mol Sci. 2012; 13(5): 6370-6381

エンドトキシン注入後にハチミツ投与と投与なしのウサギの実験。ハチミツを投与すると生存率が高まった。

や肝臓などの臓器障害が抑えられた結果が出ています。

　エンドトキシン血症は、小腸内の腸粘膜にダメージが及び（リーキーガット、leaky gut）腸内のバクテリア（あるいはバクテリアから放出されるエンドトキシン）が血液中に入ること（bacterial translocation）が主要な原因です。ハチミツには、このバクテリアが小腸から血液内に入るのを防ぐ効果があります【349・350】。

　また2021年のマウスの実験では、ハチミツに含まれ

ハチミツは、腸粘膜のバリアを強化し、エンドトキシンの血液流入を防ぐ（図31）

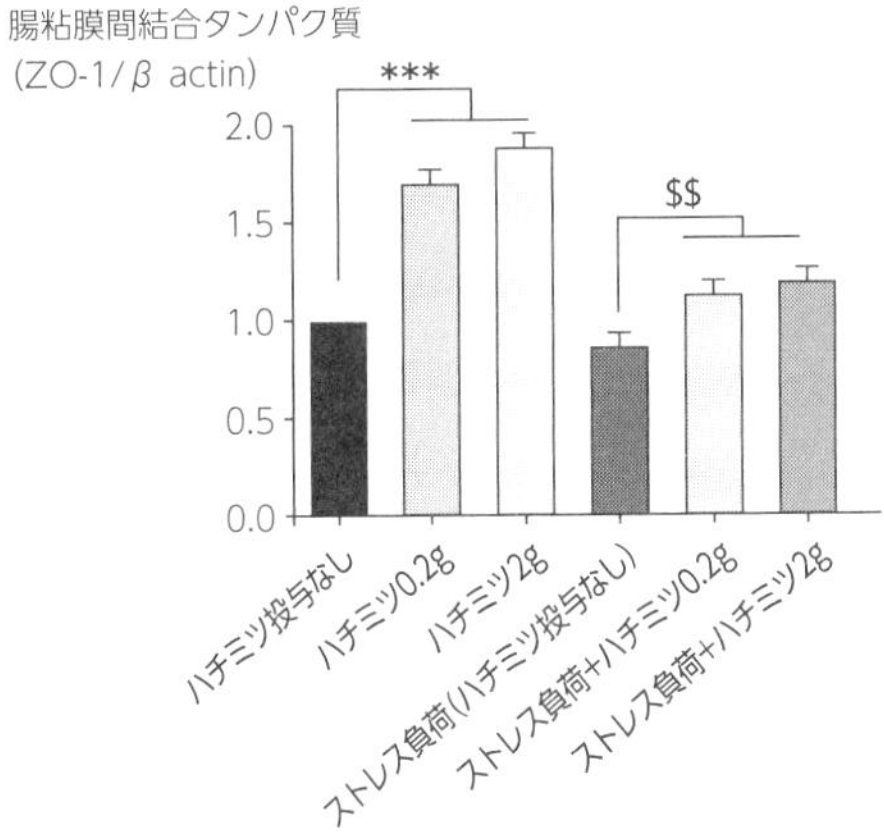

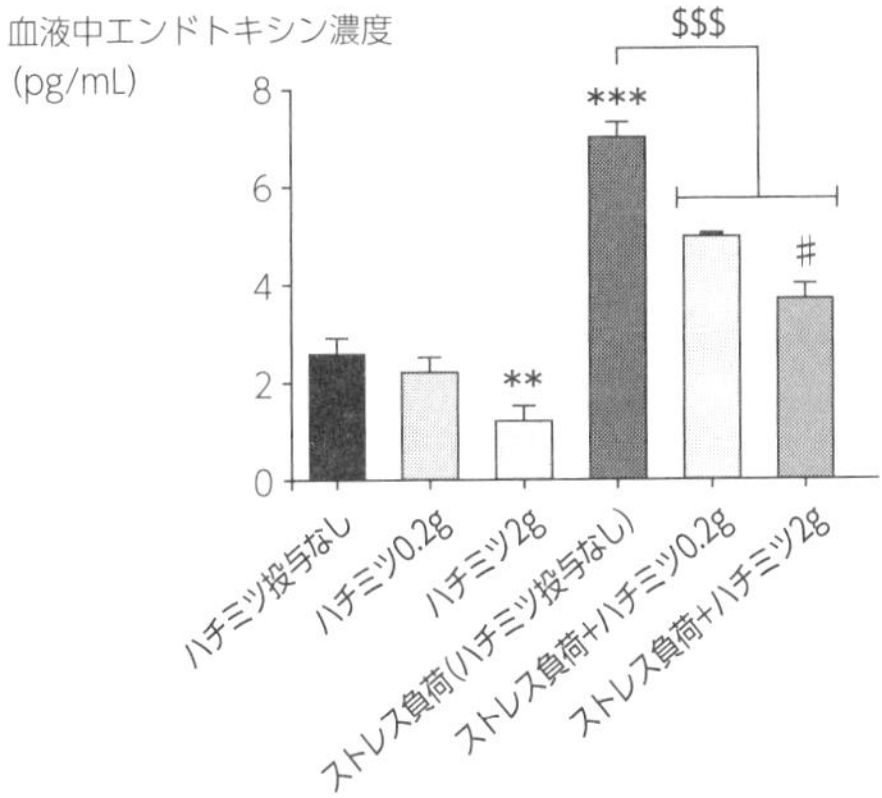

Honey protects against chronic unpredictable mild stress induced-intestinal barrier disintegration and hepatic inflammation.
Mol Biol Rep. 2020 Nov;47(11):8475-8484

ハチミツの容量依存的に腸粘膜間のバリアタンパク質を有意に増強。ストレスを与えたモデルでも、同様にハチミツの容量依存的にバリアタンパク質を増強し、血液中のエンドトキシン量を有意に低下させた。

る多糖類も小腸粘膜のダメージを回復させることが示されています【351】。さらにこの実験では、ハチミツが抗がん剤（サイクロホスファマイド、Cyclo-phosphamide）による免疫抑制を解除することも同時に示されています。２０２０年の研究では、ハチミツは腸粘膜細胞間のタイト結合（tight junction）のタンパク質の産生を促進して、腸のバリアを強化し、エンドトキシンによる脂質過酸化反応や炎症を抑えることが報告されました【352】（図31、32）。

その他、糖のエネルギー代謝を回すビタミンB１、プレグネノロン、プロゲステロンなどもエンドトキシンによる炎症をブロックします【353・354・355・

ハチミツは、腸粘膜のバリアを強化し、エンドトキシンの血液流入を防ぐ（図32）

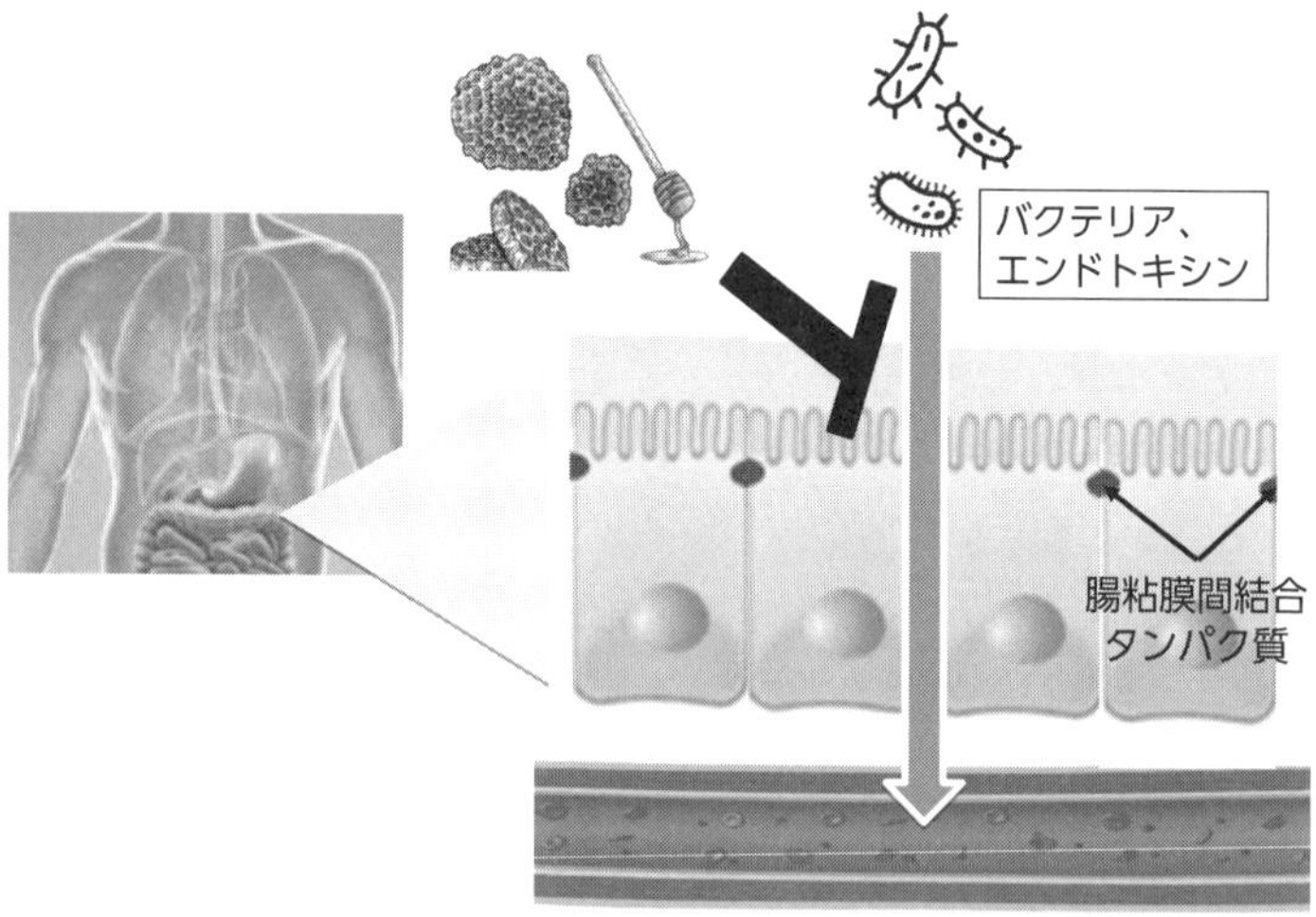

356】。以上のように、ハチミツは、新型コロナウイルス感染症なる病態の重症例やあらゆる慢性病に関わるエンドトキシンをブロックする作用が認められています。

なぜワクチンによるアナフィラキシーショックにハチミツは有効なのか？

アナフィラキシーは、一度曝露したことのある物質によって引き起こされる強いアレルギー反応、つまり排出症状です。今回の遺伝子ワクチンによっても、このアナフィラキシー反応が引き起こされています【357・358】。ワクチン接種後数分以内に失神した症例は、アナフィラキシーショックの典型例です。その原因物質として、ファイザーやモデルナの遺伝子ワクチンに含まれるポリエチレングリコール（polyethylene glycols［ＰＥＧ］）が挙げられています【359・360】。ポリエチレングリコール（ＰＥＧ）は、加工食品、歯磨き粉、化粧品、シャンプーなどの日常生活品のみならず、医薬品やサプリメントにも広く使用されているために、すでに大半の現代人が曝露しています【361・362】。

実際に、今回の遺伝子ワクチンで使用された形と同じく、ナノ化した脂質ナノ粒子にポリエチレングリコール（ＰＥＧ）を添加したものは、実験的に白血球（肥満細胞、好塩基球）を脱《だつ》顆《か》粒《りゅう》させる、つまりアレルギー反応を起こすことが証明されています。ポリエチレングリコール（PEG）で加工された脂質ナノ粒子は、マクロファージなどの貪食作用を逃れるように設計されています【363】。しかし、他の白血球がこれを発見して、排出すること（形態形成維持システム）をアレルギーやアナフィラキシーと呼んでいるのです。糖のエネルギー代謝が低いほど、このアレルギー反応が強くなり、アナフィラキシーショックまで発展する場合があります。

また、これらの遺伝子ワクチンに共通して、DSPC（1,2-Dimyristoyl-rac-glycero-3-methoxypolyethylene glycol-2000）という脂質が使用されています。この脂質は、グリセロリン脂質（glycerophospholipid）に分類されるもので、私たちの体内や細胞内に入ると、ホスホライペースA2（phospholipases A2［PLA2s］）と呼ばれるストレス酵素（ストレスによって誘導される酵素）によって分解されます。分解された後に、アラキドン酸というプーファを発生させることで、アレルギーやアナフィラキシー反応を引き起こします【364・365・366】。拙著『病はリポリシスから』でお伝えしたように、細胞内リポリシスを引き起こすのがこのホスホライペースA2［PLA2s］というストレス酵素です。

また、モデルナの遺伝子ワクチンで使用されているトロメサミン（Tromethamine）と呼ばれる緩衝液などもアレルギー反応が引き起こされることが報告されています【367】。さらに遺伝子ワクチンに含まれるようなナノ粒子は、補体を活性化し、肥満細胞や好塩基球を脱顆粒させることでアレルギー反応を引き起こします【368】。遺伝子ワクチンに限らず、ワクチンには成分表示されていない物質も多く、また製造過程での異物混入もあるため、実際は何にアレルギー反応が起こっているかは知る由もありません。しかし、遺伝子ワクチンが毒性物質の塊である以上、何らかの排出症状の一つとして、アナフィラキシー反応が一定数起こることは避けられません。

それ以外にも、私たち宿主側にもアレルギーやアナフィラキシーを引き起こす重要な問題があります。それは、ズバリ低血糖です。低血糖は炎症を加速し、アレルギーやアナフィラキシーを誘発します。グルコースやフルクトースの投与による血糖値上昇自体がこのアレルギー反応を抑えるのです【369・370】。さらに、グルコースやフルクトースの代謝産物（Fructose-1,6-bisphosphate［FBP］，fructose 1,6 diphosphate）は、肥満細胞からのヒスタミンの遊離を抑えて過剰なアレルギー、炎症反応を鎮めます【371・372】（図33）。2021年に報告されたストレスモデルのラットの実験では、高フルクトース食を与えると、ストレスによる炎症（TNF-αの抑制）だけでなく、肝臓の脂肪蓄積も抑える結果が出ています【373】。

また、プーファの脂質過酸化物は、アナフィラキシーを誘発・増強します【374・375・376・377】。これはアナフィラキシー反応によって、脂肪組織に炎症が起こり、リポリシス（脂肪分解）を来たすことで、私たち現代人の脂肪に蓄積しているプーファが遊離脂肪酸となって血

グルコース、フルクトースの代謝産物（F16BP）は、過剰なアレルギー反応を止める（図33）

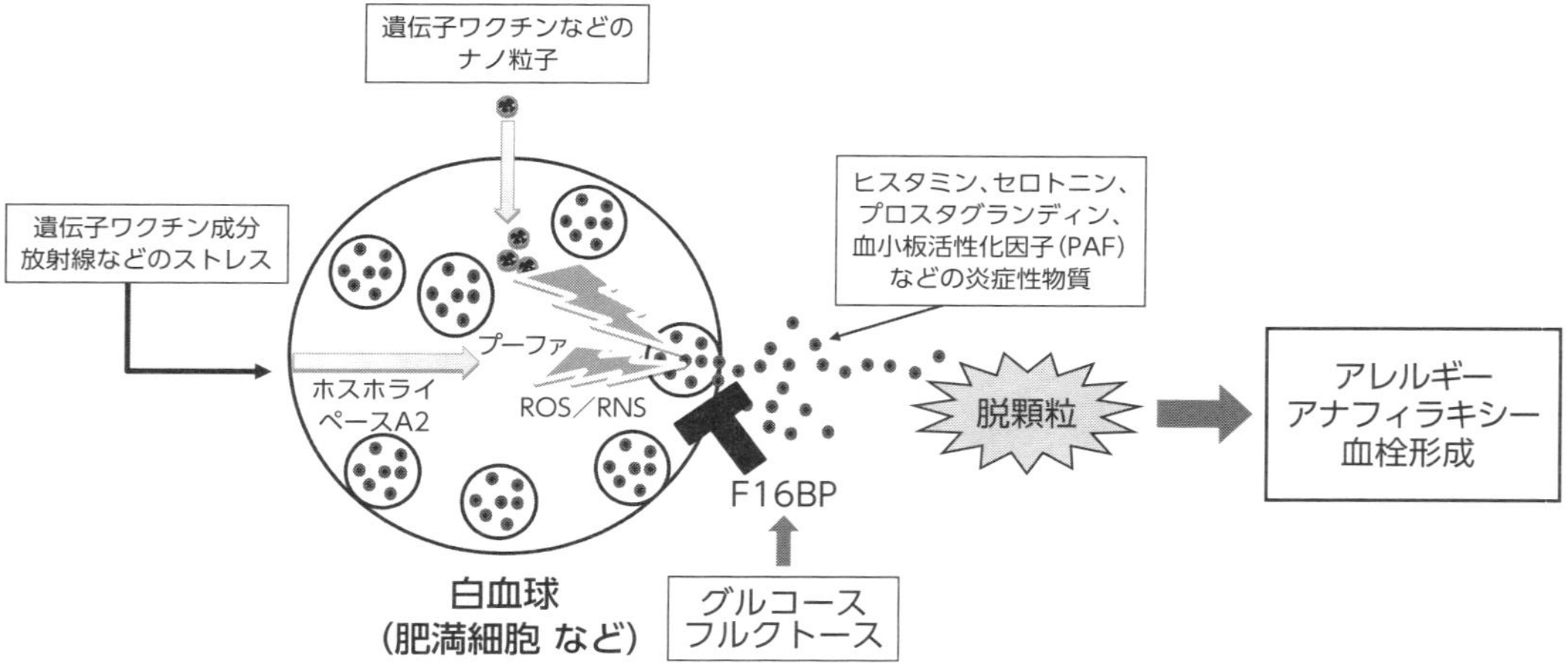

遺伝子ワクチンのポリエチレングリコール（PEG）やナノ粒子などの成分や細胞内プーファ遊離によって、アナフィラキシーが誘発される。グルコース、フルクトースの代謝産物（ Fructose-1,6-bisphosphate［F16BP］）は、肥満細胞からのヒスタミンの遊離を抑えて過剰なアレルギー、炎症反応を鎮める。

糖質は、脂質過酸化反応の原因となるプーファの遊離（リポリシス）を止める（図34）

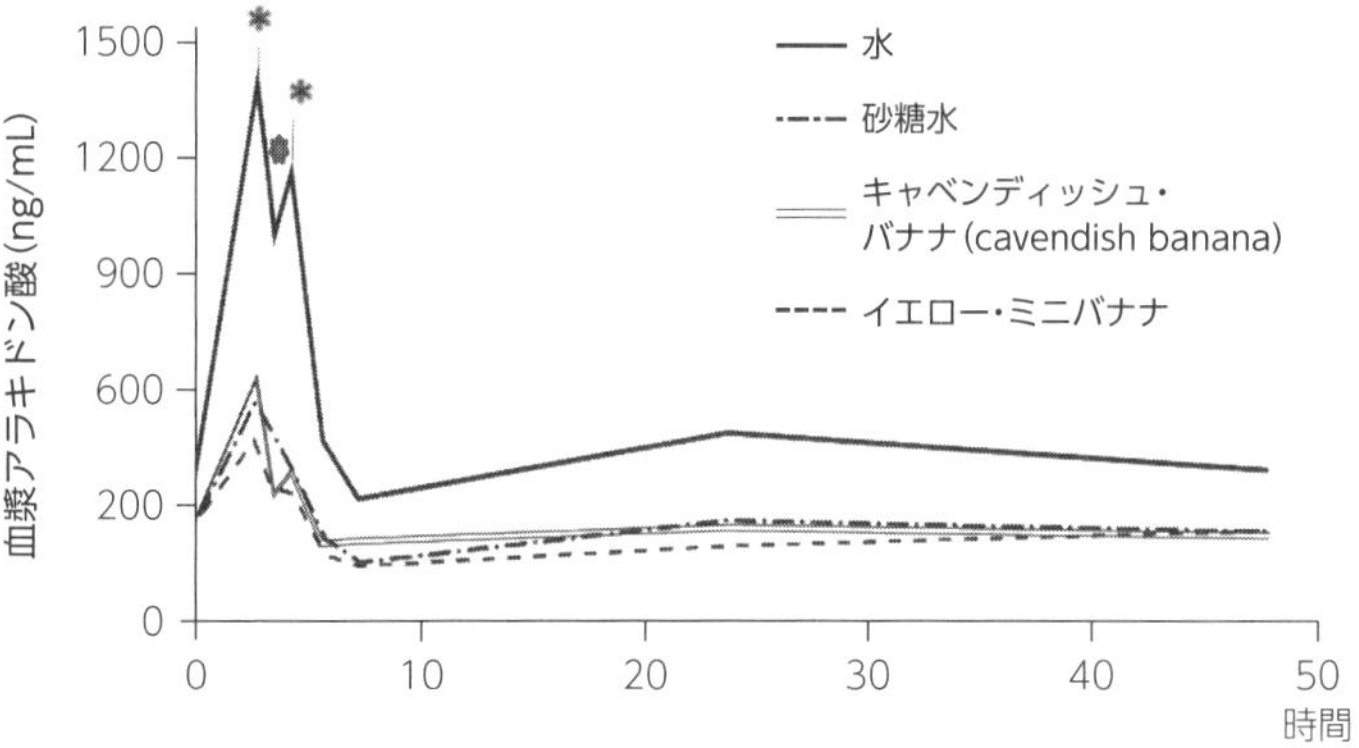

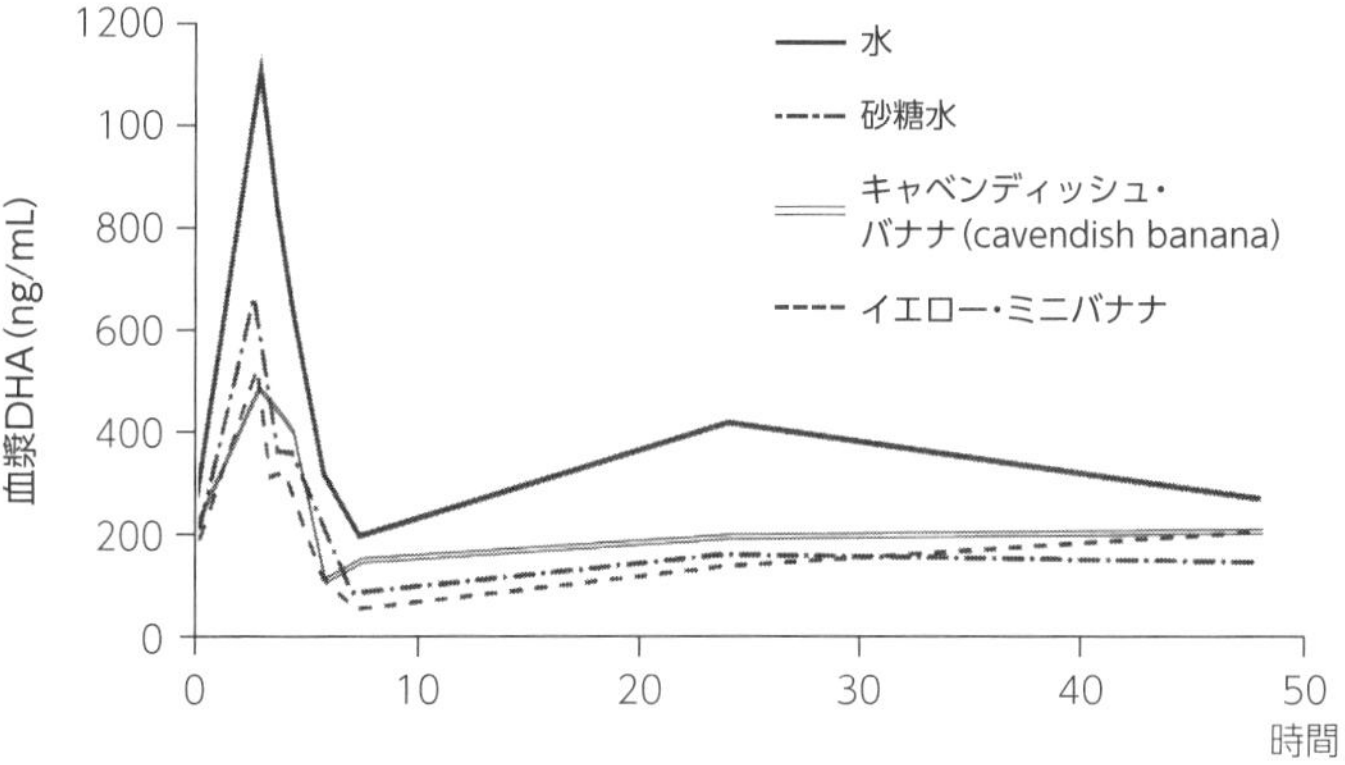

Carbohydrate intake attenuates post-exercise plasma levels of cytochrome P450-generated oxylipins.
PLoS One. 2019; 14(3): e0213676

砂糖水は、ストレス（75kmの競輪）によるDHA、EPAやアラキドン酸などのプーファの血液中の遊離（リポリシス）やそれらの脂質過酸化反応をバナナと同程度に抑えている。

液中に放出されるからです【378】。このプーファの遊離脂肪酸が過酸化脂質になるのです。2019年の臨床実験でも、ストレス（75㎞の競輪）によるDHA、EPAやアラキドン酸などのプーファのリポリシスによる血液中の遊離やそれらの脂質過酸化反応を砂糖水やバナナなどのフルーツが抑えたことが報告されています【379】（図34）。

アレルギーやアナフィラキシーを引き起こす毒性物質は、最初にミトコンドリアにダメージを与えて、過剰な活性酸素・窒素種を放出します。このミトコンドリア障害による過剰な活性酸素・窒素種の発生（それによるプーファの脂質過酸化反応）がさまざまなアレルギー症状の元凶になっています【380・381・382】。ミトコンドリアの糖のエネルギー代謝を回復させることで、アナフィラキシーに代表される毒性物質による過剰なアレルギー反応を止めることができるのです【383】。

新型コロナ遺伝子ワクチンの血栓形成予防にはハチミツが最適

新型コロナ遺伝子ワクチンの有害事象で頻度の高いものは、血栓症です【384】。これはDNAベースのアストラゼネカ-オックスフォードやジョンソン&ジョンソン製遺伝子ワクチンだけでなく、ファイザーやモデルナのmRNAベースのものでも多数発生しています

【385・386・387】。

新型コロナ遺伝子ワクチン接種が原因とされる「ワクチン起因性免疫性血栓性血小板減少症（vaccine-induced immune thrombotic thrombocytopenia［VITT］）」による脳血栓症は、他の原因で起こるものよりも予後が悪い（死亡、麻痺などの障害が残るため、生活の支障度が高い、higher modified Rankin scale）ことが報告されています【388】。

遺伝子ワクチン接種後の血栓症（VITT）の診断は、

●接種28日以内に発症
●血小板減少は、<150×109／L（あるいは50％以上の低下）
●血小板抗体の存在（Anti-PF4 antibodies）
（その他、凝固障害の存在：D-dimer >2000μg／L or fibrinogen <2.0 g/L）

などで決定しているようです。

しかし、この遺伝子ワクチンの原理から考えると、半永久的に私たちの細胞内でスパイクタンパク質が産生されるわけですから、接種後28日以内というのは診断基準として適切ではありません。接種後から半永久的に血栓形成という爆弾を抱え込むことになるからです。これが、遺伝子ワクチン接種後に発熱や頭痛くらいしかなかったと安心していられない中長期の有害事象の一つです。

遺伝子ワクチン接種後の血栓症は、他の原因よりも深刻かつ半永久的に続くということです。したがって、遺伝子ワクチン接種後は将来に渡って血栓傾向になるため、血栓予防につとめないと脳血栓、肺血栓などで命に関わる病態に発展します。

この遺伝子ワクチンによる血栓症の一つの原因として、血小板活性化因子（platelet-activating factor［PAF］）を誘導することが報告されています【389・390・391・392】。ハチミツは、新型コロナウイルス感染や遺伝子ワクチンの血栓に対して、血小板活性化因子（PAF）をブロックすることで抗血栓作用を持ちます【393・394】。ちなみに、アナフィラキシーに関与する肥満細胞などの脱顆粒でも血小板活性化因子（PAF）が放出されます【395】。したがって、脱顆粒を抑える糖質は、同時に血栓形成を抑えるのです。

鉄の過剰でも血栓傾向になります。鉄による炎症によって、血管内皮細胞に「組織因子（tissue factor［TF/CD142/coagulation factor III］）」という血液凝固系を促進するタンパク質が発現することが指摘されています【396】。

さらに、血液中のフリーの鉄は、パラフィブリン（parafibrin、血栓の主成分であるフィブリンと同じ成分）という難溶解性の物質を形成し、血管の壁に付着させて血栓の原因になります【397】。そして、血液中のフリーの鉄は、ハイドロキシラジカルという最も反応性の高い活性酸素種を発生させることで、フィブリンという血栓の主成分を作り出します。ハチミツヤショ糖などの糖質は、前述したように鉄をキレートし、鉄とプーファによる脂質過酸化反応を抑えることで、同時に血栓を予防します。

何より、低血糖および炎症そのものが血栓を引き起こすことをほとんどの専門家が知りません【398・399・400】。血栓形成は、血栓と溶かす線維素溶解系（線溶系）とのバランスが崩れたときに発生します。血栓形成には、前述した血小板活性因子（ＰＡＦ）以外にも、Ｐ－セレクチン（P-selectin）、プラスミノーゲン活性化抑制因子（plasminogen activator inhibitor-1: PAI-1）やインターロキン－６（IL-6）などの複数の因子も関与しています。Ｐ－セレクチンは、血小板が活性化したときに表面に発現する接着分子で炎症、血栓症および発癌の病因に関与します。プラスミノーゲン活性化抑制因子（ＰＡＩ－１）は，プラスミノーゲンをプラスミンに変換する組織型プラスミノーゲン活性化因子（tissue plasminogen activator:［ｔＰＡ］）の血栓溶解作用をブロックすることで血栓形成します。低血糖では、これらの血栓形成を促進する因子を上昇させるのです【401】（図35）。

低血糖による炎症症状は、高血糖（プーファ過剰が原因）とまったく同じです。糖質制限による低血糖は、リポリシス（脂肪分解）を引き起こします。これによって、私たちの脂肪組織に溜め込まれたプーファが血液中に遊離して放出されるため、最終的に炎症及び高血糖が引き起こされます【402】。実際に血糖値が急に１００㎎／dℓを切ると心臓虚血発作が起こ

低血糖自体が炎症および血栓をもたらす（図35）

↑↑ leucocytosis, reactive oxygen species (ROS) generation, lipid peroxidation, tumor necrosis factor-α (TNFα), interleukin (IL)-6 , IL-1β, and IL-8

Proinflammatory cytokines in response to insulin-induced hypoglycemic stress in healthy subjects.
Metabolism. 2009 Apr; 58(4):443-8

↑↑ platelet-monocyte aggregates , P-selectin concentrations with a trend toward an increase in von Willebrand factor concentrations

Effects of acute insulin-induced hypoglycemia on indices of inflammation: putative mechanism for aggravating vascular disease in diabetes
Diabetes Care. 2010 Jul; 33(7):1591-7

↑↑ intercellular adhesion molecule (ICAM), vascular cell adhesion molecule (VCAM), P-selectin, and E-selectin, as well as plasminogen activator inhibitor-1 (PAI-1), TNFα, IL-6, and vascular endothelial growth factor (VEGF)

Effects of acute hypoglycemia on inflammatory and pro-atherothrombotic biomarkers in individuals with type 1 diabetes and healthy individuals
Diabetes Care. 2010 Jul; 33(7):1529-35

Proinflammatory and Prothrombotic Effects of Hypoglycemia
Diabetes Care. 2010 Jul; 33(7): 1686-1687

低血糖による炎症症状は、高血糖と全く同じ
（糖質制限→低血糖→リポリシス→プーファ過剰→高血糖）

Postprandial hyperglycemia and diabetes complications: is it time to treat?
Diabetes. 2005 Jan; 54(1):1-7

血糖値が急に100mg/dlを切ると心臓虚血へ

a rapid fall in glucose of >100 mg/dl per hour was more likely to be associated with chest pain and ECG changes of ischemia

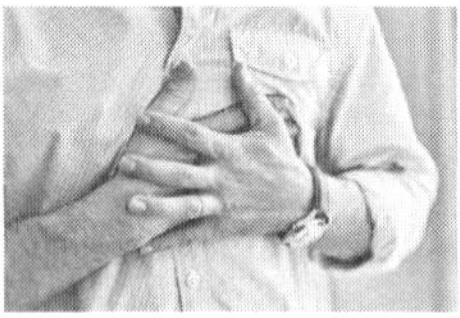

Association of hypoglycemia and cardiac ischemia: a study based on continuous monitoring.
Diabetes Care. 2003 May; 26(5):1485-9.

糖のエネルギー代謝による二酸化炭素が血管を拡張、
炎症を抑える（乳酸低下）

ります【403】。ハチミツなどの糖質によって糖のエネルギー代謝を高めると、二酸化炭素が大量に産生されます。その二酸化炭素は血栓傾向になった血管を拡張して循環を良くし、乳酸や炎症性物質の発生を抑えることで血栓の原因となる炎症を止めます【404・405・406・407・408】。遺伝子ワクチンの血栓症は、現在は急性の副作用が報告されていますが、今後は数年の中長期にかけての血栓発生に備えなければなりません。

抗酸化物質の危険——ハチミツは酸化物質

私たちの細胞は弱酸性（pH＝6・8）ですべての機能がつつがなく回っています。あらゆる慢性病は、この細胞の酸性状態↓還元状態（電子過剰）になることで発生します（拙著『ガンは安心させてあげなさい』）。この弱酸性をキープするのも、糖のエネルギー代謝で産生させる二酸化炭素です【409】。つまり、ハチミツなどの糖質は細胞を弱酸性にする酸化物質（電子を受け取る）物質であることが分かります。その一方で、一般に抗酸化物質と呼ばれている物質は、電子を与える物質です。細胞内が電子過剰になると還元状態になり、細胞の機能・構造を破壊していきます。

実験的にワクチンの運搬体として酸化グラフィンナノ粒子の使用が話題になっていますが、

その酸化グラフィンの毒性を取り除くために、今度はアセチルシステイン（N-acetyl cysteine［NAC］）などの抗酸化物質の効用が喧伝《けんでん》されています【410】。しかし、アセチルシステイン（NAC）などの抗酸化物質の常用は、慢性病に共通する病態である「細胞内過剰電子蓄積」という事態を招きます。細胞内（ミトコンドリア）で電子が過剰になると酸素と反応して活性酸素種（reactive oxygen species［ROS］）を発生させます。この活性酸素種が細胞内の鉄と反応して形成された最も反応性が高い「ハイドロキシラジカル（ヒドロキシラジカル）」は、プーファ（多価不飽和脂肪酸）の脂質過酸化反応を連鎖的に引き起こします。これによって発生したアルデヒド（過酸化脂質）によって、細胞のタンパク質、リン脂質（ミトコンドリアの膜）、遺伝子などが変性することで、新型コロナウイルス感染症なる病態も含め、あらゆる慢性病が引き起こされるのです【411】。このように過剰な還元物質やプーファのエネルギー代謝などによって引き起こされるストレスを「還元ストレス（reductive stress）」と呼びます。

そのアセチルシステイン（NAC）やビタミンEを使用して、ストレスシステムである「視床下部―脳下垂体―副腎（HPA系）」の反応を調べた研究が報告されています【412】。ラットに18日間アセチルシステイン（NAC）やビタミンEを餌に混ぜた実験です。その結果、副腎での副腎皮質刺激ホルモン（ACTH）の受容体が増加（リアルサイエンスでは受容体は存在しないので、これは「反応性が高まった」と解釈できる）しました。つまり、副腎にストレスホルモンであるコルチゾールを産生する司令が過剰になっているということです。

そして副腎では、コルチゾールを産生する酵素やタンパク質（11β-hydroxysteroid dehydrogenase-type 1 (11β-HSD1) and steroidogenic acute regulatory protein (StAR)）の産生がアップしました。これによって、血液中のコルチゾールが増加しています（図36）。さらに、通常はストレスホルモンであるコルチゾールが一時的に増加した場合には、負のフィードバックがかかり、コルチゾール分泌を減少させるという生体反応が働きます。これは、脳下垂体というストレスホルモンの分泌組織にコルチゾールの濃度を感知する受容体（アンテナ）があり、それがコルチゾールの過剰分泌を抑える（脳下垂体からのＡＣＴＨの分泌を抑える）からです。

ところが、抗酸化物質を投与すると、この負のフィードバックに必須の脳下垂体におけるコルチゾールのアンテナ機能が低下することも併せて明らかになりました。これは、抗酸化物質の投与によって、ＨＰＡ系が過剰興奮し、それに歯止めがかからない状態になることを示しています。これによって、慢性病の特徴である慢性的にコルチゾールが高い状態を招来します。

リアルサイエンスでは、ＨＰＡ系は、生理的に細胞内ミトコンドリアで産生される活性酸

抗酸化物質はストレスを引き起こす(図36)

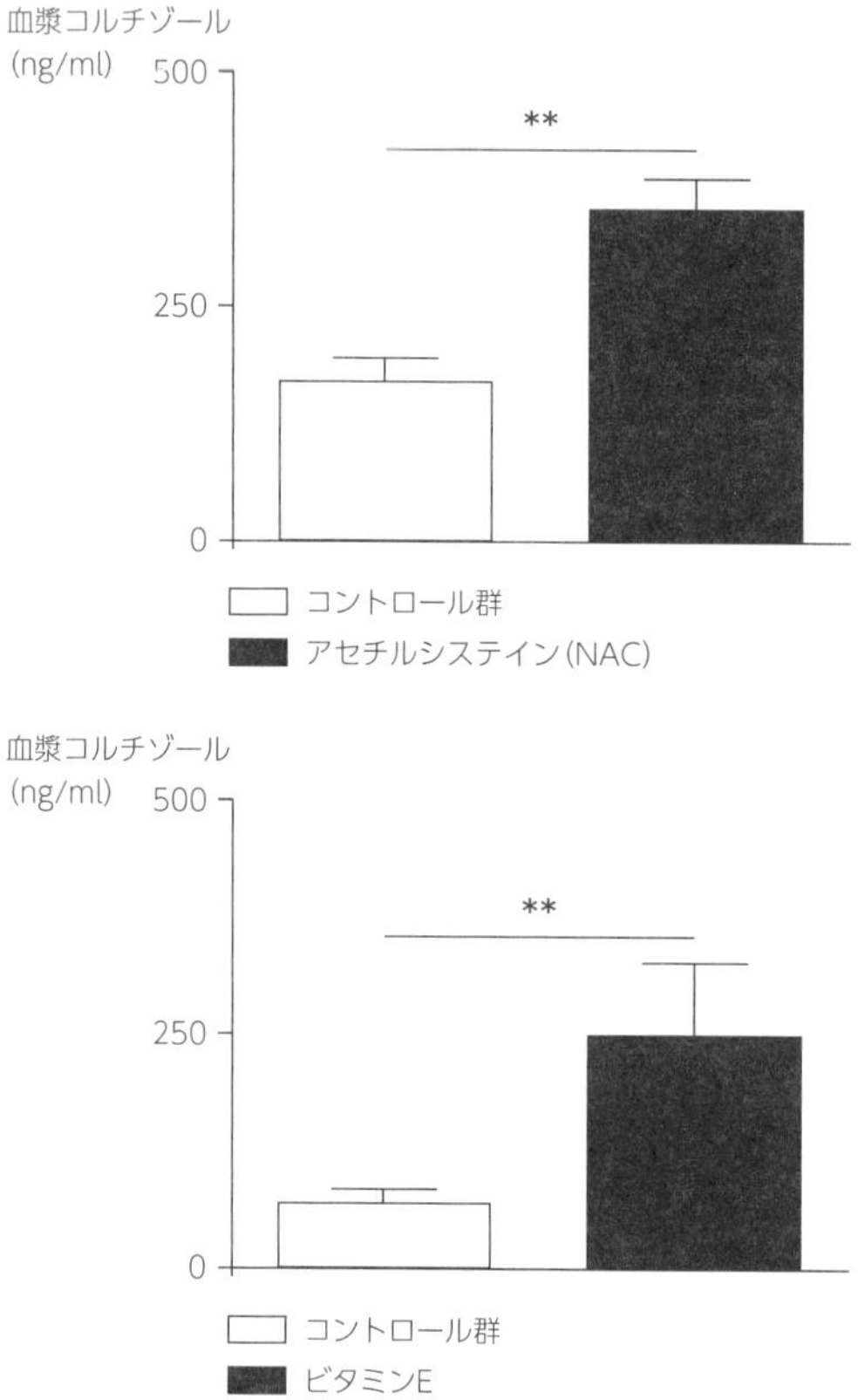

Antioxidant Treatment Induces Hyperactivation of the HPA Axis by Upregulating ACTH Receptor in the Adrenal and Downregulating Glucocorticoid Receptors in the Pituitary. Oxid Med Cell Longev. 2017; 2017: 4156361

ラットに18日間アセチルシステイン（NAC）やビタミンEを餌に混ぜた実験。ストレスホルモンであるコルチゾールを産生する酵素やタンパク質の産生がアップし、これによって、血液中のコルチゾールが有意に増加した。

素種（ROS）によって、過剰興奮が抑えられ、コルチゾールの分泌が抑えられることが分かっています。抗酸化物質は、このようなミトコンドリアから生理的に産生される活性酸素種（ROS）までも回収してしまうために、HPA系の過剰興奮から慢性病を招くのです。拙著『自然治癒はハチミツから』でも抗酸化物質によるガンの増大などの悪影響を詳述しています。このように抗酸化物質の常用は、酸化グラフィンなどのナノ粒子の曝露と同じ結末になることを再度認識しておいてください。

人体は必要な抗酸化物質を備えている

抗酸化物質の外部からの摂取は必要がない理由は、人体にはすでに十分な抗酸化作用を持つ物質を必要量保持しているからです。血液中の抗酸化作用の主役は尿酸です【413・414・415】。尿酸のハイドロキシラジカルなどの活性酸素種の回収（scavenge）は、主にフリーの鉄と結合する作用によります【416】。鉄と結合することで、鉄によるプーファの脂質過酸化反応を止めることが尿酸の最大の役割です。特に血液中では、プーファと鉄による赤血球のダメージが起こることで貧血になりますが、尿酸はこのダメージから赤血球を守ります【417】。実際に血液中の尿酸値が高いほど、身体能力及び知能が高い、あるいは寿命が長いという現象が以前より報告されています【418・419・420】。

これらの重要なリアルサイエンスを無視して、「フルクトース悪玉説」を流布したロバート・ラスティグ（Robert H. Lustig）氏（カリフォルニア大学サンフランシスコ校内分泌学部小児科教授、ロックフェラー大学で博士号取得、研究助手）は、フルクトース摂取で産生される尿酸が高血圧などのメタボリック・シンドロームと関連していると喧伝しています【421・422】。しかし、そもそも糖尿病及び非糖尿病の人のいずれも実生活でのフルクトース摂取量で尿酸値が増加することはありませんでした【423】。２０２１年のメタ解析においては、砂糖入り飲料で尿酸値は上昇したものの、１００％のフルーツジュースではむしろ尿酸値は減少するという結果が出ています【424】。

私のように１日５００ｇ前後のショ糖摂取（ハチミツ、フルーツ、黒糖）では多少の尿酸値は上昇するでしょう。しかし、その場合でも尿酸は痛風やメタボリック・シンドロームの原因になるのではなく、むしろ慢性病を予防する重要な作用をしているのです（痛風などの病態が尿酸自体で起こるという誤解については拙著『自然治癒はハチミツから』を参照してください）。

次に細胞内の抗酸化物質の主役はグルタチオンなどの物質です。これらの抗酸化作用を持つ細胞内物質も、実際はグルコースやフルクトースから産生されています。グルコースやフルクトースは、通常はエネルギーを作る材料として最終的にＡＴＰ、二酸化炭素、水となります。それ以外にも必要時には、ペントース・リン酸経路（pentose phosphate pathway［PPP］）を通じて、グルタチオンなどの抗酸化物質、遺伝子の材料（核酸）、アミノ酸に変換されます【425】。したがって、細胞内の抗酸化物質も糖をしっかり摂取してれば、外部からリスクを冒してまで取り入れる必要などありません。したがって、私たちの体内には、糖をしっかり摂取すれば、血液及び細胞内に十分な抗酸化物質の必要量を備えられるのです。

酸化物質とハチミツの相乗効果

ハーブのブラッククミン（black cumin, Nigella sativa L.）の主成分であるサイモクワイノン（thymoquinone, チモキノン）は細胞の電子過剰による過剰な活性酸素発生から鉄によるプーファの脂質過酸化反応を防ぐ酸化物質（電子受容体）です【426】。ユビクワイノン（ユビキノン、別名コエンザイムQ10）も同じ酸化物質で、ミトコンドリアの電子伝達系で電子のリレーに使用されています。ハチミツの主成分であるフルクトース（果糖）、グルコース（ブドウ糖）は、もちろん糖のエネルギー代謝を回す酸化物質です。このように酸化物質とは、本来糖質からの電子を細胞内からミトコンドリアでリレーしていくのに必須の電子受容体なのです。

残念ながら、サイモクワイノンを現代医学では、その逆の抗酸化物質と誤解しています。抗酸化物質は、電子供与体（electron donor）という電子を与える性質を持っています。しかし、サイモクワイノンなどの酸化物質はその逆の電子受容体（electron acceptor）という電子を受け取る性質を持っています。ちなみに、現代医学および一般の健康ポップカルチャーでは、活性酸素種（ROS）、アルデヒド（プーファから形成される過酸化脂質）や重金属類を酸化物質と誤解しています。厳密には、活性酸素種、アルデヒドや重金属類は、強引に他の物質から電子を奪う（electron depriver）性質を持っているのであり、糖のエネルギー代謝における電子の受け渡しで電子を受け取る酸化物質とは異なるものです。強引にある分子から電子を奪う過程で、その物質は変性していきます。この変性した物質が炎症の火種（炎症ゴミ）になるのです。

サイモクワイノンは、危険な細胞内電子を受け取って無毒化します。一つの電子を受け取るとセミクワイノン（semiquinone, セミキノン）となり、さらにもう一つの電子を受け取るとサイモハイドロクワイノン（thymohydroquinone, チモヒドロキノン）に変化します【427】。抗酸化物質というのは、この電子で充満しているサイモハイドロクワイノンであり、これはサイモクワイノンの正反対の電子供与体となります（図37）。

２０２０年４月30日〜7月29日まで、新型コロナウイルス感染症の中等〜重症者３１３

サイモクワイノン（酸化物質）は危険な電子を吸収し、抗酸化物質へ変化（図37）

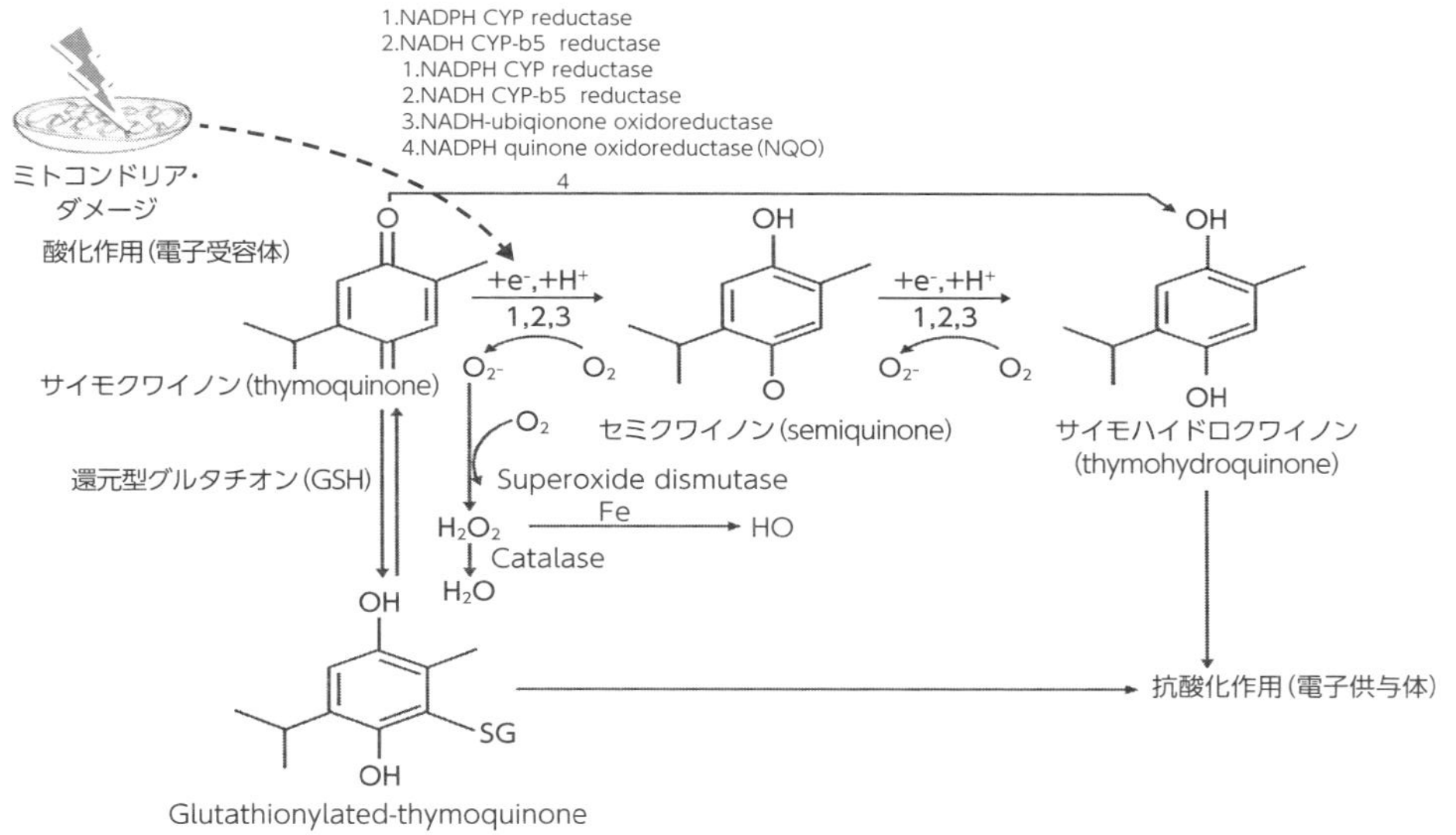

Mechanistic perspectives on cancer chemoprevention/chemotherapeutic effects of thymoquinone
Mutat Res. 2014 Oct,768:22-34

サイモクワイノンは、危険な細胞内電子を受け取って無毒化する。一つの電子を受け取るとセミクワイノン（semiquinone、セミキノン）となり、さらにもう一つの電子を受け取るとサイモハイドロクワイノン（thymohydroquinone、チモヒドロキノン）という抗酸化物質に変化する。

人を対象にして、ハチミツとサイモクワイノンを含むブラッククミンのコンビネーションを投与したランダム化対照臨床試験（RCT）を行った結果が報告されています【428】。

ハチミツは体重1kgあたり1g／日、ブラッククミンは体重1kgあたり80mg／日を13日間にわたって投与しています。その結果、プラセボのグループと比較して、ハチミツ＋ブラッククミン投与のグループでは、重症の感染症の死亡率が4倍低下しました。また、中等度〜重症の人に対して、ハチミツ＋ブラッククミン投与のグループではプラセボのグループと比較して、2倍早く症状の軽減が認められています。また重症の人に対して、大幅に退院率を高める結果も出ています。このようにハチミツに糖のエネルギー代謝を高める酸化物質を加えると、より早く感染症と呼ばれる病態（免疫抑制状態）が改善するのです。

糖のエネルギー代謝を高めると感染症やワクチンの副作用が予防・自然治癒する理由

実際にハチミツや酸化物質の摂取で、感染症やワクチンの副作用が予防・自然治癒する重要なメカニズムがあります。それは糖のエネルギー代謝で豊富に産生される二酸化炭素（CO_2）に鍵があります。前述したように、新型コロナ遺伝子ワクチンのスパイクタンパク質によって貧血が起こります。貧血は組織・細胞の酸素不足を招くため、ストレスタンパク質が産生されます。その一つが低酸素誘導因子（Hypoxia-inducible factors［ＨＩＦｓ］）です。遺伝子ワクチンの副作用だけでなく、今回の人工新型コロナウイルスを含めたウイルス、バクテリア、真菌などの感染症でもこの低酸素誘導因子（ＨＩＦｓ）が誘導されます【429・430・431】。

低酸素誘導因子（ＨＩＦｓ）は、鉄の吸収および体内での鉄の利用効率を高めます【432・433・434】。さらに低酸素誘導因子（ＨＩＦｓ）は、他のストレスタンパク質であるヘモオキシゲネース（heme oxygenase［ＨＯ］）を誘導します【435・436・437・438】。ヘモオキシゲネース（heme oxygenase［ＨＯ］）は、ヘムを分解して、フリーの鉄を放出させます（その他、有害な一酸化炭素やビリルビンを産生する）。

フリーの鉄の細胞内蓄積は、プーファの過酸化脂質反応を加速して、細胞に対して還元ストレスを与えます（細胞内は弱酸性でキープされているので、アルカリ［還元］に傾くとストレスになる）。さらに細胞内では糖のエネルギー代謝がストップし、乳酸が蓄積します【439・440】。乳酸の蓄積は、細胞内の水素イオンとともに細胞外に放出されるため、さらに細胞内がアルカリ（還元）に傾きます【441】。細胞内還元状態（細胞内電子過剰）では、酸素がミトコンドリアで使用される前に電子が供給されることで、活性酸素種が過剰に発生します。細胞内還元状態では、この細胞内発生した過剰の活性酸素種を処理できません【442】。これがまた鉄と反応して、あらゆる病態を招くプーファの脂質過酸化反応が進むという悪循環に陥ります。病態を招く過剰な活性酸素種が発生するのは、「還元ストレス」が原因なのです。これを「酸化ストレス」と勘違いしているのが現代医学や健康ポップカルチャーです。

さらに細胞内還元状態では、細胞内の構造タンパク質をマイナスチャージにするために、鉄やアルミニウムなどの重金属イオン（プラスチャージ）をさらに細胞内に引き込む結果になります。細胞内のタンパク質を、機能を持つように整える小胞体という小器官は、特に還元（アルカリ）状態に弱く、還元ストレスに陥ると異常タンパク質が細胞内に集積していきます【443】。これがプリオン病、糖尿病、アルツハイマー、パーキンソン病などを引き起こすことは前述した通りです。また、細胞内還元状態では、エストロゲン、一酸化窒素、セロトニンなどあらゆるストレス物質（シックネス・サブスタンス（病気の場を作る物質））が勢揃いします。

この悪循環を止めるには、細胞内の還元（アルカリ）状態を元の弱酸性に戻さないといけません。その最大の物質が、糖のエネルギー代謝から産生される二酸化炭素（CO^2）です。二酸化炭素は、細胞内の水と反応して炭酸イオンと水素イオンとなり、細胞内を弱酸性にキープします。糖のエネルギー代謝を高めることで、あらゆる病態に共通する細胞内還元状態（アルカリ化）を元の弱酸性に戻し、細胞内のあらゆる活動を正常化することができるのです（図38）。

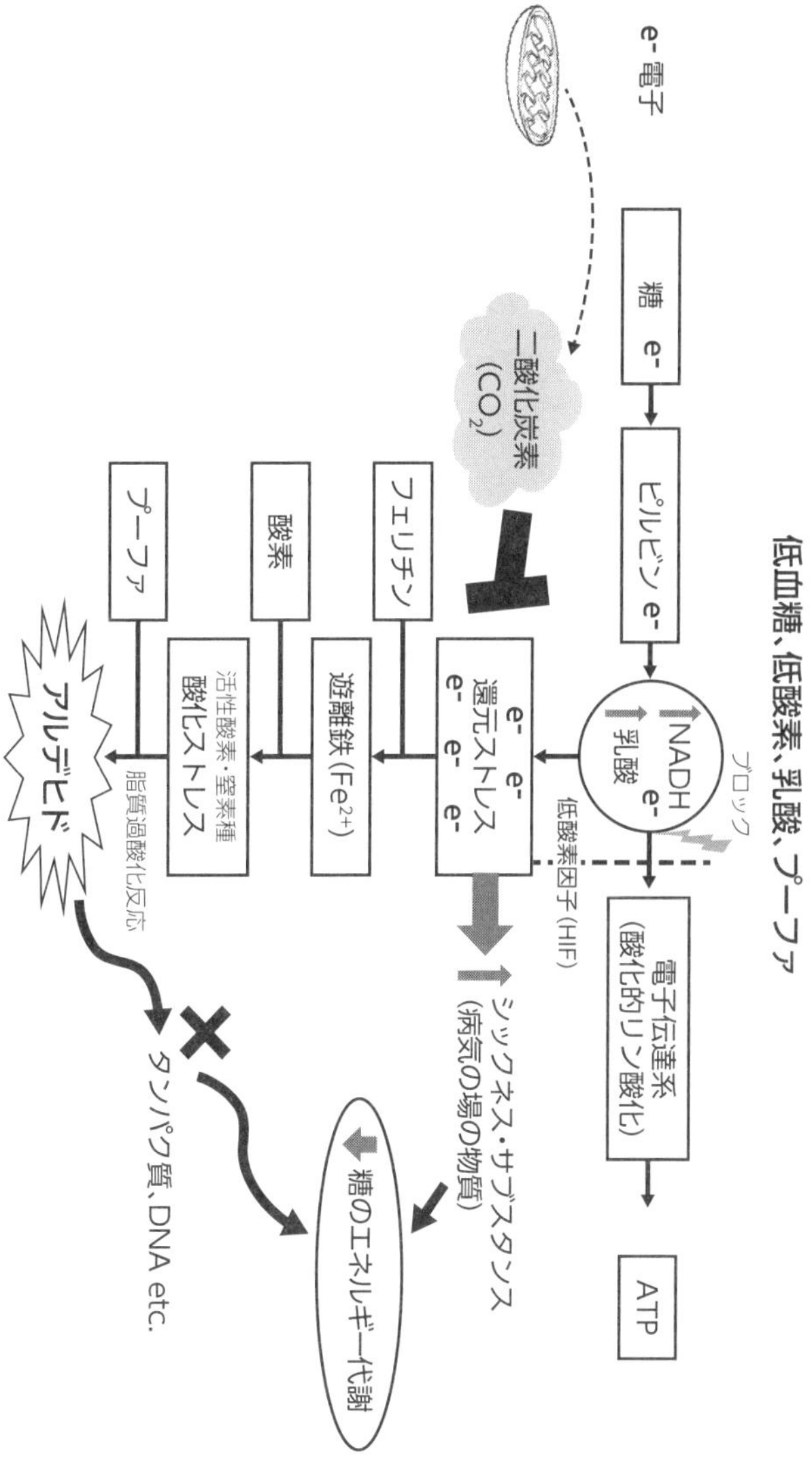

糖のエネルギー代謝で大量に産生される二酸化炭素は、還元ストレスを止める（図38）

第4章

ハチミツ（糖質）に対する誤解をリアルサイエンスで解く

糖は中毒性がある（sugar "addiction" hypothesis）？

一般健康ポップカルチャーでは、「砂糖は麻薬と同じで中毒性がある」と流布しています。中毒（addiction）の定義は、「健康を害するにもかかわらず、衝動的に薬を求める慢性的な脳の病気」とされています【444】。したがって、砂糖に中毒性があるのなら、慢性摂取で健康を害するということになりますが、これまでお伝えしてきたように結果はその逆で健康増進作用ばかりです。また砂糖が他の栄養素よりも過食になったり、肥満になったりするといったエビデンスも認められません【445・446・447・448・449】。

薬物中毒では、覚醒剤などのドラッグを得るために、家族・知人などからお金や貴重品を盗んだり、注射器の使い回しをしたりするといった自己破壊的な行動（self-destructive behaviors）が認められます【450】。砂糖中毒者のために、レストランやスーパーなどで砂糖が盗まれないように厳重に保管されているという話も聞いたことがありません。また、砂糖摂取によって血糖値が上がることでそれ以上の欲求は抑えられます。これは、あくなき欲求に突き動かされる中毒（addiction）とは言えません。

砂糖に限らず、塩や脂質などにも「食物中毒（food addiction）」という言葉が使われています。その中で砂糖などの甘い食べ物中毒というのは、全体の5％以下でしかありません【451】。しかし、実際に何かの食品に中毒性があるわけではなく、むしろ食べる行為そのものに中毒性がある、いわゆる「摂食中毒（Eating addiction, 現在では摂食障害に分類される）」であることが指摘されています【452・453・454】。実際に「食物中毒（food addiction）」という病名は、国際疾病分類（ＩＣＤ－11）や米国精神医学会が発行している「精神障害の診断および統計マニュアル（Diagnostic and Statistical Manual of Mental Disorders version5［ＤＳＭ－5］）」にも存在していません【455】。それは、薬物中毒と砂糖を求める行為は、脳生理学的にも同じでないからです【456】（図39）。

それではなぜ砂糖に中毒性があるというような誤解が広まったのでしょうか？　その一つには、薬物中毒と砂糖摂取について調べた少数の動物実験にあります。そのほかには、機能的磁気共鳴画像（functional magnetic resonance imaging［ｆＭＲＩ］）を用いて脳の活動を調べたいくつかの研究の結果解釈が誤解の大元になっています。

動物実験では、覚醒剤などでも薬物中毒でも関与するドーパミンという神経伝達物質が砂糖摂取でも上昇するという結果を報告しています【457・458・459】。ドーパミンは報酬系（rewarding）の神経伝達物質と言われています。ところが、食欲を低下させたり、その逆に食欲を上昇させた動物実験では、このドーパミンをブロックしても、食欲に影響は出ませんで

「砂糖中毒」という病態はない（図39）

中毒の定義

「健康を害するにもかかわらず、衝動的に薬を求める慢性的な脳の病気」

NIDA The Science of Drug Use and Addiction. [(accessed on 3 May 2021)]

砂糖を食べて健康を害することもなければ、薬物のように自己破壊的行動までの衝動を引き起こすことはない

「食物中毒（food addiction）」という病名は、国際疾病分類（ICD-11）や米国精神医学会が発行している「精神障害の診断および統計マニュアル（Diagnostic and Statistical Manual of Mental Disorders version5, DSM-5）」にも存在していない

Food Addiction and Its Relationship to Weight- and Addiction-Related Psychological Parameters in Individuals With Overweight and Obesity.
Front Psychol. 2021; 12: 736454

薬物中毒と砂糖を求める行為は、脳生理学的にも同じではない

American Psychiatric Association . Diagnostic and Statistical Manual of Mental Disorders: DSM-5. 5th ed. American Psychiatric Association: Washington, DC, USA: 2013

した【460・461・462】。近年では、脂肪組織や小腸粘膜から放出されるレプチン（leptin）と呼ばれるタンパク質が、食欲をコントロールしていることが示されています。また、食欲を高めるグレリン（ghrelin）というタンパク質もドーパミンを必要としません【463】。

その他、ブドウ糖によって小腸から食欲を調整するコレシストキニン（Cholecystokinin［CCK］）やグルカゴン様ペプチド1（glucagon-like peptide-1）などのタンパク質も放出されることが分かっています【464・465・466】。このように食欲には現在では他のタンパク質や胃の拡張度合いなどの複

数の要因が関与しているため、ドーパミンが脳の報酬系を刺激して食欲を高めるという単純な動物実験の結果は過去のものとなっているのです【467】。そもそも、覚醒剤はドーパミンを過剰に放出しますが、砂糖摂取では過剰放出は認められません。

次に砂糖を食べた時の機能的磁気共鳴画像（ｆＭＲＩ）を用いた脳の活動を調べた研究について見ていきましょう。機能的磁気共鳴画像（ｆＭＲＩ）は、脳の局所で血流が増加していることを検知する検査です。脳の活動には2種類あります。脳神経はシナプスという指令の接続部位がありますが、ここに興奮性と抑制性の2種類の指令が伝達されます。いずれも脳血流そのものが高まりますが、この2種類の判別を機能的磁気共鳴画像（ｆＭＲＩ）ではできません【468】。つまり、この検査でドーパミン（興奮性に分類される）などの神経伝達物質の測定はできません。

さらに機能的磁気共鳴画像（ｆＭＲＩ）の結果は、脳神経細胞間の共鳴現象や内因性の要因（ホルモンなど）の複雑な要因が関与している上に、検査結果の解析に一定の基準がありません【469】。例えば、非常に弱いシグナルを血流増加と誤解することなどが頻繁に起こっています。これは、ＰＣＲ検査と同じで偽陽性が多発していることを意味します【470】。この検査自体の妥当性がまだ確立していないので、砂糖を食べた時と薬物中毒の画像結果を単純比較できないのです。

脳の主要なエネルギーは糖であり、糖の摂取によるエネルギーが脳を発達させることでヒトの進化に寄与してきました【471・472】。ヒトの脳機能、特に記憶などは糖依存であることは現代医学でさえ認めるところです【473】。

低血糖では、脳細胞の糖のエネルギー代謝が止まるだけでなく、炎症性物質を放出して病態の原因にもなります【474・475】。糖は生命体のエネルギーフローの根源であり、生命体の維持のために求めるものです。生命のフローの阻害となる覚醒剤などの麻薬とは、根本的に異なるのです。覚醒剤と砂糖が同じであるというような喧伝は、まったくエビデンスがないどころか「砂糖悪玉説」を浸透させるためのフェイクサインスであることを再認識しておきましょう。

糖質は虫歯の原因?

虫歯（tooth decay）の定義（米国の教科書）は、「砂糖や炭水化物を口腔内のバクテリア（常在菌、ミュータンス菌&乳酸菌）が発酵して乳酸を出すため、歯のミネラル（ハイドロキシアパタイト）が溶けること」とされています。しかし、糖質制限や歯磨きを単独で行っても虫歯を減らすことはできなかったことが明記されています【476】（図40）。

虫歯（tooth decay）の定義（図40）

砂糖や炭水化物を口腔内のバクテリア（常在菌）が発酵して乳酸を出すため、歯のミネラル（ハイドロキシアパタイト）が溶けること

Medical Microbiology. 4th edition Chapter 99Microbiology of Dental Decay and Periodontal Disease

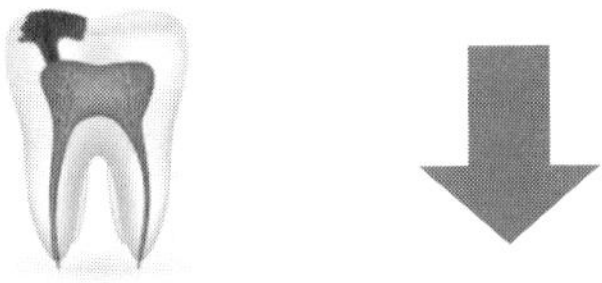

しかし、糖質制限や歯磨きを単独で行っても虫歯を減らすことはできなかった

Medical Microbiology. 4th edition Chapter 99Microbiology of Dental Decay and Periodontal Disease

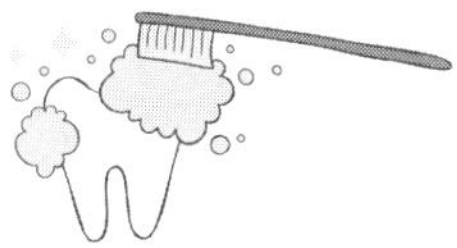

この歯を溶かして虫歯の原因となる乳酸の作用を中和して虫歯を予防するのは、私たちの唾液です【477・478・479・480・481・482】。唾液は乳酸を中和するバッファー（緩衝液）を担っているだけでなく、エナメル質の再石灰化（remineralization）作用や抗バクテリア作用を有するタンパク質も含んでいます【483・484】。

もちろん、唾液中の乳酸を中和するバッファーの主役は重炭酸イオンであり、これは糖のエネルギー代謝で産生させる二酸化炭素が元になっています【485・486・487・488】（図41）。この唾液中の重炭酸イオンは、逆流性食道炎による食道粘膜損傷の主要な予防役も担っています【489】。糖のエネルギー代謝の低下によって引き起こされるシェー

唾液は虫歯の原因となる乳酸を中和(図41)

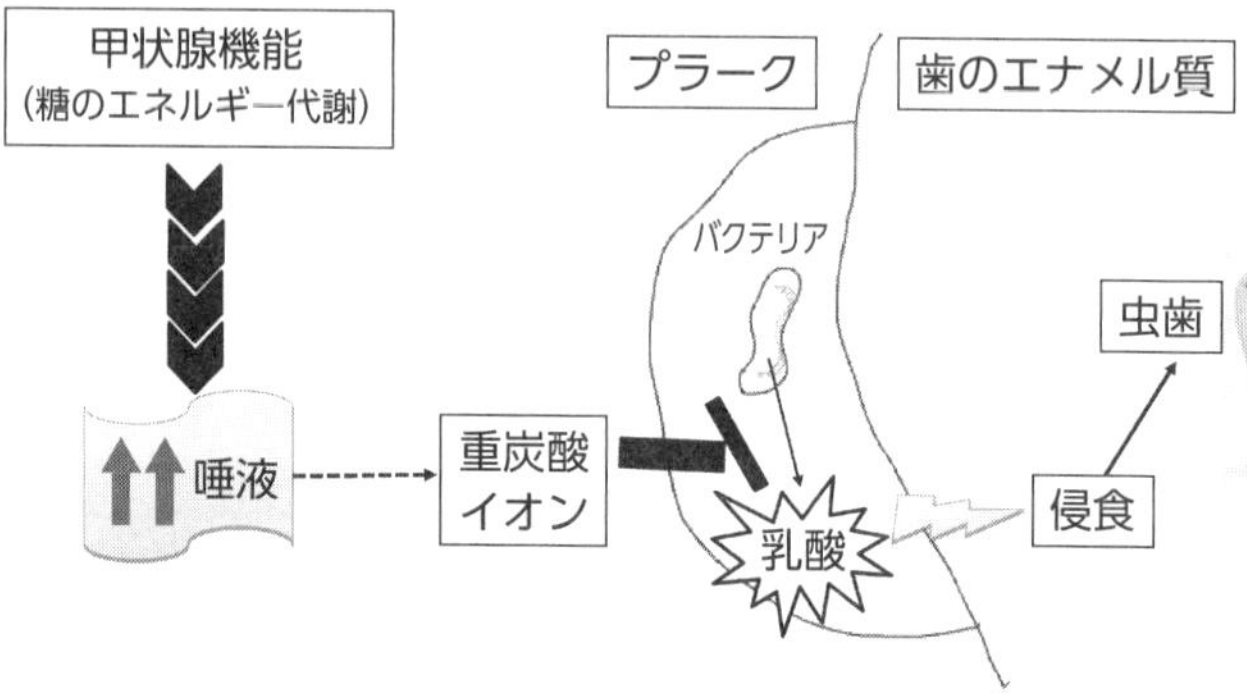

虫歯は口腔内バクテリアが産生する乳酸によって引き起こされる。唾液中の乳酸を中和するバッファーの主役は重炭酸イオンであり、これは糖のエネルギー代謝で産生させる二酸化炭素が元になっている。

グレン症候群（Sjögren's syndrome）では、唾液腺に慢性炎症が起こるために唾液が出にくくなります。そのため、シェーグレン症候群では虫歯が多発します【490・491・492】。アフリカのタンザニアの狩猟採集民族であるハッザ族の虫歯に関して興味深い調査が報告されています【493】。狩猟採集のハッザ族の男性は脱水症状になるまでハチミツを食べるため、蜜ろうで口腔内の唾液腺が詰まり、唾液循環の減少から虫歯になることが報告されています。

この虫歯を予防する唾液分泌は、甲状腺機能やミトコンドリア機能、つまり糖のエネルギー代謝に依存しています【494・495・496・497】。

虫歯や歯周病には女性のほうがなりやす

いことが知られています【498・499】。この虫歯の性差にはエストロゲンというホルモンが関与しています。エストロゲンは、骨粗しょう症を引き起こしますが、歯ではいわゆる「loose teeth」（→下顎骨と歯根の隙間）となり、歯周病、虫歯も引き起こすからです【500】。動物実験では、エストロゲンを産生する卵巣を除去すると虫歯の発生率が低下することが示されています【501】。ピル（エストロゲン製剤）の服用によって歯周病になりやすいことも知られています【502】。

２０１９年には、一酸化窒素（ＮＯ）によるミトコンドリア機能不全によって、骨が融解し、骨粗しょう症が引き起こされることが報告されました【503】。エストロゲンは体内で一酸化窒素（ＮＯ）産生を高める主要な要因です【504・505】。さらに一酸化窒素（ＮＯ）から誘導される腫瘍壊死因子（tumor necrosis factor［ＴＮＦ］）も近年になって、骨粗しょう症の主要な原因とされています【506・507・508・509・510】。エストロゲンによって、誘導される一酸化窒素（ＮＯ）や腫瘍壊死因子（ＴＮＦ）が歯や骨の融解に深く関与しているのです。閉経後に虫歯や骨粗しょう症になりやすいのは、閉経後にむしろ脂肪組織や皮膚を中心に全身の細胞からのエストロゲン産生が高まるからです【511・512・513・514】。現代医学では閉経後にエストロゲンが減少すると逆を教えています。糖質とそのエネルギーから産生される保護ホルモンであるプレグネノロンには、骨を再生する能力があります【515】。このプレグネノロン

（一部はプロゲステロンに変換）は強い抗エストロゲン作用を持っています【516・517】（図42）。

その他に、虫歯に影響を与える因子として重要なものは、エンドトキシンです。痛みを伴う虫歯や壊死した歯根管にはエンドトキシンが存在することが示されています【518・519】。また、痛みなどの症状を伴う虫歯にはよりエンドトキシン量が多いことが報告されています【520】。

腸内だけでなく、口腔内にもエンドトキシンを放出するグラム陰性菌が存在しています。ポルフィロモナス・ジンジバリス（Porphyromonas gingivalis）というバクテリアもその一つで、口腔内でもエンドトキシンを放出して虫歯や歯周病の原因となっています【521・

歯は骨と同じ(図42)

骨に影響を与えるものは歯にも影響を与える

エストロゲン

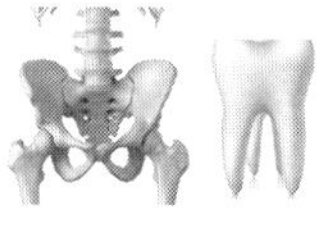

・骨粗しょう症を引きおこすが、歯ではloose teeth
(下顎骨と歯根の隙間↑)となり、歯周病、虫歯の原因となる。
・卵巣を除去すると(↓エストロゲン産生)虫歯の発生率が低下する。
・ピル(エストロゲン製剤)の服用によって歯周病になりやすい
・エストロゲンによって、誘導される一酸化窒素(NO)や腫瘍壊死因子(TNF)が歯や骨の融解に深く関与

VS

甲状腺ホルモン
・骨の新陳代謝を促し、骨・歯を丈夫にする。→甲状腺ホルモンを投与すると虫歯が減少。

プレグネノロン
・骨の新陳代謝を促し、骨・歯の再生能力がある

522・523】。口腔内に発生したエンドトキシンも、リーキーガットと同じく、口腔粘膜の上皮を破壊して血液内に入って全身のエンドトキシン血症から慢性病を引き起こします【524・525・526・527】。また、この口腔内のポルフィロモナス・ジンジバリスは小腸内に移行して、リーキーガットから全身性のエンドトキシン血症も引き起こすことが分かっています【528】。昔から、緩下剤などで歯周病が軽快するのも、小腸内で発生したエンドトキシンが関与しているからです。

重症の歯周病の人では、軽く咀嚼しただけで、口腔内のバクテリアからエンドトキシンが放出され、全身の血液に入っていくという恐ろしい結果が出ています【529】。実際に虫歯や歯周病に伴うエンドトキシンによって、全身で炎症反応、特に一酸化窒素（nitric oxide［NO］）発生やプーファの脂質過酸化反応が高まり、うつ病を引き起こすことが報告されています【530】。一酸化窒素（nitric oxide［NO］）は、ミトコンドリアでの糖のエネルギー代謝を止めるため、「ニトロソ化ストレス（nitrosative stress）」と呼ばれるほどあらゆる病態に関与しています【531・532・533・534・535】。

このようにエンドトキシンが虫歯や歯周病の主要な原因になっていますが、前述したようにエンドトキシンにもハチミツが有効です。唾液分泌にも糖質が不可欠です。したがって、虫歯や歯周病の予防と治療に昔からハチミツの効果が認められているのは当然の結果です

【536・537・538・539】。

前述したタンザニアの狩猟採集ハッザ族の研究では、女性の食事を現代食に近い食事（米、トウモロコシ、豆類）に変えると、虫歯が16％から42％へアップしたことが示されています（図43）。また、街に住むハッザ族の乳幼児の77％にエナメル質の異常が認められたのに対し、狩猟採集のハッザ族の乳幼児には14％にしかエナメル質の異常がありませんでした。これは、前者の離乳食の食事内容がトウモロコシ、イネ科の雑穀（sorghum）のおかゆ（porridge）や大豆に対し、後者の狩猟採集社会では肉のだし汁（ブロス）、噛んで柔らかくした肉、ハチミツ、バオバ

現代食は虫歯の原因(図43)

ハッザ族の狩猟採集グループの女性の食事を街の近くの食事(現代食に近い)に変えると

(狩猟採集グループの女性の食事：イチジク、ベリー類、バオバブの実、根茎類)

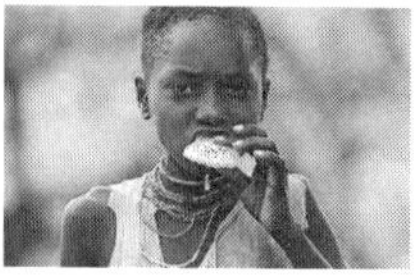

虫歯が16％⇒42％へアップ！

＊現代食：米、トウモロコシ、豆類・・・・

➡ プーファ、デンプン質、エストロゲンリッチ

離乳食の違い（図44）

街に住むハッザ族の乳幼児の77％にエナメル質の異常
◆トウモロコシ、イネ科の雑穀（sorghum）のおかゆ（porridge）

狩猟採集のハッザ族の乳幼児の14％にエナメル質の異常
◆肉のだし汁（ブロス）、嚙むんで柔らかくした肉、ハチミツ、バオバブの実

虫歯は砂糖ではなく、糖のエネルギー代謝（栄養素、ストレス）の問題！

ブの実だったからです。街の近代食では、プーファ（コーンなど）、エストロゲン（大豆）リッチです（図44）。

エンドトキシンが虫歯や歯周病を引き起こすには、プーファの代謝産物であるエイコサノイド（プロスタグランディンE）が主要な働きをします。このプーファの代謝産物がなければ、エンドトキシンだけでは炎症によって歯を溶かすことはできませんでした【540】。

最後に、低容量（抗生剤としての作用が出ない）のテトラサイクリン、ミノサイクリン、ドキシサイクリンは歯周病に有効であることが分かっています【541・542・543・544・545】。これらの抗生物質の低容量での使用は、クワイノンなどの酸化物質と同じく、還元ストレスでの過剰な電子を受け取って無毒化（過剰な活性酸

素・窒素種の発生を抑止）する作用があり、糖のエネルギー代謝を回す物質です【546・547・548】。逆に、ケトン食などの糖質制限食は、骨組織を破壊して、骨粗しょう症を引き起こします【549・550】。歯も糖質制限で弱まるということです。虫歯予防と治療には、プーファフリーと良質の糖質の摂取は欠かせないのです。

糖質で太るのか？

砂糖中毒に付随して一般健康ポップカルチャー（lay press）だけでなく、現代医学でも流布しているのが、砂糖で肥満になるという呪文です。これは意図的な喧伝に過ぎません。なぜなら、砂糖が19世紀から糖尿病の治療として使用されてきた歴史があるからです【551・552】。その歴史の一端を拙著『糖尿病は砂糖で治す』から一部引用します。

バッド医師の治療

1857年にイギリスのウィリアム・バッド（William Budd）医師は、「尿に砂糖がおりて体が衰弱して死んでいくのだから、砂糖を補ってあげればよい」という発想で、ある糖尿病の男性に1日約230gの砂糖（砂糖飴と糖蜜）を通常の食事に追加しました。

この男性は入院当時18歳で、1日を通してずっと喉の渇きと空腹感を訴えていました（尿量もかなり多かった）。すでに筋肉はやせ衰えていて、何もできない状態だったようです。入院当初、当時での糖尿病治療食とされていた砂糖抜きの食事をトライさせましたが、尿量、尿糖は増すばかりで、さらに筋肉がやせ細っていきました。そこでバッド医師は、当時の砂糖を制限した糖尿病食から砂糖を補う食事へ変更したのです。

バッド医師のアイデアは、先行してフランスで行われた厳密な臨床実験に基づいています。それは同じく尿に糖がおりて、やせ細った女性の治療報告でした。その女性に、完全に糖やデンプン質を抜いた食事を入院治療として行いました。しかし、尿からおりる糖は逆に増加し続けました。

そして、この実験をした女性は2か月でこの食事にギブアップし中止になりました。砂糖のない食事は食欲を低下させるからです（生命体は、ストレスを引き起こすような食事は本能的に拒否するようにできています。頭でなく内臓感覚で食べることが大切です）。そこで砂糖を入れた食事にすると、みるみる症状が改善したという症例報告がバット医師の目にとまったのです。

さて、バッド医師の砂糖を用いた治療の結果はどうなったのでしょうか？日々、この男性の症状が改善していくのを目の当たりにしましたが、約2か月で筋肉の痩せの改善だけでなく、尿糖まできれいに消失したのです。

2か月後からはこの男性の希望で糖蜜をハチミツに変えるとさらに症状の劇的な改善が認められました（その理由は後述します）。舌や皮膚はそれまで黒ずんで乾燥していたものが、きれいになくなり、よい肌ツヤに戻りました。咳もすっかりなくなり、胸部の痛みもひきました。そして何より体重が10kgも戻ったのです。

これは19世紀（1800年代後半）の糖尿病の話であり、主に筋肉崩壊による体重減少が問題になっていました。現在では、むしろ肥満体型の糖尿病（いわゆるⅡ型糖尿病と呼ばれているもの）が増加しています。1930年代には、すでに糖尿病を引き起こす原因は食事中の脂肪であり、高炭水化物食や脂肪の少ない食事では糖尿病に予防的に作用することが報告されています【553・554・555】。1970年代には、砂糖摂取量が多い男性は、より少ない男性よりも糖尿病になりにくいことが示されました【556】。2003年には、閉経後の女性を対象とした臨床実験で、低脂肪（高炭水化物）で体重が著明に低下した結果が報告されています【557】。また、単糖類及び二糖類を総カロリーの85％まで高めた食事では、それらの45％

の食事と比較して著明に空腹時血糖値およびインシュリン値の低下が認められました【558】（図45）。

ラットの動物実験では、食事中の炭水化物の内容をコーンスターチからショ糖（グルコース＋フルクトース、高ショ糖食）に変更すると体重および血糖値の低下が認められました【559】。この実験では、ショ糖に変更すると食事量がむしろアップしますが、エネルギー支出（基礎代謝）も高まります。つまり糖のエネルギー代謝が高まったことで体重減少したことが示されているのです（図46～48）。さらに、2021年に報告された肥満マウスモデルの実験では、高ショ糖食はカロリー制限をしなくても著明に体重減少をもたらしました【560】。高炭水化物食（低タンパク質）では、カロリー制限食と同等かそれ以上の寿命延長・脳機能アップなどの健康効果が認められたことが報告されています【561・562】。わざわざひもじい思いをしてカロリーを制限しなくても、高糖質（炭水化物）食で十分に若返り効果が認められるのです。肥満には、内臓脂肪及びエンドトキシンによる炎症がダイレクトに関与しています【563・564・565】。高ショ糖食は、高脂肪食や西洋食（高脂肪、高炭水化物）と比較して、内臓脂肪の炎症及びエンドトキシン（リーキーガット）の指標が有意に低下しています。

この肥満マウスの実験では、高デンプン食でも同じ作用を持っていることがわかりました。この実験での高ショ糖食、高デンプン食のいずれも食事全体の総カロリーの75％を炭水化物

高ショ糖ではより血糖値コントロール良好(図45)

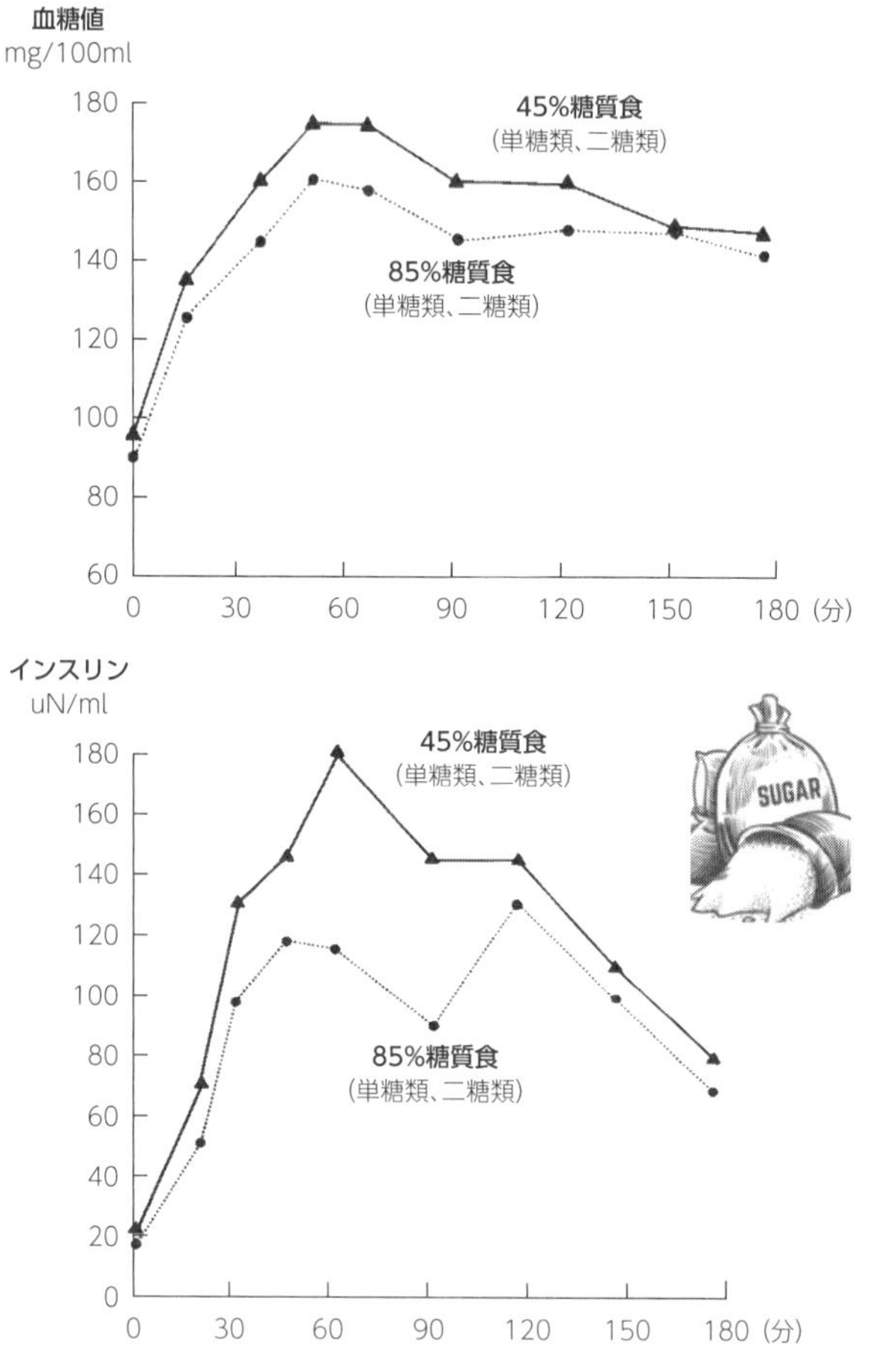

Improved Glucose Tolerance with High Carbohydrate Feeding in Mild Diabetes.
N Engl J Med 1971; 284:521-524

単糖類及び二糖類を総カロリーの85%まで高めた食事では、それらの45%の食事と比較して著明に空腹時血糖値およびインシュリン値の低下が認められた。

デンプン質からショ糖に変えると肥満および血糖値改善(図46)

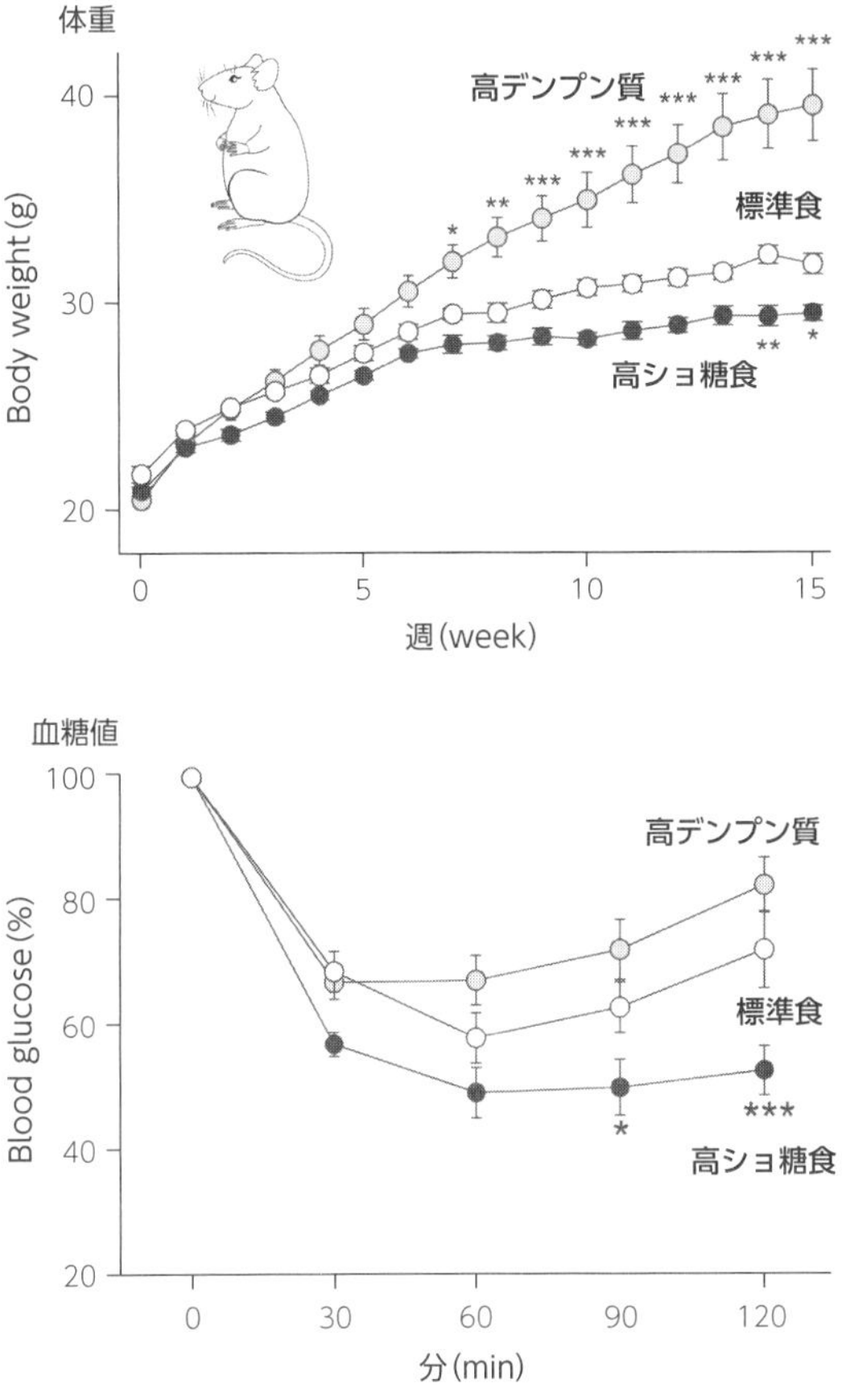

Chronic high-sucrose diet increases fibroblast growth factor 21 production and energy expenditure in mice
J Nutr Bioche 2017 Nov;49:71-79

炭水化物の内容をコーンスターチからショ糖(グルコース+フルクトース)に変更すると体重および血糖値が低下。

標準食やデンプン質からショ糖に変えると血液中の中性脂肪や遊離脂肪酸が減少(図47)

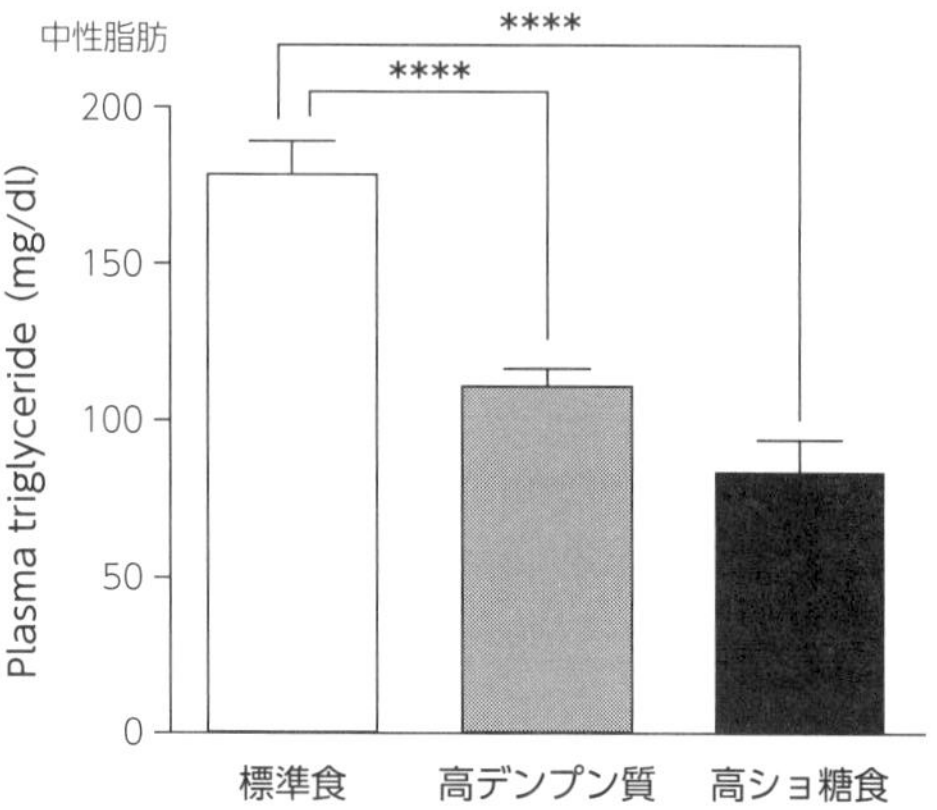

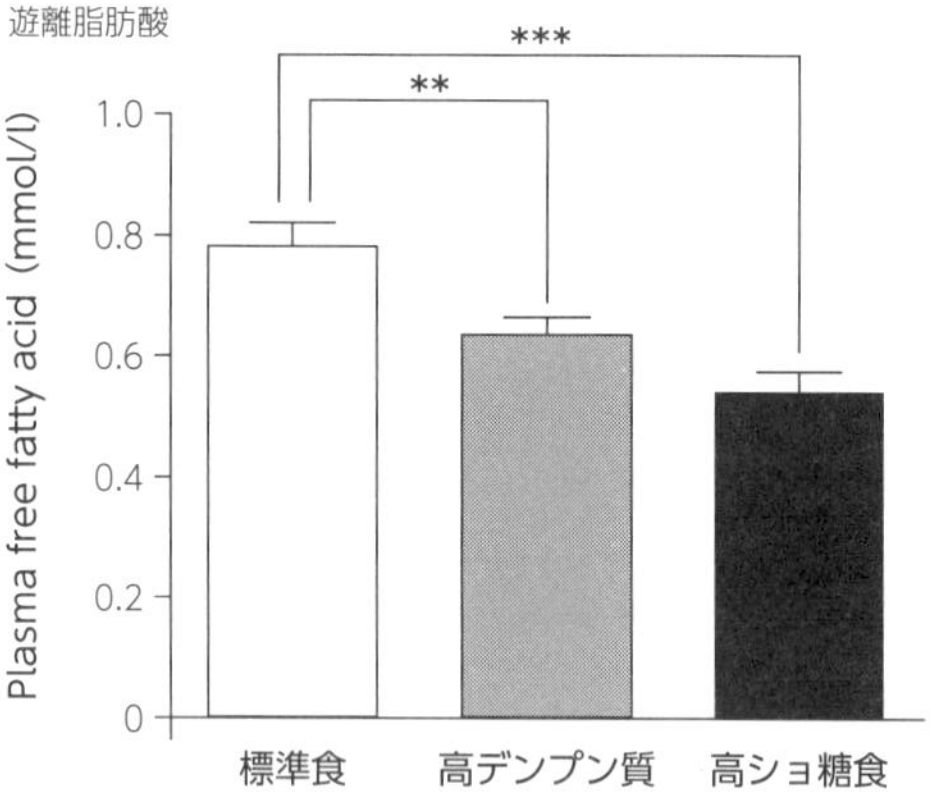

Chronic high-sucrose diet increases fibroblast growth factor 21 production and energy expenditure in mice
J Nutr Bioche 2017 Nov;49:71-79

炭水化物量が最も低い標準食は、最もプーファ含有量が多い

高ショ糖食は食事摂取量＆代謝が高い(図48)

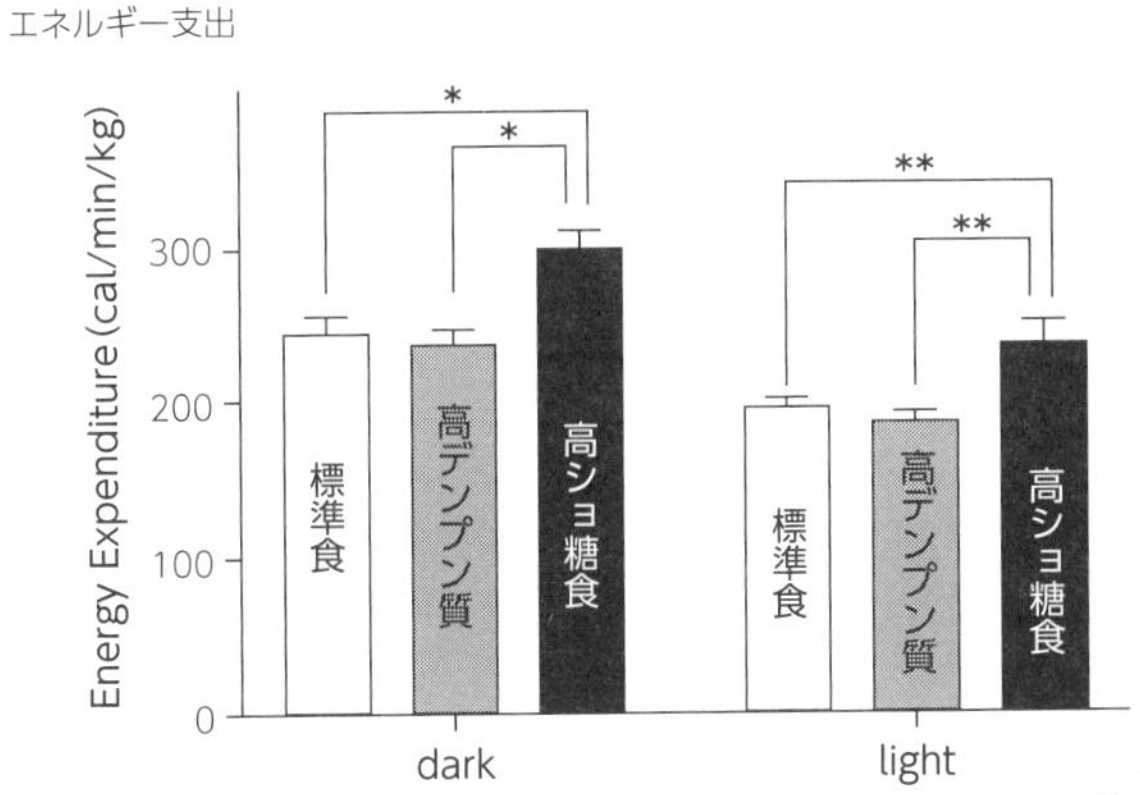

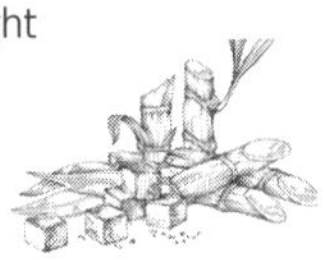

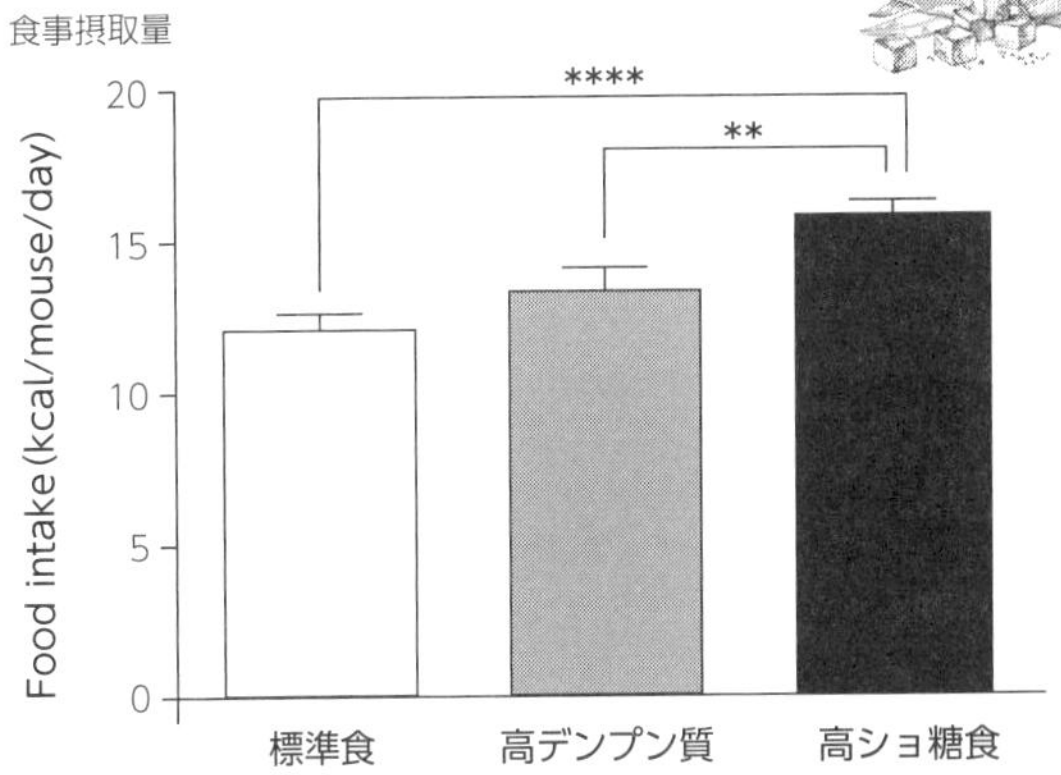

Chronic high-sucrose diet increases fibroblast growth factor 21 production and energy expenditure in mice
J Nutr Bioche 2017 Nov;49:71-79

高ショ糖食は、食事摂取量が最も多く、糖のエネルギー代謝が最も高い。

（前者はショ糖、後者はコーンスターチ）が占めています。高炭水化物、特に高ショ糖食は最もダイエットに効果的なのです【566・567・568】。ちなみに、高炭水化物（総エネルギーの72％）を主食とする南米ボリビアのチマネ族（The Tsimane）は、現代人と比べて心臓血管の健康程度（冠動脈の石灰化）が著しく良好であることが分かっています【569】。

ヒトの臨床試験でも、男性ではショ糖の摂取量が高いほど、ボディ・マス指数（body mass indices［BMI］）が低下することが報告されています。その一方で女性では、脂肪摂取量の増加と体重増加の相関関係が認められています【570】。そして肥満の原因である高脂肪でも砂糖を混ぜると、肥満につながらないことも分かっています【571】。

逆に糖質を制限したケトン食（低炭水化物・高脂肪食）では、ストレスホルモンであるコルチゾールが上昇します【572】。コルチゾール上昇が肥満と関連していることは現代医学でも認めているところです【573・574・575】。

それでは、糖質のもう一つの代表であるハチミツと肥満の関係はどうでしょうか？

まず細胞実験では、ハチミツによって脂肪細胞の脂肪滴（lipid droplet）のサイズが33・78％～70・36％減少し、脂肪の蓄積が減少することが確かめられています【576】（図49）。ハチミツの体重減少効果もラットの複数の動物実験のみならず、ヒトの複数の臨床試験でも確かめられています。ラットの実験では、モノフローラルハニー（クローバー、サンフラワー）、

ハチミツによって、脂肪のサイズ及び蓄積が減少（図49）

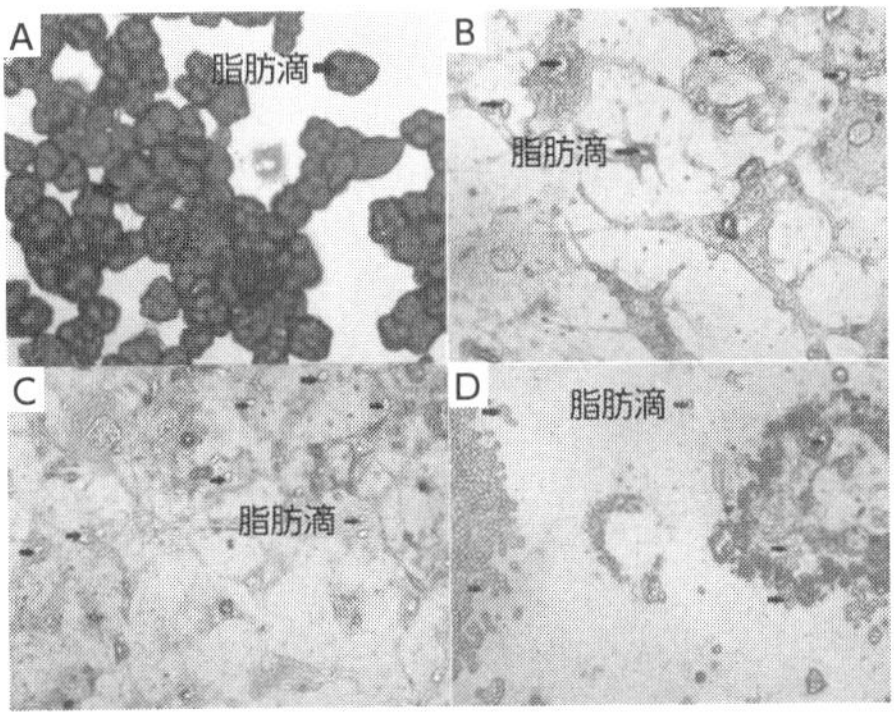

A：
脂肪細胞（未処理）
脂肪滴はよりサイズが大きく、球状

B~D：
脂肪細胞（ハチミツ処理）
脂肪滴はよりサイズが小さくなっている

Pineapple honey inhibits adipocytes proliferation and reduces lipid droplet accumulation in 3T3-L1 adipocytes. Malaysian Appl. Biol. 2019;48:21–26

細胞実験では、ハチミツによって脂肪細胞の脂肪滴（lipid droplet）のサイズが33.78%～70.36%減少し、脂肪の蓄積が減少している。

ハニーデュー（Honeydew）やスティングレスビー・ハニー（Stingless Bee Honey）などが使用されています【577・578・579・580・581・582】（図50）。砂糖（sucrose, ショ糖）だけでも体重減少効果がありますが、これらのハチミツはより体重減少や内臓脂肪の減少効果が高いことが示されています。

ヒトの臨床試験では、未加工のハチミツ（マルチフローラル）が使用されていますが、同じく体重減少、脂肪の減少が認められています【583・584・585】。未加工の自然のハチミツのみならず、加工ハチミツでも体重減少が認められています【586】（図51）。もちろん、これらのハチミツの体重減少効果は、脂肪の代謝から糖のエネルギー代謝に切り替わることで、基礎代謝が高まり、脂肪のデトックスが進むからです。糖のエネルギー代謝が高まることで起こる緩やかな体重減少では、主として体内の脂肪が徐々に減少していきます【587】。またハチミツに含まれるフラクトオリゴ糖（fructo-oligosaccharides, グルコースにフルクトースが2～4分子結合した糖質）は、細胞内の脂肪合成を抑える作用があるため、ハチミツの体重減少効果に寄与しているという興味深い研究も報告されています【588】。

このようにハチミツに代表される糖質（特に単糖類、二糖類）は、糖尿病、肥満などの慢性炎症で

ハチミツの体重減少効果はショ糖を上回る（図50）

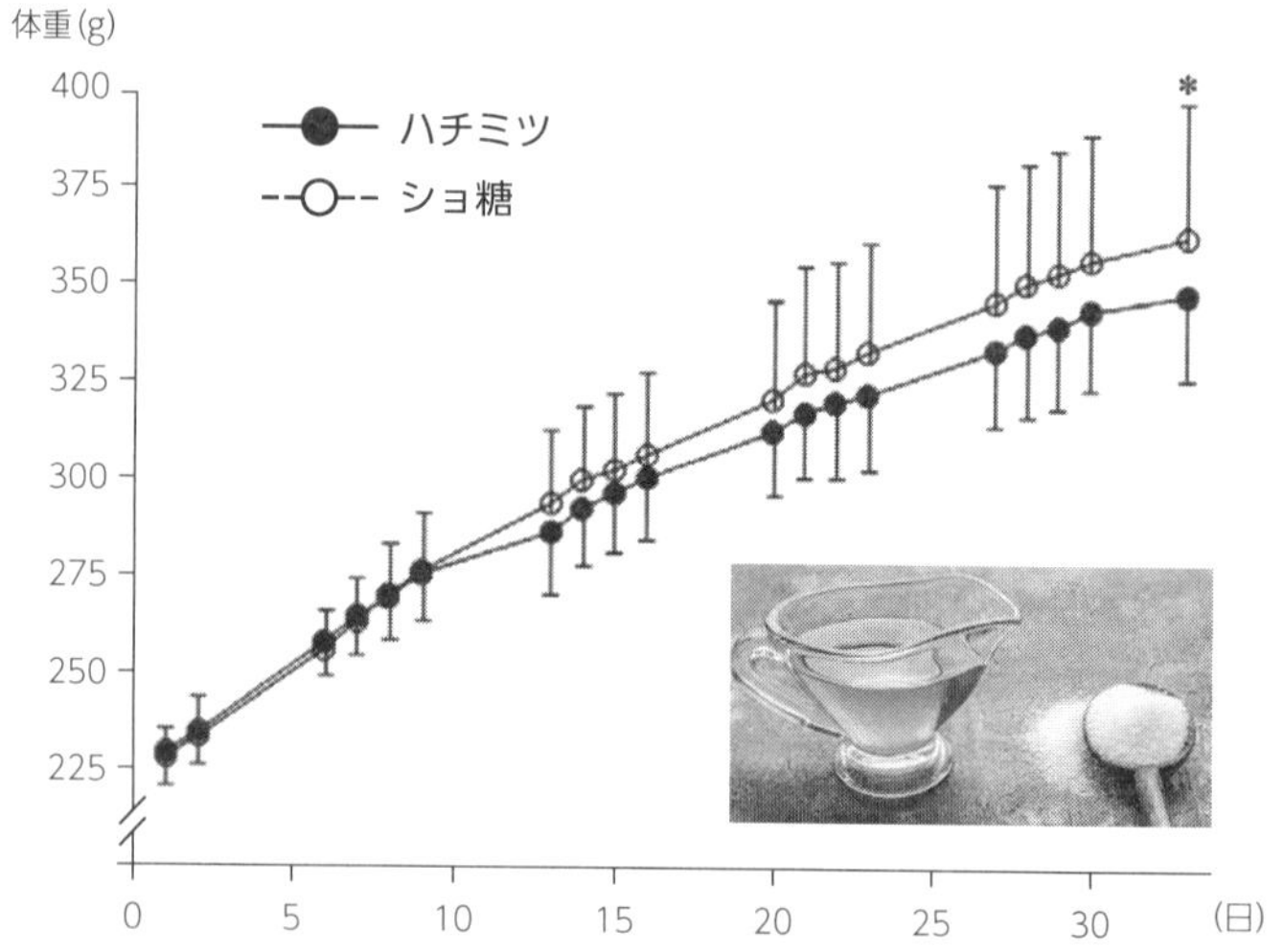

Honey promotes lower weight gain, adiposity, and triglycerides than sucrose in rats.
Nutr Res. 2011 Jan; 31(1):55-60

ラットの実験では、ハチミツの体重減少効果は、ショ糖を上回ることが示されている。

ヒトのランダム化比較試験におけるハチミツのダイエット効果（図51）

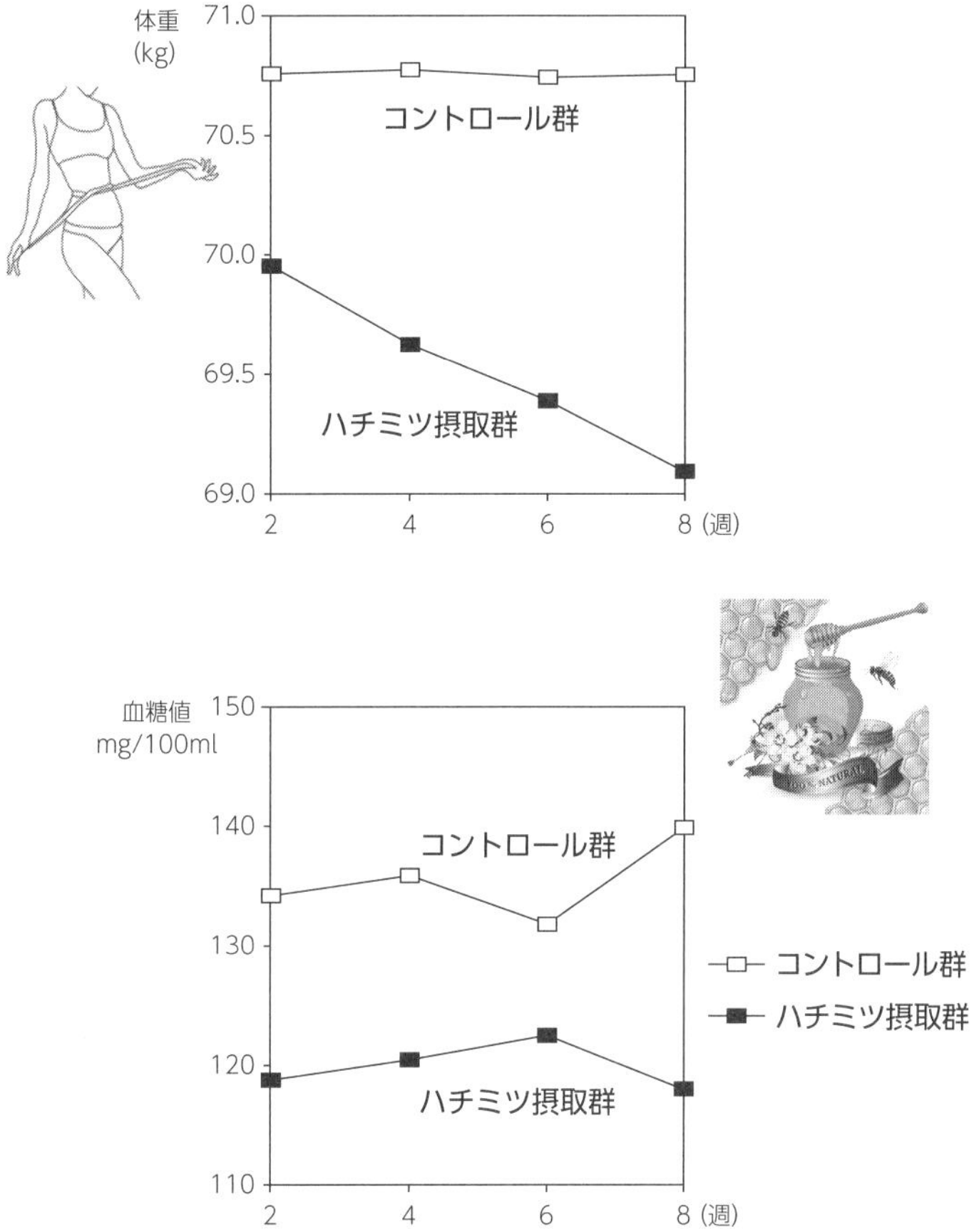

Effects of natural honey consumption in diabetic patients: An 8-week randomized clinical trial.
Int. J. Food Sci. Nutr. 2009;60:618-626

糖尿病患者対象の８週間のランダム化比較試験で、ハチミツ摂取群は、
有意に体重減少及び血糖値の改善を認めた。

引き起こされるメタボリック・シンドロームの真の治療薬なのです。

白砂糖は健康に悪い？

２０２１年７月の臨床ダイジェストの臨床ニュース（m3.com, ２０２１年７月９日）に大変興味深い臨床症例が報告されていました。「３年砂糖をなめるだけ ―― 神経性やせ症女性の心停止の理由【研修最前線】」と題する症例報告です。

この３年、砂糖を舐《な》めるだけの食生活を送っていた40歳代前半の女性が、ショック状態で自治医科大学附属さいたま医療センターへ救急搬入されてきたもので、まもなく心停止で亡くなっています。これまで、神経性やせ症（２年前と３年前に敗血症性ショックを起こし救急搬送、挿管となった経験あり）および右大腿骨骨折（数ヶ月前）の既往があります。

搬送時の所見では、記載の内容を見る限り、血圧低下以外には特に目立ったサインはありません。

血液検査では、低血糖、アンモニア、肝臓酵素と乳酸の上昇と甲状腺機能の低下が認められたようです。心電図は正常だったようですが、心臓はポンプとして機能していないという所見が認められています（左室駆出率［ＥＦ］は20％程度）。

この女性の場合、特に文中にことわりがないので、黒砂糖でなく、白砂糖を3年間舐めていたと思われます。砂糖が命綱であることを直感的に分かっていたのでしょう。しかし、白砂糖でもいずれ限界が訪れます。この心臓機能停止は、何故起こったのでしょうか？

この連載記事では見事にその回答を書いていましたが、これは典型的な「脚気（beri-beri）」です。ビタミンB1不足による糖のエネルギー代謝ブロック（ピルビン酸脱水素酵素［PDH］のブロック）によって臓器が機能不全になる病態です。脳神経系と心臓に真っ先に症状が出現します。脚気は日露戦争で多くの日本兵士の命を奪いました。白砂糖は命の源泉ですが、精製しているためにビタミン、ミネラル類がまったくありません。通常は、他の食品からビタミン、ミネラル類を摂取するために、糖質は白砂糖でもOKなのですが、白砂糖だけだといずれ脚気となります。

これは白米だけでも同じことが起きます（白米はデンプン質なので、白砂糖ほどはもたない）。この記事では血算のデータが記載されていないので貧血があったかどうかを確認できませんが、ビタミンB12も動物性食品からしか摂取できないので、ビタミンB12欠乏性の貧血が起こっていたと思います。

砂糖は、グルコースとフルクトースに分解されて、アミノ酸、脂肪、コレステロール、遺伝子などの構成成分を作ることができます。これが3年も持ち堪えられた主因です。砂糖はまさに命の源です。脂肪だけ、あるいはタンパク質だけでは、白砂糖のように3年間も持ち堪えられません。ビタミンやミネラルを含むハチミツ、フルーツや精製度の低いショ糖であれば、さらに長く持ち堪えられるでしょう。白砂糖だけで何年生きられるか？　このような人体実験が倫理的にできないため、驚きの症例報告でした。

一般健康ポップカルチャーだけでなく、現代医学、栄養学さらには自然療法を推奨する人たちでさえ、糖質は良くても白砂糖は危険だと喧伝しています。しかし、この症例で見たように、ミネラルやビタミンがほぼゼロのショ糖成分だけの白砂糖でも3年間も生きながらえることができるのです。もちろん、通常の食事では、白砂糖に含まれないビタミンやミネラルが含まれているので、白砂糖を摂取しても何も問題はないばかりか、健康増進作用があります。それは、やはりハチミツのもたらす無数の健康効果と同じく、白砂糖もグルコースとフルクトースのコンビネーションだからです。

白砂糖に含まれるグルコースだけでも、免疫（形態形成維持の一部）の要とされる胸腺のコルチゾールによる分解を防いで免疫抑制を解除します【589】。さらに、グルコースにフルクトースが結合した白砂糖であれば、免疫抑制作用のあるストレスホルモンであるコルチゾールの分泌そのものを抑えます【590・591・592】。２０１８年に報告されたヒトの臨床試験でも、砂糖水は75㎞のサイクリングの後のコルチゾール上昇をバナナと同程度に抑えています

【593】。２０１８および２０１９年に報告されたヒトの臨床試験では、砂糖は激しい運動後のリーキーガット（leaky gut, 腸粘膜透過性亢進）およびエンドトキシン上昇を防ぐことが示されました【594・595】（図52）。ハチミツでもエンドトキシンが抑えられることは前述した通りです。

次に白砂糖に含まれるフルクトースについて見ていきましょう。まず、フルクトースは糖のエネルギー代謝の要であるピルビン酸脱水素酵素（ＰＤＨ）を活性化して、グルコースやデンプン質よりも糖のエネルギー代謝を高めます【596】。１日１００g以下の白砂糖（１日の摂取総カロリーの10％以下）のフルクトース量（50g以下）では、空腹時血糖値やHbA1C（数ヶ月前の血糖値の指標）値を減少させることが分かっています【597】。２０１７年の臨床試験のメタ解析では、ある集団において、グルコースや砂糖をフルクトースに置き換えると、有意に空腹時血糖値、HbA1Cだけでなく、中性脂肪、体重などが減少したことが報告されています【598】。

体重減少に関しては、２０１１年に報告された臨床試験において、フルクトース摂取量が50～70g／日のグループは、20g／日以下の摂取量のグループと比較して、６週間後にはより多い脂肪量の減少（4・19kg vs 2・83kg）が認められています【599】。２０１９年に報告されたランダム化比較臨床試験では、朝食に高フルクトース＋高タンパク質食のほうが、高

砂糖は腸粘膜ダメージおよびエンドトキシンの上昇を抑制(図52)

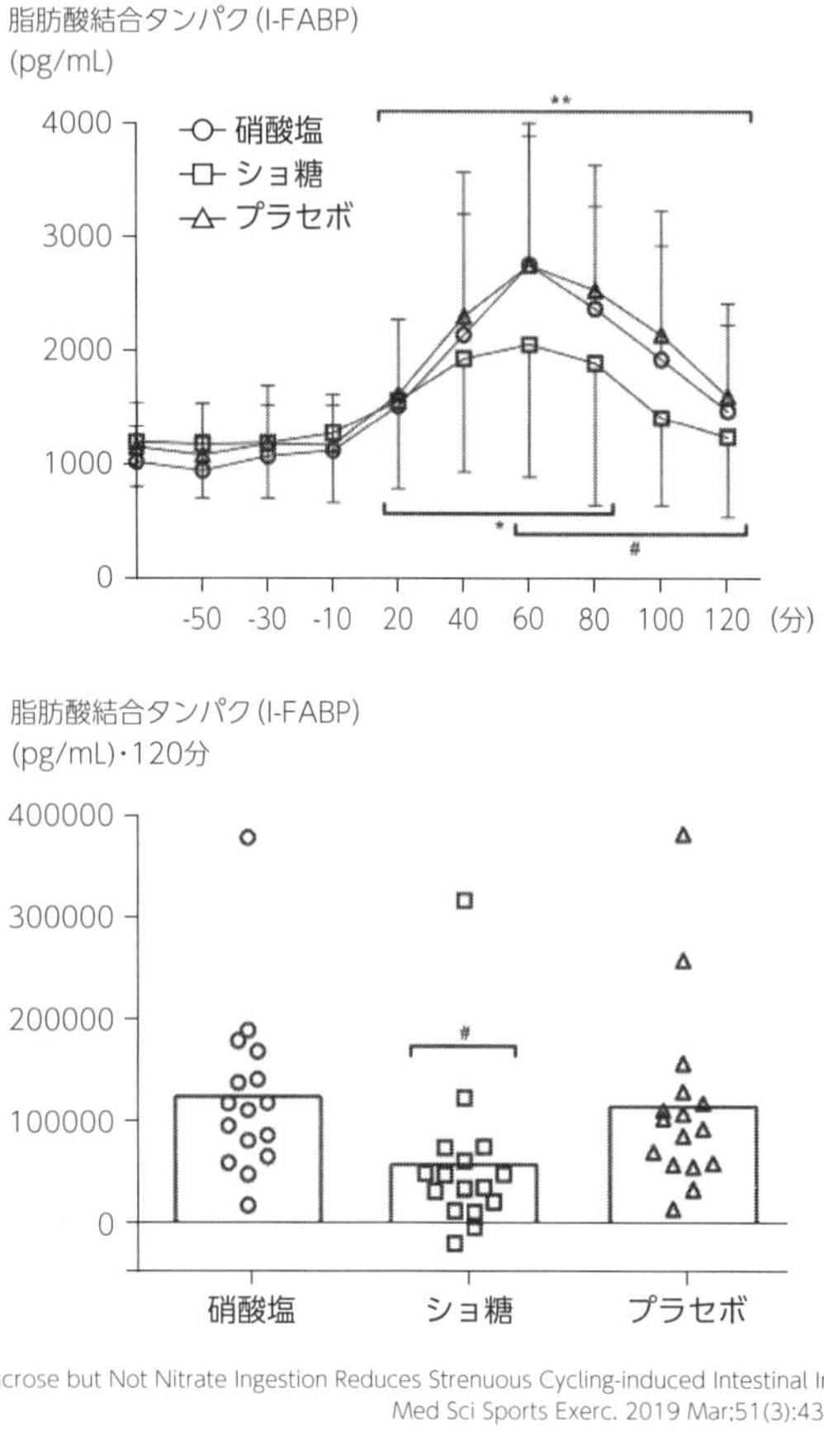

Sucrose but Not Nitrate Ingestion Reduces Strenuous Cycling-induced Intestinal Injury.
Med Sci Sports Exerc. 2019 Mar;51(3):436-444

アスリートを対象としたランダム化比較試験。硝酸塩、砂糖あるいは水のみのプラセボのいずれかを摂取した後、70%の強度で60分のサイクリングを施行。腸粘膜のダメージの指標として腸管脂肪結合タンパク質(intestinal fatty acid-binding protein [I-FABP])の血液濃度を測定。ショ糖は有意に腸粘膜ダメージを減少させた。

グルコース＋高タンパク質食のグループよりも熱産生（＝糖のエネルギー代謝の代表的指標）が高いことが示されました【600】。

もちろん、グルコースとフルクトースのコンビネーションであるショ糖のほうが、グルコース及びフルクトース単独より糖のエネルギー代謝を高めることは言うまでもありません【601・602・603】。

糖のエネルギー代謝の一つの指標として生殖能力があります。今や不妊の半分は、男性の精子の数や質が低下していたことが原因となっています【604・605・606・607】。精子の産生には、ブドウ糖が必須です【608】。そして、成熟した精子の質や活動性をキープするためには、フルクトースとグルコースが必要です【609・610】。精子も脳と同じく、生成と維持に専らグルコースとフルクトースに頼っているからです。したがって、その精子の数や質も糖のエネルギー代謝の良い指標になります。

現代人の精子の数や質の低下は、さまざまな毒性物質への曝露によりますが、共通している因子として肥満が挙げられています【611】。肥満は前述したように、高脂肪食（実際は高プーファ食、現代医学ではプーファには触れないことは不文律になっている）が主要な原因です【612・613・614・615・616・617】。2019年に食事内容に白砂糖を増やした臨床試験が報告されています。試験開始当時は3分の1の被検者の男性の精子の動きに問題がありましたが、1日

450gの白砂糖を食事に追加すると、2週間ですべての被検者の精子の動きが正常化しました【618】。食事のプーファ量がそのままでも、白砂糖を加えただけで精子の糖のエネルギー代謝が回復したのです。

私たちの日常生活において、本節冒頭のように白砂糖だけを舐めることはありません。あくまでも食事に白砂糖が加わるというのが通常であり、その限りにおいて脚気などになることはあり得ません。むしろ、食事に白砂糖のような糖質を増やすことでより私たちの糖のエネルギー代謝が高まるのです。

糖でガンが増大する？

ガンが砂糖を餌にして増大するというのも迷信です。1960年代からグルタミン、アルギニンやメチオニンなどのある種のアミノ酸制限食が細胞実験や動物実験を中心に抗ガン作用（骨肉腫、肝細胞癌、膵臓がん、前立腺がん、白血病、悪性リンパ腫、悪性黒色腫など）を持つことが報告されています【619・620・621】。2019年の扁平上皮癌の細胞実験でも明らかになっていますが、ガン細胞の増大には砂糖は必要なく、グルタミンなどのアミノ酸を餌にして増大することが明らかになっています【622】。ガンの増大がグルタミンというアミノ酸などに依存していることは、近年の悪性黒色腫、肺腺癌、乳がん細胞の実験でも確かめられています【623・624・625・626・627】。実際にグルタミンの利用をブロックすることでガンの増大を抑制できることも報告されています【628】。

ガン細胞では、糖のエネルギー代謝がブロックされているため、成長に十分なエネルギーが確保できません（これをウォーバーグ効果［Warburg Effect］という。解糖系のエネルギーには限界がある）【629・630・631】。したがって、グルタミンを代替エネルギーとして使用しているのです（グルタミンからαケトグルタル酸に変換してTCA回路に入れる）【632】（図53）。グルタミンは糖の細胞内取り込みをブロックするので、脂肪がガンのエネルギーの主要な栄養素になります【633】。したがって、糖質をフリーにしてもガンの増大を止めることはできません。

糖はガン増大のエサではなく、ガン細胞の足りないエネルギーを補うために効率の悪いエネルギー源（解糖系）として使用されるか、ガン細胞に必要な（核酸）遺伝子、アミノ酸や還元物質などの物質の補給のために専ら使用されています。前者が解糖系、後者がペントース・リン酸経路（pentose phosphate pathway［PPP］）であり、糖がミトコンドリアでのエネルギー代謝に使用されずに、本来とは違う経路で消費されているのです【634・635・636】。このガンにおける糖の役割は、他のグルタミンなどのアミノ酸で代用できるので、糖質をフリ

ガンはグルタミンをエネルギー源として利用できる(図53)

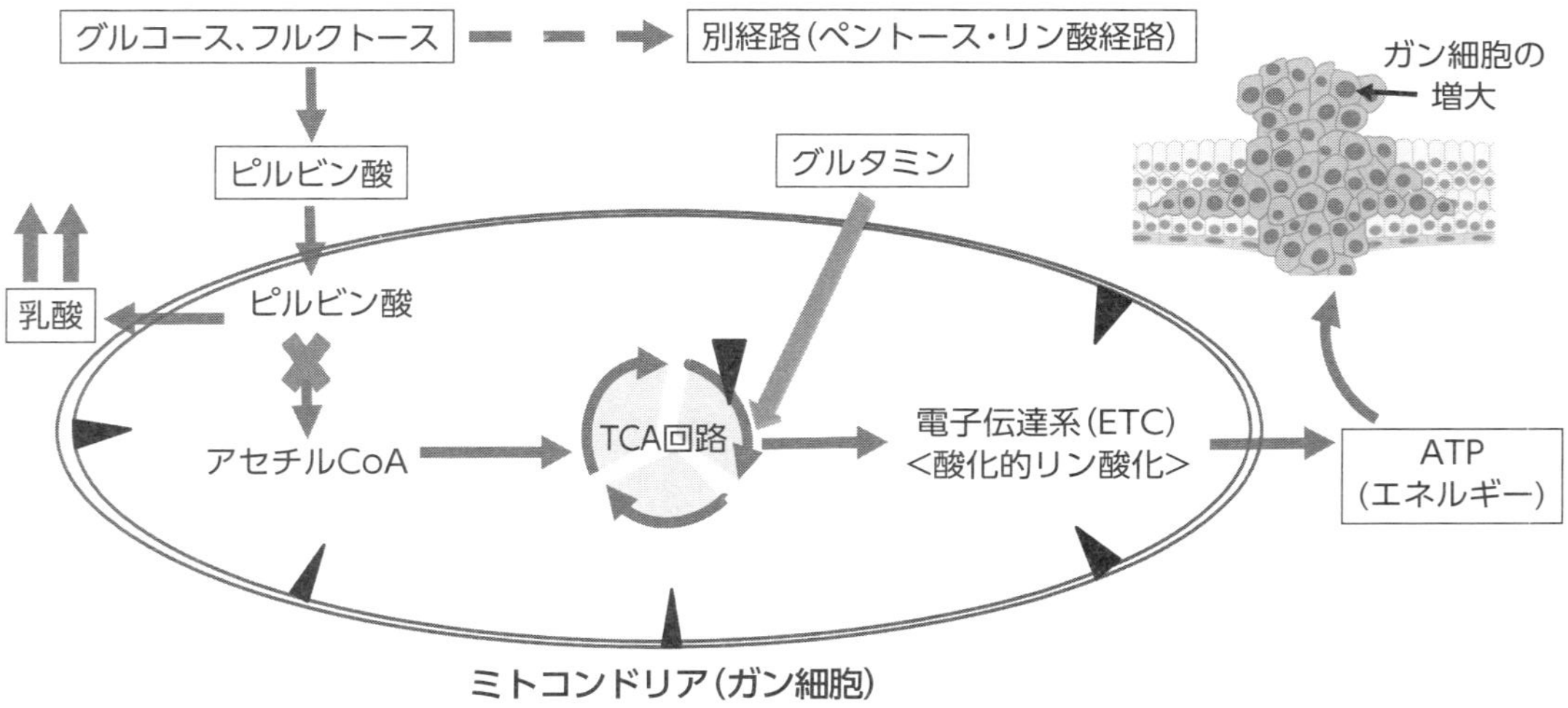

ガン細胞の増大に必ずしも砂糖は必要なく、グルタミンなどのアミノ酸を餌にして増大できる(グルタミンは、αケトグル酸に変換されて、ミトコンドリアのTCA回路に入る)。ガンの増大がグルタミンというアミノ酸などに依存していることは、近年の悪性黒色腫、肺腺癌、乳がん細胞の実験でも確かめられている。ただし、グルタミンをブロックしても他の栄養源 (脂肪、乳酸など) で生き残るガン細胞もある。

ーにしてもガンに効果がないばかりか、逆にガンの増大を招く結果になります。

ガンの本当の死因は、腫瘍そのものではなく、筋肉（脂肪も）がなくなる悪液質（cachexia）や抗がん剤・放射線治療などの副作用がほとんどである事実は、拙著『ガンは安心させてあげなさい』でも詳述した通りです。ガン悪液質では、慢性的ストレスによるコルチゾール上昇あるいはそれによって誘導される炎症性物質（TNFα, NF-kB, myostatin）などによって筋肉が分解されます【637・638・639・640・641】。その筋肉の分解で血液中にグルタミンが増加し、さらにガンの増殖を促すのです（図54）。

グルタミンの他には、アルギニンというアミノ酸もガンの増大や転移のための〝エサ〟になっています【642】。これは、アルギニンからグルタミンが体内合成されるためです【643】。さらに、アルギニンから生成される一酸化窒素（NO）が脂肪の代謝（脂肪のβ酸化）を高めるためにガンが増大・転移します【644・645・646】。さらに、アルギニンは細胞増殖作用を持つポリアミンの前駆体でもあります【647】。糖質を制限するとむしろ全身にダメージが発生するため、上記のようなアミノ酸制限のほうが注目されているのです【648】。

ガンの特徴は、糖から脂肪のエネルギー代謝に変わることです【649・650・651・652】（図55・56）。

ガンは、「砂糖中毒」ではなく、本来は脂肪をエネルギーとし、また脂肪合成をアップし

ガンではコルチゾールが上昇するため、筋肉が分解されて悪液質となる（図54）

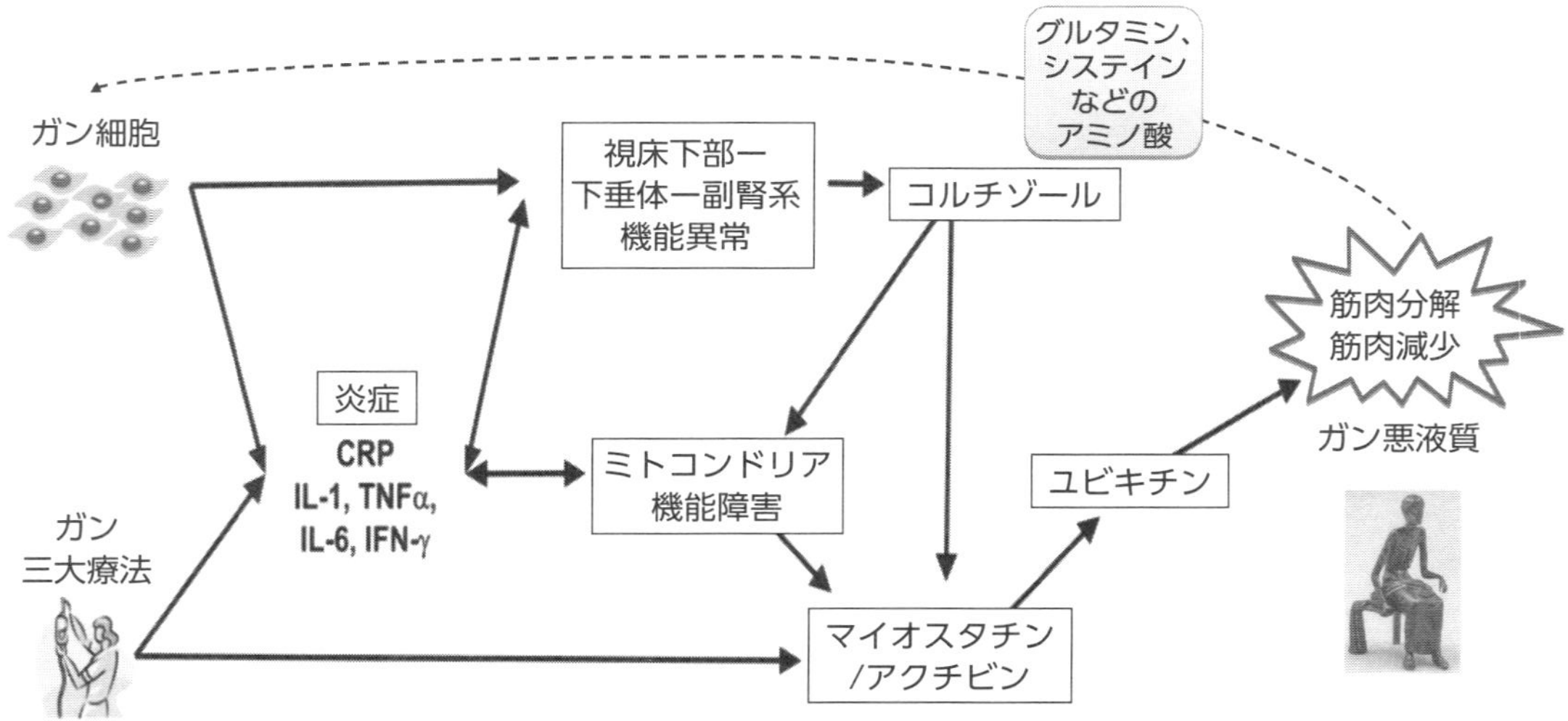

The Role of Systemic Inflammation in Cancer-Associated Muscle Wasting and Rationale for Exercise as a Therapeutic Intervention.
JCSM Clin Rep. 2018 Jul-Dec; 3(2): e00065

ガン細胞あるいは現代医学の三大療法（手術・抗がん剤・放射線）のストレスにより、コルチゾールが上昇。

コルチゾールは、筋肉を分解して、グルタミンなどのアミノ酸を血液中に遊離させる。これがさらにガンのエサとなる。

ガンの代謝:脂肪をエネルギーとして再プログラミング（図55）

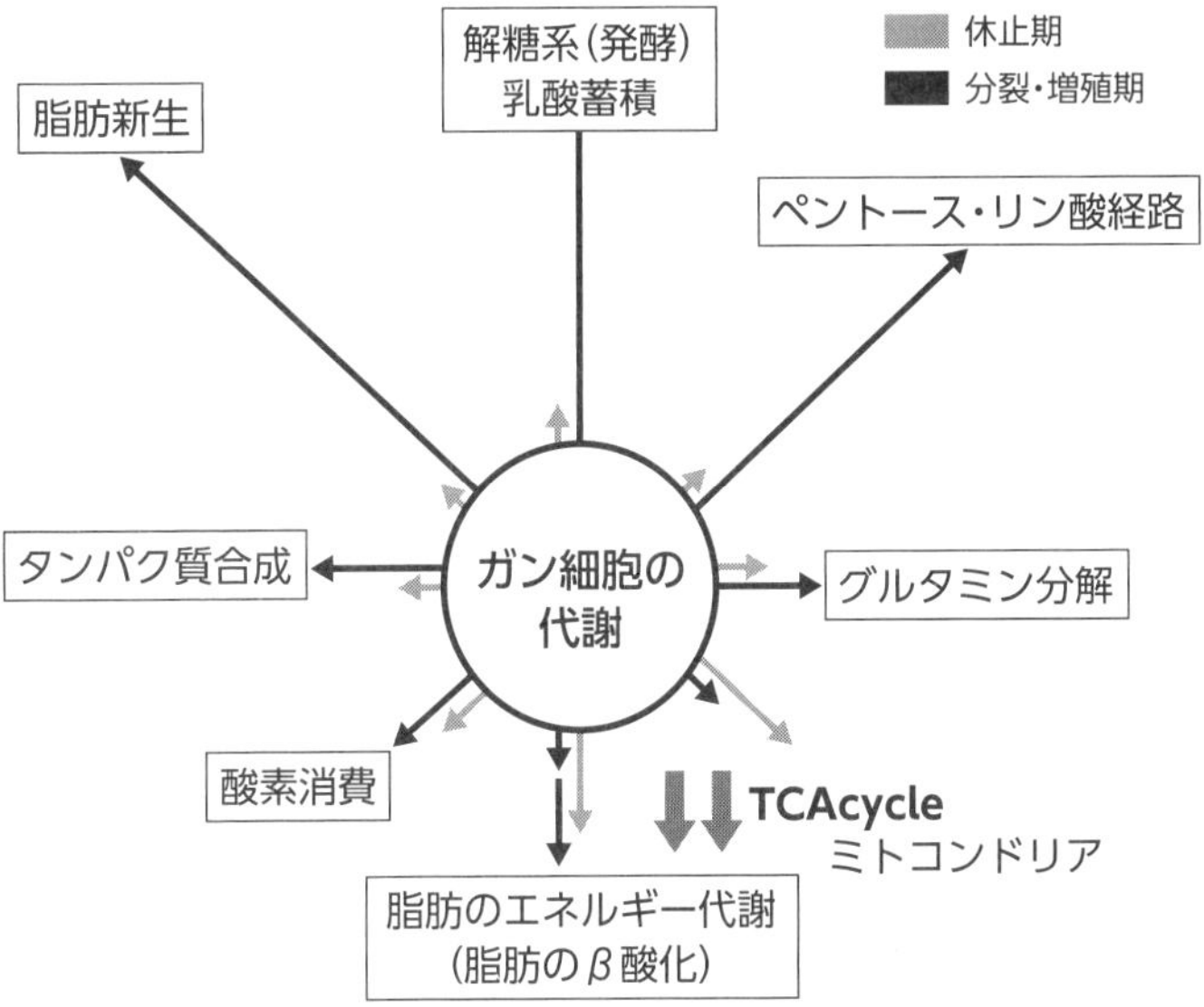

て脂肪を溜め込む「脂肪中毒」です【653・654】。ガン細胞はその脂肪の中でも、とりわけプーファに依存しています【655・656・657・658】。そして、脂肪の中でもプーファをより好んで取り入れます【659】。ガン細胞は、外部からプーファを取り込むだけでなく、自らの細胞内脂肪合成を高め、プーファを産生（upregulation of genes involved in FA synthesis, elongation, and desaturation）して溜め込んでいます。これは、ガン細胞がプーファを細胞増殖に利用するからです【660】（図57）。２０２０年には、それまで現代医学ではアンタッチャブルであったオメガ3などのプーフ

ァがあらゆるガンのリスクを高めることが示されました【661】。プーファの過酸化脂質やプーファの代謝産物による炎症も、ガンを発生・活性化します【662・663・664・665・666】。悪性度の高い脳腫瘍（膠芽細胞腫、glioblastoma）細胞もプーファの取り込みをブロックすることで、増殖・浸潤を抑えられたことが報告されています【667】。近年では、ガンの診断に、ガン細胞から放出されるエクソソームが用いられていますが、エクソソームに含まれるプーファ（アラキドン酸など）の量が多いことがガンの一

ガンは、代謝が異常な正常細胞（自分の細胞）（図56）

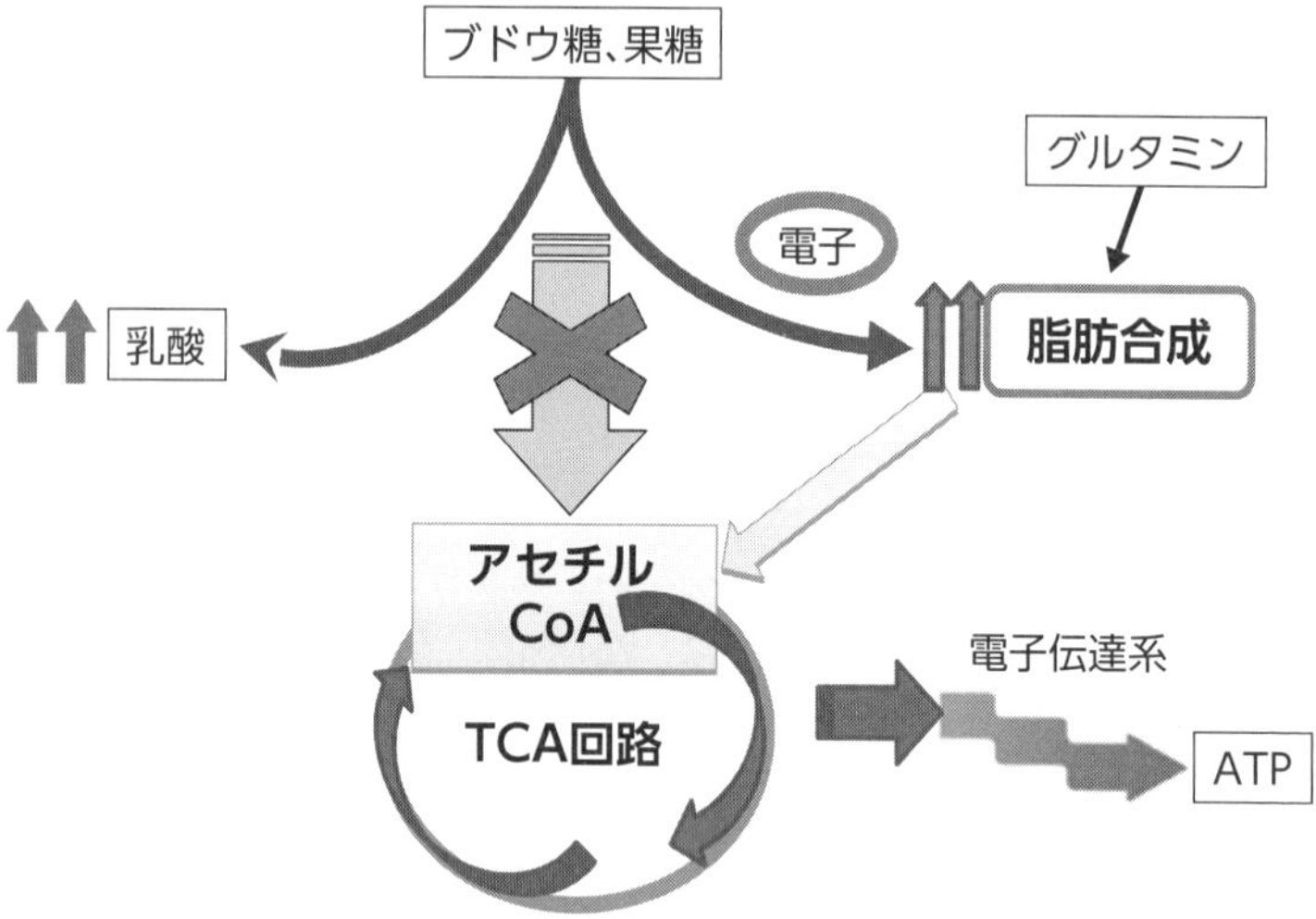

ガンの特徴は、糖から脂肪のエネルギー代謝に変わること。ガン細胞内で脂肪を取り込むか、自ら糖やグルタミンなどを材料として脂肪を合成し、その脂肪をエネルギー源として利用する。

つの指標になっています【668】。

糖と脂肪のエネルギー代謝は拮抗関係（Randle cycle）になり、いずれかがアップすると他方はダウンします【669】。脂肪のエネルギー代謝を糖のエネルギー代謝に変えることは、ガンの治療だけでなく、感染症という病態やワクチンによる免疫抑制を解除するにも効果があります【670】。興味深いことに淡水魚でも脂肪のエネルギー代謝を抑えることで、糖のエネルギー代謝及びタンパク質合成がアップしたことが報告されています【671】（図58）。

ガンは本来兵糧攻めが非常に難しく、一つの物質を遮断してもすぐにそれに適応する能力（metabolic reprogram-

ガン細胞は“脂肪”中毒（図57）

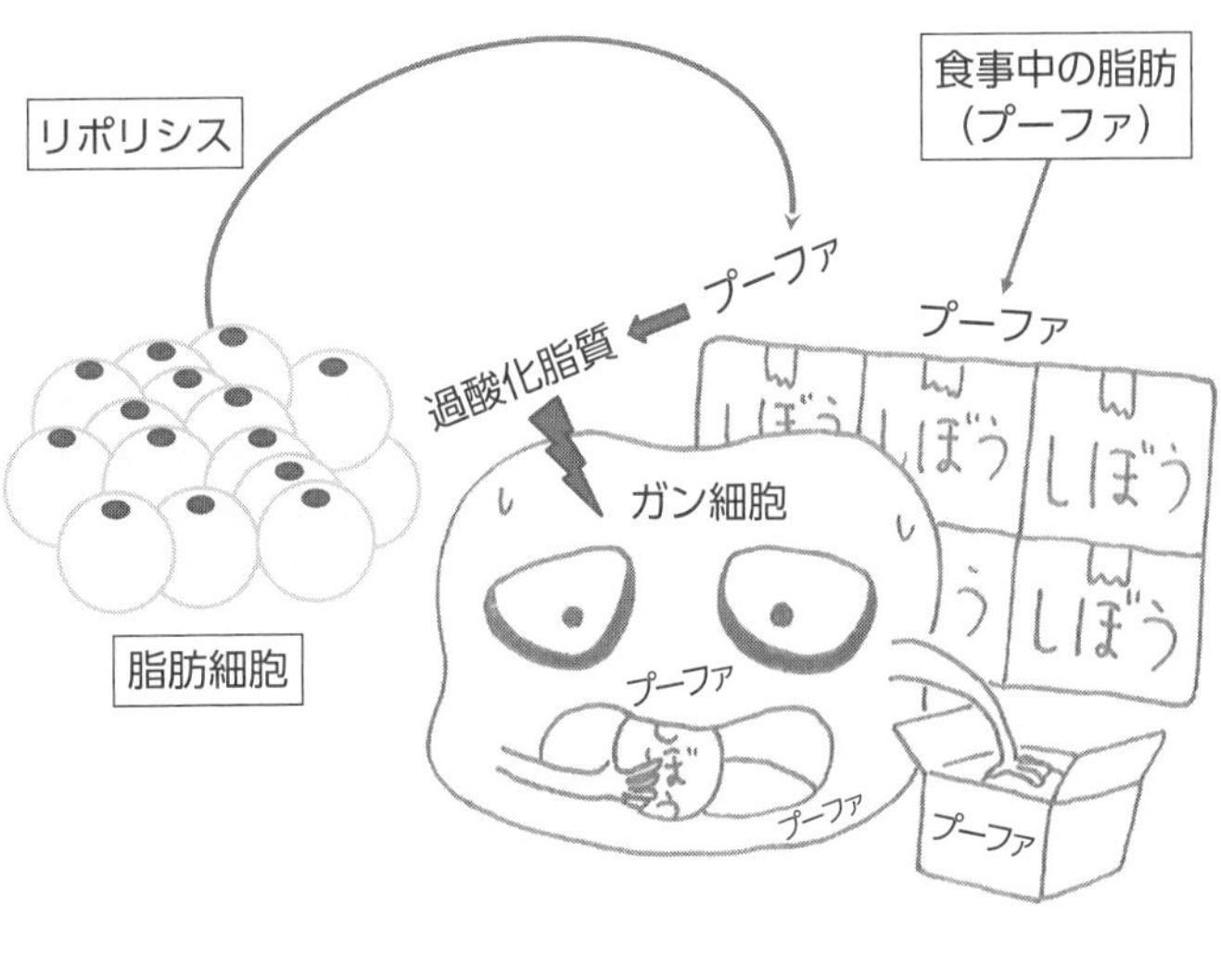

糖質は、脂質過酸化反応の原因となるプーファの遊離（リポリシス）を止める（図58）

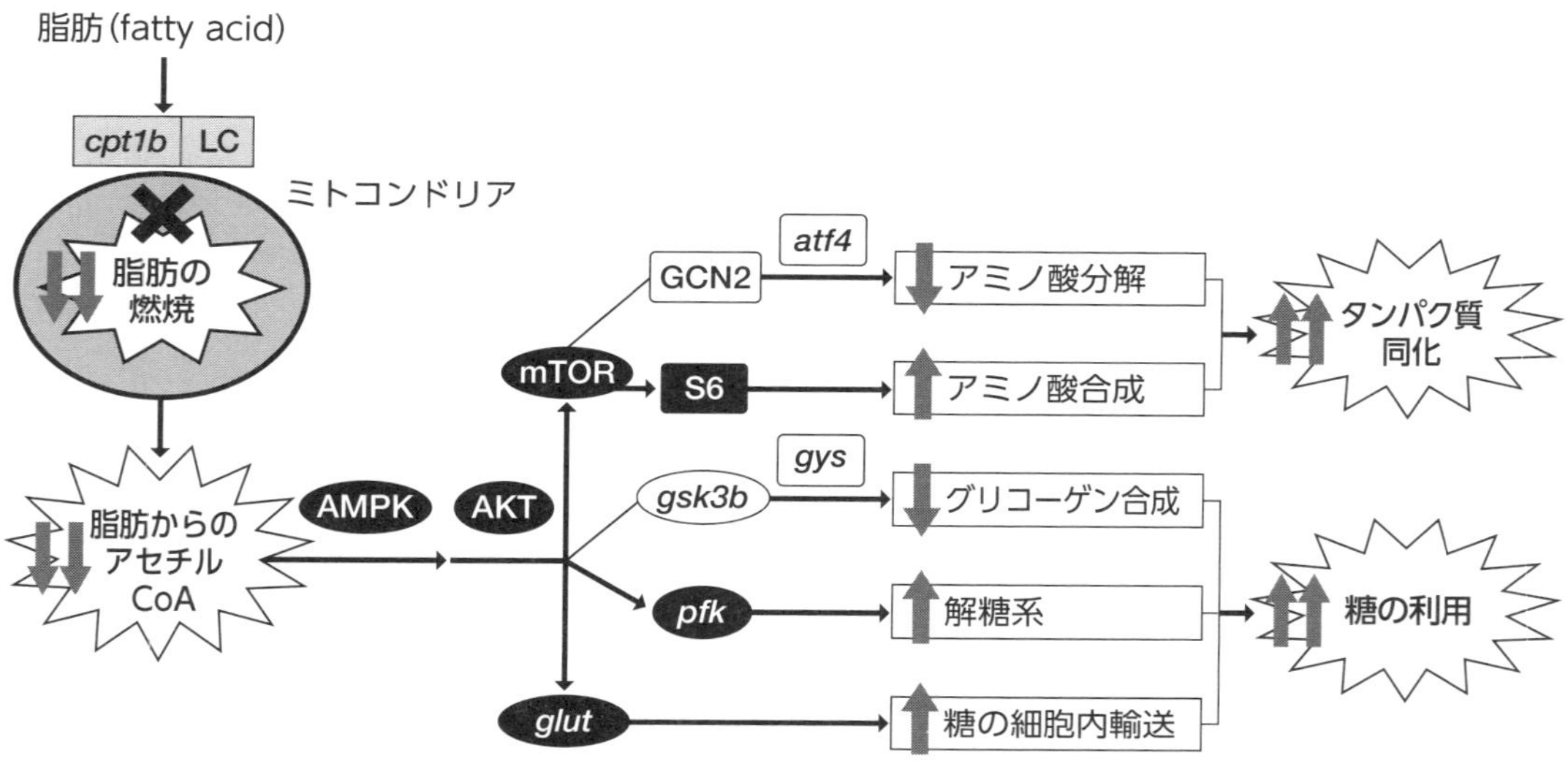

Mitochondrial Fatty Acid β-Oxidation Inhibition Promotes Glucose Utilization and Protein Deposition through Energy Homeostasis Remodeling in Fish. J Nutr. 2020 Sep; 150(9): 2322-2335

脂肪のエネルギー代謝（脂肪の燃焼）を抑えることで、糖のエネルギー代謝及びタンパク質合成がアップする。

ガン組織内には様々な代謝・異なった性質を持つ
ガン細胞が混在する（図59）

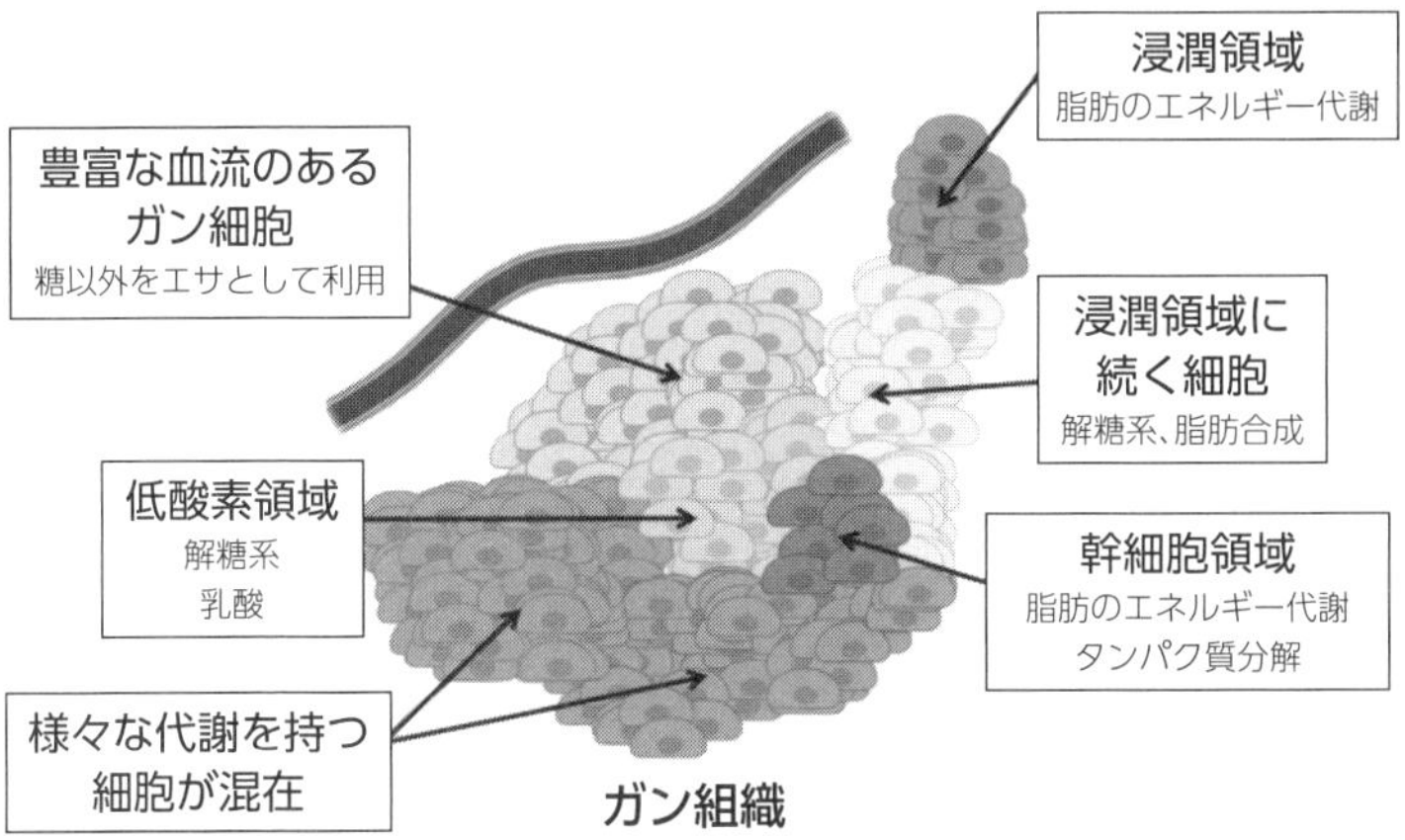

Metabolic Constrains Rule Metastasis Progression.
Cells. 2020 Sep; 9(9): 2081

ガンは本来兵糧攻めが非常に難しく、一つの物質を遮断してもすぐにそれに適応する能力（metabolic reprogramming）を持っている。ガン組織内には様々な代謝・異なった性質を持ったガン細胞が混在する。

ming）を持っています。正確には生き残った細胞をガン細胞と呼んでいるだけです。ガン組織内にはさまざまな代謝、異なった性質を持ったガン細胞が混在しています【672】（図59）。

したがって、ガンに対しては何か、あるいは何かの経路をブロックする方法ではなく、根本的に糖のエネルギー代謝に変えていくことが正攻法であり、唯一の根本治療になります。実際に2021年の白血病の研究では、ミトコンドリアの糖のエネルギー代謝（酸化的リン酸化、mitochondrial oxidative metabolism）

が低下しているため、これを回復することで根本治療となる可能性が示唆されています【673】。この方法だと、副作用がないばかりか、他の脳、心臓、筋肉などの代謝の高い組織にもプラスの作用があります。砂糖フリーの食事がガンの予防になるというエビデンスもなければ、ガン患者さんの余命を延ばすというエビデンスも皆無であり、むしろ糖質をしっかり摂取して糖のエネルギー代謝を高めることが最善策なのです。

「糖反射」なる現象は存在するのか?

頑迷な糖質制限者は、「糖が入ってくると胃の動きが止まる」ということを流布しているようです。これに「糖反射」なる名をつけて糖質が消化管の動きを止めると非難している始末です。もちろんこのような医学用語は存在しません。まず、胃の動きというのは、サイエンスでは「胃の排出機能・時間(gastric emptying)」という表現をします。

糖尿病あるいは糖尿病のため高血糖になっている人の胃の排出時間も遅れる(gastroparesis)ことが報告されています【674・675】。ところが、糖尿病で胃の排出時間が遅れている場合でも、低血糖にすると排出時間が早くなることが臨床試験で確かめられています【676】。

そして、健康人において低血糖状態にした場合にも胃の排出時間が早まります。高血糖あるいは糖の細胞内取り込みを高める物資（Glucagon-like peptide 1）によっても胃の排出時間を遅らせることができることも報告されています【677・678・679】。

つまり、血糖や細胞内の糖のエネルギー代謝をキープするために、低血糖では胃の排出速度を高め（早く血糖値を上げないとストレスホルモンが出る）、高血糖では胃の排出速度を緩めるという調整を行っているのです。胃では本来、十分に食べ物を攪拌したほうが良いのですが、血糖値が低下している場合には、十分に食物を攪拌せずに糖質を十二指腸に送り込むのです。したがって、私たちの血糖値（糖の需要）次第で、胃の排出時間をコントロールしているということです。

消化管を動かすには甲状腺ホルモンが必須ですが、その甲状腺ホルモンも糖のエネルギー代謝依存です（低血糖では、エストロゲン、コルチゾールなどのストレスホルモンがダイレクトに甲状腺にダメージを及ぼす）。三大栄養素の中では、むしろ私たちの状態に関係なしに胃の内容排出時間を遅らせるのは脂質です【680】。

グリセミック・インデックス（GI）のまやかし

グリセミック・インデックス（The glycemic index［GI］）は、炭水化物を含む食品を食後の血糖値の上昇程度で分類する指標で、1981年に提唱されたものです【681】。速やかに血糖値が上がる食品ほど、グリセミック・インデックス（以下GI値と記述）が高くなります。グルコース（ブドウ糖）を50g摂取した場合の血糖上昇値を100とした場合の数値で表現します。GI値が高い食品の代表は、白（精製小麦）パン（76前後）、白米（79前後）、ポテト（90前後）などです【682】。ちなみにハチミツ（マレーシア、オーストラリア産）のGI値は、60～65前後、ハチミツの主成分のフルクトース（果糖）は16です【683・684】。フルクトースやハチミツは、この食後血糖値の上昇程度が低いために、糖尿病の治療に最適な物質なのです【685・686・687・688】。

さらにGI値と摂取量を考慮した「グリセミック負荷（glycemic load［GL］）」や、ある食品を食べたときのインシュリン値の上がりやすさを表す「グリセミック反応（glycemic response［GR］）」という指標も考案されています。GI値が高い食品は、「インシュリンを大量に分泌させることによって脂肪細胞での脂肪合成が高まることで、肥満やメタボリック・シンドロームの原因となる」とする仮説が一部の現代医学や一般の健康ポップカルチャーで盛んに喧伝されました【689】。

しかし、この指標は、食品に含まれるプーファ（多価不飽和脂肪酸）などの脂質に影響されることから、GI値が必ずしも健康状態を反映するものではないことはすでに指摘されています【690】。プーファは、糖の細胞への取り込みをブロックする作用が強いため、食後高血糖の最大の原因となる物質です。

さらにグリセミック指数（GI）およびグリセミック反応（GR）の値は、短期の影響（空腹感）や長期の慢性病（糖尿病、肥満、心臓血管疾患など）のいずれとも関係が薄いことが明らかにされています【691】。血糖値が低下するのは、私がいつもお伝えしている生命体の最大の危機です。それに対して、より速やかに血糖値を上げることが命を救うことになります。つまりグリセミック指数（GI）が高いほど、消化がよくて血糖値を速やかに回復させてくれるということです。そして、それに対して細胞内に速く糖を補給するために、インシュリンが出ます。このインシュリンの反応（膵臓からの分泌）が速やかなほど、細胞内に速く糖を補給することができるのです。

つまり、グリセミック反応（GR）が高いほど、細胞の糖のエネルギー代謝を速やかに回復してくれるのです。グリセミック指数（GI）が低い食品は、一般に消化が悪く、抗栄養素といわれる栄養の吸収をブロックする物質や毒性物質を含んでいます。消化が悪いというのは、むしろ腸内微生物の増殖によるエンドトキシン発生によってダイレクトに新型コロナウイルス感染症などの感染症や糖尿病、自己免疫疾患、癌などの慢性病につながります【692・693】。

２０２１年の研究では、フルーツジュースなどのいわゆるＧＩ値が高い糖質は、糖のエネルギー代謝の指標である甲状腺機能を高めることが判明しています。ＧＩ値が高い糖質は、甲状腺機能低下及び炎症の指標である、甲状腺刺激ホルモン（ＴＳＨ）の値を低下させて、甲状腺ホルモン（ｆＴ３、ｆＴ４）の値を高めたのです【694】。ＧＩ値が高い糖質こそが、糖のエネルギー代謝（＝甲状腺機能）を高めて、遺伝子ワクチンによる免疫抑制及び過剰な炎症を食い止めるのです（図60）。

グリセミック・インデックス(GI)という指標は無意味(図60)

食品に含まれるプーファ(多価不飽和脂肪酸)などの脂質に影響されることから、GI値が必ずしも健康状態を反映するものではない

グリセミック指数(GI)およびグリセミック反応(GR)の値は、短期の影響(空腹感)や長期の慢性病(糖尿病、肥満、心臓血管疾患など)のいずれとも関係が薄い

フルーツジュースなどのいわゆるGI値が高い糖質は、糖のエネルギー代謝の指標である甲状腺機能を高めることが判明している。GI値が高い糖質は、甲状腺機能低下及び炎症の指標である、甲状腺刺激ホルモン(TSH)の値を低下させて、甲状腺ホルモン(fT3,fT4)の値を高める

↓

GI値が高い糖質こそが、糖のエネルギー代謝(＝甲状腺機能)を高めて、遺伝子ワクチンによる免疫抑制及び過剰な炎症を食い止める。

フルクトース吸収不良で腸内環境が悪化する？

ハチミツ、ショ糖、フルーツなどを悪玉にしている専門家や糖質制限者たちは、フルクトース（果糖）は腸内環境を変化させ、リーキーガットの原因になると主張しています。これは、日常生活ではあり得ない過剰のフルクトース投与によって、腸内微生物が異常増殖し、腸粘膜バリアを壊す（＝リーキーガット、leaky gut）という動物実験の結果を引用しています【695】。

フルクトースに限らず、食品や栄養素は一度に小腸から吸収される量には上限があります。フルクトースで言えば、一度に25～50g以上は吸収できません【696】。吸収されない余剰のフルクトースは大腸で腸内微生物のエサになるため、腸内微生物の異常増殖から最終的に「小腸腸内細菌異常増殖症（Small intestinal bacterial overgrowth［SIBO］）」となります。これは特別に「フルクトース吸収不全（fructose malabsorption）」と命名されています。

さて、25～50g以上のフルクトースとなるとショ糖（sugar）にして50～100g以上になります。大さじ1杯（tablespoon）のショ糖は9g程度です。したがって、ショ糖大さじ5～11杯を一度に摂取しないと「フルクトース吸収不全」は起こりません。私たちの日常生活（real life）で、このように大量のショ糖を一度に摂取することはありません。したがって、現実的にはこのような糖質制限者の脅かしを心配しなくても良いのです。

実際に、肥満の人を対象にした臨床実験（double-blind, cross-over, metabolic unit study）では、フルクトース75g／日を食事に追加していますが、「フルクトース吸収不全」やリーキーガットを来すような腸内微生物の変化やエンドトキシン（内毒素）の増加をもたらしませんでした【697】。この臨床実験では、フルクトースが全カロリーの20・1％と高い割合を占めているのです。この割合は米国の平均フルクトース摂取量の2倍の値です【698】。

ちなみに、糖質制限者が引用している動物実験は、ラット、サルなどにフルクトースを全カロリーの30〜50％の過剰量を与えた不自然なものです【699・700・701】。これは、平均日常摂取量の3〜5倍という現実の日常生活ではあり得ない摂取量なのです。

この臨床実験では、すでに肥満の人を対象にしているので、この臨床実験で投与されている量で肝臓においてフルクトースが脂肪に変換されやすくなっています。肝臓に脂肪が蓄積することで炎症が起こる病態を「非アルコール性脂肪肝疾患（non-alcoholic fatty liver disease［NAFLD］」と呼んでいます。この病態は、プーファ（多価不飽和脂肪酸）によってもたらされますが、糖質制限者は、フルクトースの過剰投与で引き起こされると喧伝しています。しかし、この臨床実験でも非アルコール性脂肪肝疾患（NAFLD）を発生させたり、悪化させたりする徴候は血液データ（中性脂肪、肝機能）からは認められませんでした。

今回の臨床実験では、フルクトース以外にもグルコース（ブドウ糖）も同じ量を別々に投与していますが、グルコースでもフルクトースと同じく腸内微生物の異常増殖によるリーキーガットや肝機能障害をもたらすことはありませんでした。そもそも自然界ではフルクトース、グルコースが単体で分離している食品はありません（自然の甘味は、大半はグルコース：フルクトース＝1：1で存在。ハチミツはややフルクトースが多い）。ハチミツは、中身はフルクトース、グルコースが単体で分離している例外ですが、それでもハチミツを摂取する場合は、この2つがセットになって吸収されます。フルクトースあるいはグルコースを単体で投与した不自然な臨床実験でも、リーキーガットや非アルコール性脂肪肝疾患（NAFLD）を起こすことはなかったのです。現実社会では、フルクトースとグルコースのコンビネーションであるハチミツやフルーツを摂取してリーキーガットや肝臓に脂肪が溜まって炎症を引き起こすことなどはあり得ないということです。

第5章

ホリスティック・メディスン（自然療法）としてのハチミツ

1　古代から伝わるハチミツを用いた自然療法

ハチミツの歴史

ハチミツの歴史は、人間の歴史が始まった当初にまで遡《さかのぼ》ることができます。

世界で最も古いハチミツの記録は、スペインのバレンシアにあるアラーニャ洞窟の壁画にあります。その壁画に、高い崖で自然のハチの巣を採ろうとしている女性が描かれていたことから、８０００年前の石器時代に人々はすでにハチミツを採取していたことがわかります。紀元前６０００年頃です。

現存する世界最古のハチミツは、北はロシア、南はトルコとアルメニアに接する、コーカサス地方に位置するジョージアにある紀元前４３００年頃の遺跡から発見されました。ハチミツは遺跡内の墓から発見されました。その墓には、土地のリーダーに殉葬された人々への捧げ物として野生のベリーがあったのですが、そのベリーは、５５００年も前に死者と共に埋葬されたものであるにもかかわらず、発見された２０１９年当時、赤い色を保ち、さらには果実の甘い匂いも鮮明に放っていたと言います。それはこのベリーがハチミツとともに漬けられて保存されていたからです。

ハチミツは人間や動物、微生物などの生命体に食されない限り腐敗することなくずっと残ります。それゆえ、ハチミツは保存食として最適といえます。

腐敗しない理由の一つには、よく言及されるいわゆる抗菌作用も含まれます。そしてもう一つはその粘度ゆえ酸素量と水分量が少なく、そこに微生物の繁殖がないことがあります（199ページ「ミイラ作りの防腐剤としてのハチミツ」参照）。抗菌作用については後から詳しく説明していきますが、これら二つの理由から、ハチミツは長持ちするのです。

インド・アーユルヴェーダの時代とハチミツ

3000年以上も前の古代インドで誕生したアーユルヴェーダにおいてもハチミツは薬として珍重されていました。アーユルヴェーダでのハチミツの薬としての利用法は多岐に渡ります。歯や歯茎を健康に保つため、不眠の改善、傷や火傷の治療、心臓の不調、動悸や白内障の治療にも使われていました。これはハチミツの抗菌作用のせいではありませんね。

今では私もなぜこれらの疾患や状態にハチミツの効果があったのかがはっきりと理解でき

ます。特に、不眠の改善という目的にはどの時代においてもハチミツが利用されてきました。

活動するときにエネルギーが必要なことは、誰しも理解していると思います。意外と知られていないことですが、寝るためにもエネルギーが必要です。狩猟時代まで遡るとその頃の人たちは肉体的な労働によって食べ物を確保していました。一日中動き回っていれば夜には力が枯渇し、エネルギーが消耗している状態になります。そんな時に、寝るためのエネルギー源としてハチミツが利用されていたのです。

皆さんは、とても疲れている時にはかえって眠れない、ということを経験したことはないですか？　それは正しい身体の反応です。疲れすぎている時というのは、眠るためのエネルギーすらも残っていない状態なのです。

寝る前にハチミツを一匙舐めるだけで寝るためのエネルギーが補給でき、眠りの質は格段に向上します。さらに効果的なのが、「ハーブティー＋ハチミツ」のコンビネーションです。

ハーブはもちろんさまざまな種類がありますが、その成分で睡眠を促すサポーター（指令）として働きます。その指令を実行するエネルギーとしてのハチミツが一緒に入っていると、さらに効果が高まるのです。

古代エジプトの医学書

ハチミツを使った傷の手当ての処方は、世界でも最古の医学書の一つと言われるエドウィン・スミス・パピルス（紀元前17世紀ごろ）にも記述があります。

この古代エジプトの医学書を見てみると、傷の手当の処方としてだけでなく、ほぼすべての疾患の治療薬としてハチミツを使った療法が施されていたことが分かります。

古代エジプト人は、ハチミツは神からもたらされるものであると信じ、ミツバチは神の代身とみなされました。また地上における神々の代身であると信じられていた王族は、死後ハチミツによって防腐処理が行われ、そして墓の中にもハチミツは入れられていました。

ミイラ作りの防腐剤としてのハチミツ

古代エジプトでミイラ作りの防腐剤としてもハチミツが使われていたのは、蜂蜜の抗菌性というよりは、その水分量の少なさによるものでした。

腐敗や発酵は水があることで起こります。腐敗も発酵も、元の状態のものを変化させる微生物の反応で起こりますが、水がないとその反応が起きなくなるのです。

ハチミツは、水分量が20％以下という非常に水分量の少ない食品の一つです。一見液体状になっているため水分量が少ないとは感じにくいかもしれませんが、ハチミツと同様の水分量が少ない食品として、乾燥した杏やいちじく（平均17％）、片栗粉（18％）などがあります。

ハチミツのような水分の少ない環境に菌が入り込んだ場合、浸透圧の差によって菌に含まれる水分がハチミツへと移行し、菌自体が生きていけなくなってしまうのです。このハチミツの特性を利用して、ミイラ作りの際の腐敗対策としてハチミツが利用されていました。

またミイラ作りには乳香《にゅうこう》（フランキンセンス）、没薬《もつやく》（ミルラ）、シダーウッドといった強力な防腐作用を持つ精油やミツロウも利用されていました。

古代ギリシャ —— ヒポクラテスとハチミツ

古代ギリシャでは、発酵していないブドウジュースにハチミツを混ぜたオエノメル（Oenomel）という飲み物があり、これが痛風や神経障害の治療に使われていました。ブドウジュースのような熟れた果物のジュースは、瞬時にエネルギーになるという意味で、私たちにとってハチミツと同じ力を持っています。

またヒポクラテスがさまざまな治療にハチミツを使ったという文献も多く残っています。古代ギリシアの医学書『ヒポクラテス全集』（紀元前3世紀ごろ編纂。古代ギリシア語で書かれた医学文章の集典）においてもハチミツが出てきます。

その当時の処方として、痛みの対処法でハチミツとお酢を混ぜた酢蜜剤があります。これは今であれば、スティングレスビー（ハリナシバチ）のハチミツがその内容成分に近く、効用も似通っています。

また急性的な熱にはハチミツと薬草で対処していました。この処方においても、ハーブによる作用（指令）が、ハチミツが生み出すエネルギーによって、より確実に実行されることを可能にしています。

ヒポクラテスは他にも、脱毛症の改善、傷の治療、便秘、咳、喉の痛み、目の不調、傷跡の治療、そして局所麻酔としてもハチミツを利用しました。

局所麻酔という表面的な、外科的な治療薬としてもハチミツは使われていたのです。

他の地域での昔からのハチミツの活用法

アメリカ大陸や、ユナニ（イスラム）医学でもハチミツは人を癒やしたり治療に使われてきたという文献が多く残されています。

マヤの伝承では「ハチミツは地の中心で生まれ、火山の火の粉にそっくりで、金色で熱く、人間を無力から目覚めさせるために地上に遣わされた」のだと言われています。実際、古代マヤ文明において、スティングレスビーから採れるハチミツがさまざまな疾患の治療薬として使われていた伝承記録が残っています。

北アメリカの先住民族シャイアン族の間では「初めの人間は野生の蜜と果実を食べて、飢えを知らなかった」という伝説が残っています。

イスラム医学においては、ハチミツは健康維持のための食べものとして扱われていました。その経典コーランにおいては、「蜜蜂の章」というのがあり、ハチミツが「人間を癒すもの」として記述されています。預言者であるムハンマドも下痢に対してハチミツの使用を勧めています。また結核の治療薬としてもハチミツが使われていました。

紀元前15世紀頃から綴られたと言われている神々と英雄たちの物語である「ギリシャ神話」においても、ハチミツの記述があります。

ギリシャの最高神であるゼウスは、ハチミツで育てられたと言われるぐらいハチミツ酒（Meed）とハチミツが大好物でした。そのゼウスを育てた女神の名前がハチミツという意味の「メリッサ」です。そんな神話もあるくらいですから、太古の昔からハチミツの存在が生活の中で活かされ、また健康を保つ秘薬として大事に取り扱われてきたことがわかります。

2 ハチミツの凄さは「糖」にある

ハチミツのエネルギー源としての即効性

このように、人類の歴史が始まった当初から薬としても活用されてきたハチミツですが、そのハチミツの本当の素晴らしさは、私たち生命体のエネルギー代謝への糖質補給源であるからです。これがもっとも重要な理由です。まさにこれしかないといっても過言ではありません。

ミツバチが花から集めてくる花蜜や甘露の主成分はショ糖です。単糖ではなく、二糖類のショ糖になります（図61）。

ミツバチは花蜜を蜜袋に入れて、そこで酵素反応を起こして、吐き出します。酵素反応を起こすことによって、二糖類であるショ糖をバラバラにし、単糖類であるブドウ糖（グルコース）と果糖（フルクトース）に分解します。このように単糖に分解された形でハチミツと

ミツバチが花蜜を単糖に分解していくプロセス(図61)

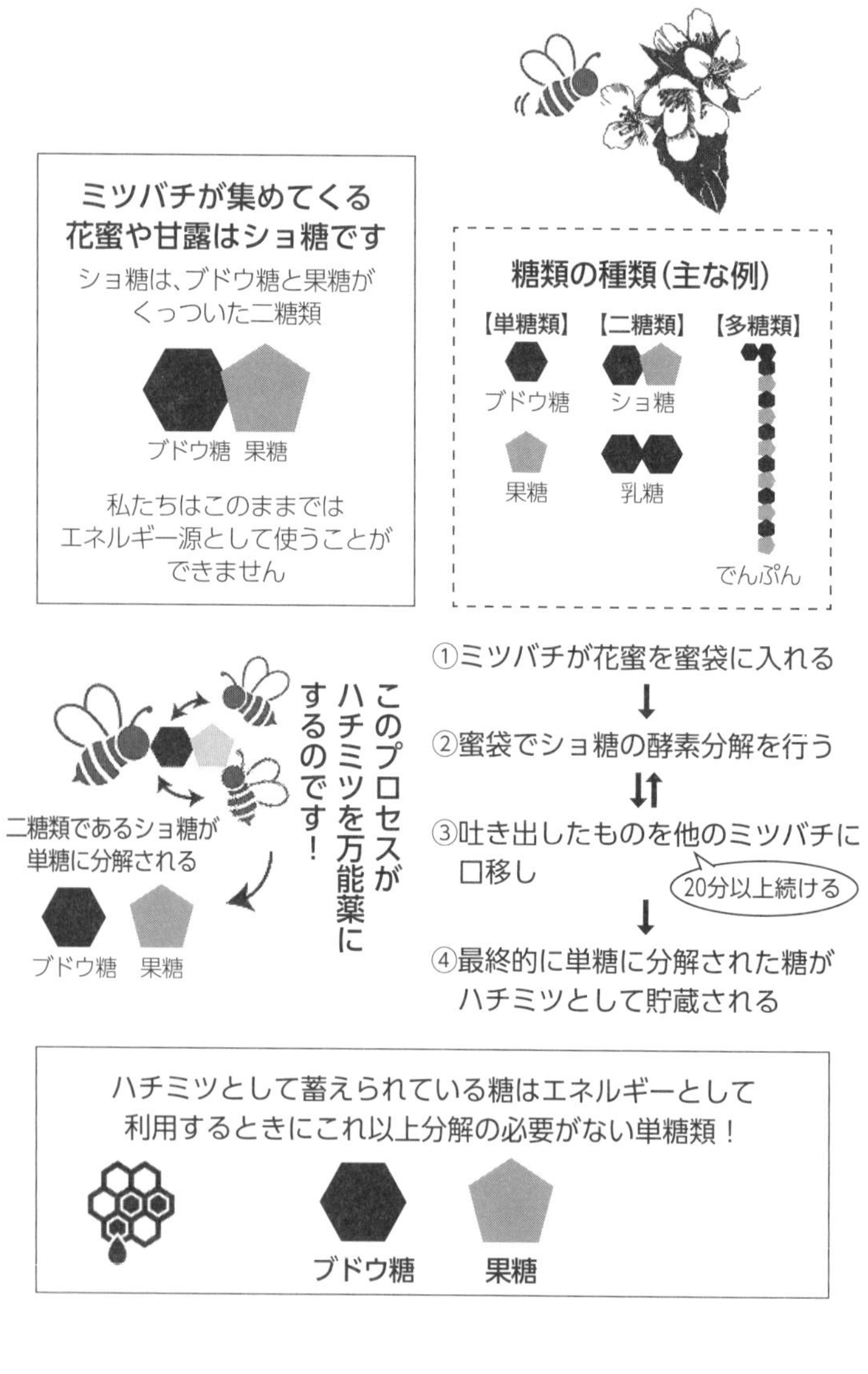
ミツバチが集めてくる
花蜜や甘露はショ糖です
ショ糖は、ブドウ糖と果糖が
くっついた二糖類
ブドウ糖
果糖
私たちはこのままでは
エネルギー源として使うことが
できません
糖類の種類(主な例)
【単糖類】
【二糖類】
【多糖類】
ブドウ糖
ショ糖
果糖
乳糖
でんぷん
①ミツバチが花蜜を蜜袋に入れる
②蜜袋でショ糖の酵素分解を行う
③吐き出したものを他のミツバチに
口移し
20分以上続ける
④最終的に単糖に分解された糖が
ハチミツとして貯蔵される
二糖類であるショ糖が
単糖に分解される
ブドウ糖
果糖
このプロセスが
ハチミツを万能薬に
するのです！
ハチミツとして蓄えられている糖はエネルギーとして
利用するときにこれ以上分解の必要がない単糖類！
ブドウ糖
果糖

して巣に保管されています。

完全に花蜜が分解されてハチミツになるには、この吐き出したものを他のミツバチに口移ししていく、という作業を20分以上続ける必要があるとされています。このプロセスを経て、ショ糖だったものが単糖になっていくのです。

ハチミツは消化分解のプロセスがすでにミツバチによって行われています。私たちが自らのエネルギーを使って分解しなくても、エネルギー源としてすぐ吸収できるようになっているのです。糖としてはこれ以上分解の必要のない単糖になっているハチミツは、腸ですぐ吸収され、エネルギー源として使われます。それゆえ、即効性があるのです。これがハチミツのとても優れている点なのです。

例えば傷口に塗れば傷口で吸収され、皮膚再生の促進をします。食用で利用すればそのままエネルギー源になります。

ハチミツは水ととても相性が良く、水を引き込んでそこに留めます。ですから美容での活用法としては保湿剤にもなり、同時に、肌に塗ると経皮吸収され、その場にある細胞を賦活し、細胞内のミトコンドリア活性を高めます。ミトコンドリア内でＡＴＰというエネルギー生産が増えることで、肌のターンオーバーや皮膚細胞再生が促進されるのです。

（注記・ＡＴＰは「生体のエネルギー通貨」と呼ばれ、細胞内で生産されるエネルギー源です。生体のＡＴＰは、車のガソリンのような役割です。ヒトの体はＡＴＰという単位のエネルギー量が多ければ多いほどさまざまな仕事をすることができます。それゆえ、皮膚の細胞が生み出すエネルギー量が増えることで肌のターンオーバーや再生・修復が促進されるのです）

ハチミツを万能薬たらしめている最たる所以は「糖」の持つ力なのです。

「糖は体に良くない」は迷信

ハチミツの成分を詳しくみていくことでハチミツの効果がさらによく理解できます。

図62にはハチミツの栄養成分表示として、炭水化物（糖質）、脂質、タンパク質、水分が主成分として表記され、続いてミネラル類が並んでいます。

一般的に「バランスよくいろいろな栄養素が入っている」「マグネシウムやカリウムや鉄など、いろいろなミネラル類が入っている」という漠然とした理由でハチミツが健康にいいと語られます。確かに、ハチミツの中にはさまざまな栄養素がバランスよく入っています。しかしこれだけではハチミツを健康改善のためにオススメする理由にはなりません。なぜならハチミツだけでなく他の食べ物においても、自然のものであれば、栄養素というのはさまざまなものがバランスよく内包されているからです。素晴らしいのはそのバランスだけではないのです。

「糖が良い」という概念は、ここ20年以上激しく抑圧されてきました。「甘い物は悪だ」という世間一般の風潮は皆さんもよくご存知のことと思います。

ですがこの表（図62）を見てみるとハチミツの主成分は80％以上が糖です。そして糖分と水分だけで99・5％を占めています。要するにハチミツの主成分は糖であると言い切れます。よってハチミツが体に良いのだとすれば、まさに糖の作用に依るものだということが分かります。

ですが世の中の考え方は、糖は悪だという、糖の悪玉説が主流です。ハチミツを売ることを目的にするならば、「ハチミツが良い」と市場でアピールするために、何か別の、ハチミツに特有の、突出した理由を探さなければなりません。それゆえ糖が素晴らしいとは言えず、「他に何か良いところがあるはずだ」と残りのたった0・5％であるミネラルの成分へと目を逸らしたり、苦肉の策としてハチミツ業界が白羽の矢を立てたのが「抗菌作用」だったのでしょう。

しかし、すでに述べたように、ハチミツの本当に突出した素晴らしさは、その「糖」の含有量、そしてその「糖」がエネルギー源として私たちの体で使われるために、これ以上消化分解を必要としない「単糖」という形で存在することなのです。

ハチミツの栄養成分表示（図62）

ハチミツ（栄養成分表示/100g当たり）	
成分	**平均**
主成分	
炭水化物	82.4g
フルクトース	38.5g
グルコース	31.0g
ショ糖	1.0g
他の糖類	11.7g
食物繊維	0.2g
脂質	0g
タンパク質	0.3g
水分	17.1g
主成分トータル	**99.5g**
その他の成分	
リボフラビン（Vit.B_2）	0.038mg
ナイアシン（Vit.B_3）	0.121mg
パントテン酸（Vit.B_5）	0.068mg
ピリドキシン（Vit.B_6）	0.024mg
葉酸（Vit.B_9）	0.002mg
ビタミンC	0.5mg
カルシウム	6mg
鉄	0.42mg
マグネシウム	2mg
リン	4mg
カリウム	52mg
ナトリウム	4mg
亜鉛	0.22mg

出典：Iran J Basic Med Sci. 2013 Jun; 16(6): 731-742

アーユルヴェーダなど、先ほどの歴史のところでお話したように、古い時代の書物を眺めてみても、ハチミツの薬効として特に感染症に効くといった記述は見当たりません。ハチミツが感染症に良いと言われ始めたのは、ごく最近です。しかしそれはハチミツが細菌に対して直接的に何かをしたということではなく、細菌とのパワーバランスを調整するだけのエネルギーをハチミツによって私たちが取り戻したからという、単純にそれだけの話なのです。

糖のエネルギー生産とそこに必要なビタミン類

さらにハチミツの優れているところは、単糖類がエネルギーを生み出すのを助けるビタミンやミネラルも一緒に含んでいる点です。特にビタミンB群など、細胞が単糖を使ってスムーズにエネルギー生産をするために必要なサポーターとなるビタミン類が全部まとめて入っているのです。

図63を見てみましょう。このビタミンB群のグループが、エネルギー生産の回路において、さまざまなところでサポーターとして働いていることが分かるかと思います。よく推奨サプリメントにビタミンB群が挙げられるのも、ここに理由があります。

私たちの体でエネルギー源になるのは、糖・脂質・タンパク質（図63）

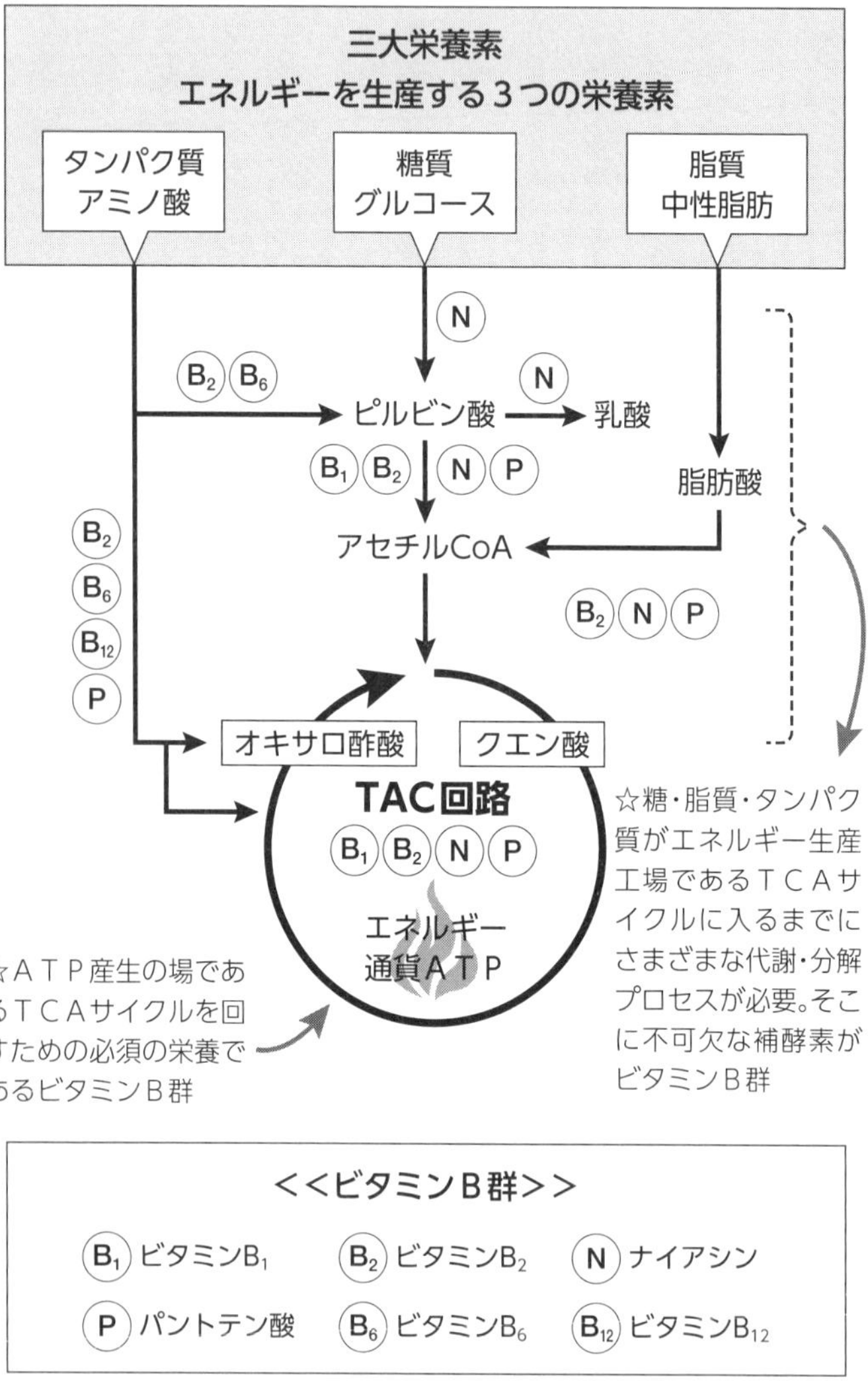
三大栄養素
エネルギーを生産する３つの栄養素
タンパク質
アミノ酸
糖質
グルコース
脂質
中性脂肪
N
B2 B6
ピルビン酸
N
乳酸
B1 B2 N P
脂肪酸
B2
B6
B12
P
アセチルCoA
B2 N P
オキサロ酢酸
クエン酸
TAC回路
B1 B2 N P
エネルギー
通貨ＡＴＰ
☆ＡＴＰ産生の場であるＴＣＡサイクルを回すための必須の栄養であるビタミンＢ群
☆糖・脂質・タンパク質がエネルギー生産工場であるＴＣＡサイクルに入るまでにさまざまな代謝・分解プロセスが必要。そこに不可欠な補酵素がビタミンＢ群
＜＜ビタミンＢ群＞＞
B1 ビタミンB1
B2 ビタミンB2
N ナイアシン
P パントテン酸
B6 ビタミンB6
B12 ビタミンB12

ハチミツには、ビタミンB群がたくさん入っています。これは非常に素晴らしいことです。そしてハチミツはビタミンB群の配合にも優れているのです。

エネルギーであるATPを生み出すには糖が足りなければ脂質やタンパク質もエネルギー源として利用しますが、この時にもこれらビタミンB群は必要になります。

ハチミツに含まれるミネラルの仕事

ミネラル類について少し説明しておきましょう。体内では特にナトリウム、カリウム、カルシウム、マグネシウムは大切な存在です。細胞内外の電位差を変え、電子の流れを調整する働きを担っています。電気的な場の調整をすることで生体反応を起こします（図64）。

そもそも電位差がなければ電流は流れず、そこには電子の受け渡しが生じません。電気の流れがなければ、電子伝達系というエネルギー生産の回路もうまく回らないのです。ハチミツに入っているミネラルたちは、細胞の電気の流れも促進します。

そして、心理的・物理的なストレス下で鍵となるのが、ミネラルの中でもカルシウムの動きです。

カルシウムは通常、私たちの体のあちこちに存在し、また多くは保管されています。ある

運動時やストレス時に欠かせないミネラルが豊富に含まれる黒色ハチミツ（図64）

私たちの体は、筋肉の収縮・弛緩を繰り返すことで動いています。
鍵となるのが細胞内外を行き来するミネラルの働き、
とくに運動時やストレス時にはカルシウムの働きです。

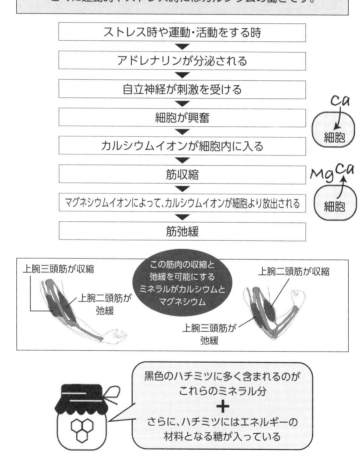

ストレス時や運動・活動をする時

▼

アドレナリンが分泌される

▼

自立神経が刺激を受ける

▼

細胞が興奮

▼

カルシウムイオンが細胞内に入る

▼

筋収縮

▼

マグネシウムイオンによって、カルシウムイオンが細胞より放出される

▼

筋弛緩

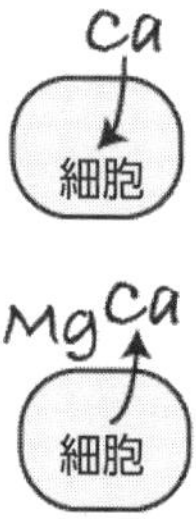

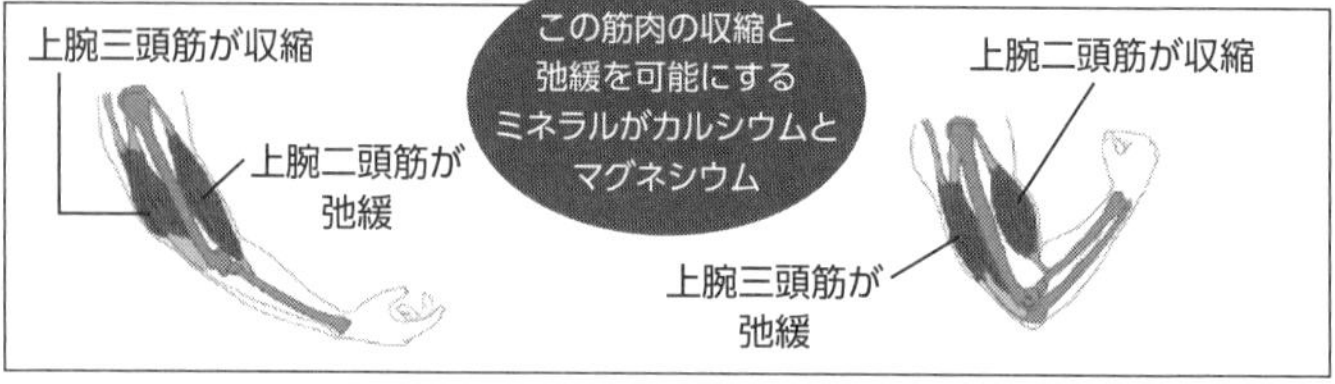

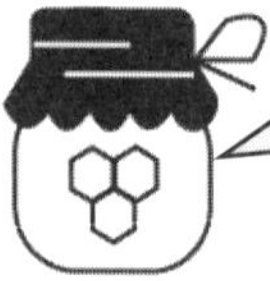

黒色のハチミツに多く含まれるのが
これらのミネラル分
＋
さらに、ハチミツにはエネルギーの
材料となる糖が入っている

程度のストレス状態までは体に確保されている量で対処できるようになっています。保管量では足りずにストレス状態に対応できなくなると、骨をはじめとした体の構造の部位を溶かして抜いてくることもあるのです。

ストレスを感じた時にはまず、身体に貯蔵されているカルシウムが引き抜かれ、細胞の中に入っていきます。そして、流入した細胞内のカルシウムイオンによって、細胞内外の電位が変わります。

特にカルシウムとマグネシウム、そしてカリウムとナトリウムがセットになって働き、細胞内外の電気の流れを調整し、エネルギー生産量にも影響を与えています。

ハチミツにはもちろんカルシウムも入っています。

ハチミツの種類によってカルシウムがたくさん入っているものもありますし、あまり多く入ってないものもあります。それによってどんな状態の時に食べると良いハチミツなのか、食べ分けることができます。

私たちがストレス下に置かれるのは、夜ゆっくりしている時よりも、昼間活動している時のことが多いですね。そういう活動時、とくにストレスフルな活動時に摂取すると効果的なのがミネラル分を多く含む黒っぽい色、またはこげ茶色をしたハチミツです。

ハチミツは本当のスーパーフード

つまりハチミツという一つの食品の中に、エネルギーを生み出すための方程式の材料（図65）が揃っているということなのです。エネルギーを生み出すための材料（単糖）もサポーター（ミネラルやビタミン）も、その両方を兼ね備えているのがハチミツなのです。

私たちの体は何をするにも、例えば食べるのにも寝るのにも体温を保つのにもエネルギーが必要です。そしてストレスに対応する時にはより多くのエネルギーが必要です。

ちょっとした傷や炎症、体内に入ってきた花粉や大気汚染などのゴミの処理、または人間関係のストレスや社会的な立場としてのストレス。自分の自尊

エネルギーを生み出す方程式（図65）

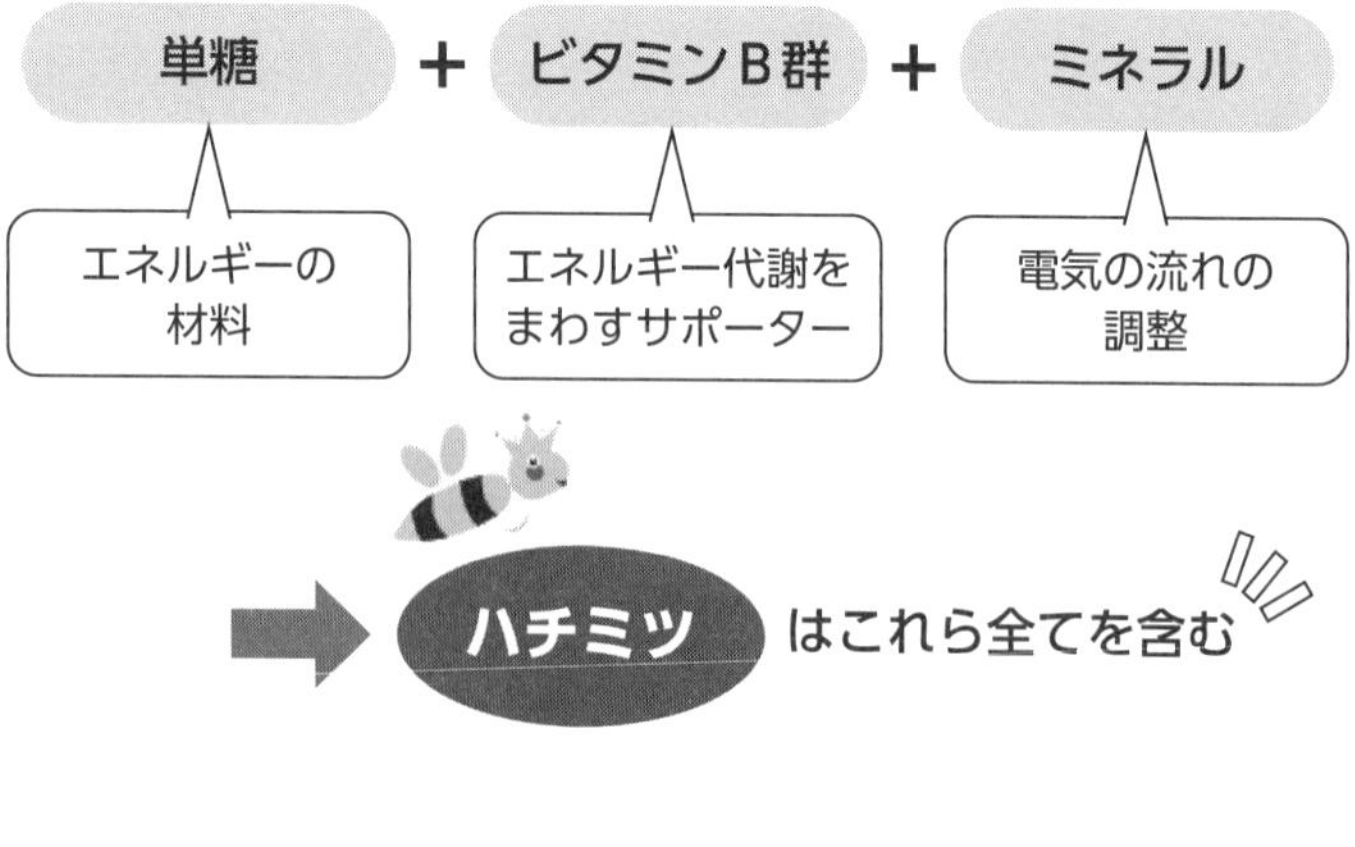

心のなさと折り合いをつける、誰かを大切に思いやるという気持ちを持つことさえ、エネルギーがないとできないのです。

時々「誰かを思いやることができないのです」といって落ち込む方がいらっしゃいます。大丈夫です。エネルギーが増えればきっと自然に、他人のために何かしたいと思えるようになるはずです。

自分のことで精一杯な人は、自分が日々を生き抜いていくためのエネルギーを確保することで精一杯なのです。そして、他人どころか自分自身さえ大切にできない人は、自分用のエネルギーすら確保できていないことを意味するのです。

一方でエネルギーが余っていれば、自分のことも、さらに他者のことも大切にすることができます。そして体内で炎症を起こしても、それを勝手に終息させるだけの力の余裕もあるのです。

この、私たちが生きている限りあればあるだけいい「エネルギー」の材料として、ハチミツはどんな食品よりも優れているのです。ここに、古代からさまざまな文化圏においてハチミツが万能薬として重宝されてきた理由があります。

3 抗菌性の罠

「抗菌作用が素晴らしい」という幻想

「抗菌作用を持つものは悪影響があるかもしれない」と考える人は多くはいないでしょう。

しかし、抗菌作用を持つものは、どんな菌も区別せずに一掃してしまいます。

昨今流行っている「菌活」や「腸内環境を整えて健康になる！」と言った健康法と、「抗菌・除菌」とは、真っ向から相反する行動であることに気づけるでしょうか。

「悪い菌の存在とそれが原因の病気がある」という概念を手放さなければ、この「抗菌作用が素晴らしい」という神話は崩すことはできないと思います。

例えば、アルコールなどの除菌スプレーや抗菌作用のあるウェットティシュを携帯している、家では抗菌のハンドソープやボディーソープを使っている、ヨガに行ったら除菌スプレーでマットを拭いている、など抗菌グッズを日常的に使っていませんか。

それは「菌が自分の体内に入ってきたら嫌だ」という考えからだとは思いますが、皆さんは本来、身体の中も外も菌だらけな生き物です。生命体として健康であれば体内外での菌のバランスは勝手にうまくコントロールされるものです。しかし「菌は殺さなきゃ」という強迫観念に捉われるような、情報発信や宣伝がメディアを通して世界的に行われていることで、「菌は悪いもの」と思い込んでしまってはいないでしょうか。

菌を嫌がる一方で、「味噌は手作り、麹を増やしたり、ぬか漬けをつけてます」とせっせと菌の増殖に勤しんでいるのです。菌に善悪はありません。

現代において、「私たちを病気にするものは何だと思いますか?」と聞くと、悪い微生物が問題なのではないかと考える方がとても多いのが現状です。

「微生物が悪さをしている」という概念はいまだに根強く浸透しています。

ですが今ではそれが偏っている考え方だということが徐々に分かってきています。

微生物が全部悪いのではなく、私たちはたくさんの微生物と実際は共生している、という認識を持っている人が多くなってきました。そこで出てきたのが、善玉菌と悪玉菌の概念です。微生物には、「良い微生物と悪い微生物」がいる、という見方です。

この二元論から、菌活で良い微生物は大事にして、悪い微生物を殺しましょう、という発想になっていきます。ですが、皆さんが病気になるのは微生物のせいではないのです。そう聞いて、びっくりなさる方もいるでしょう。

細菌たちは大昔から存在しており、私たちと共存してきました。いろいろな細菌や真菌、いわゆる微生物たちと共生することで私たちの体は日々の体内環境を成り立たせています。体内で微生物にもエサをあげ、彼ら微生物からも力を借りたりと、お互いに影響しあいながら共生しています。

その多種多様な細菌や真菌と私たちが共生する中で、ある種の細菌が一時的に勢力を増し、私たちに悪影響を与える（病気として感じる状態）になる時というのは、こちら人間側の力が弱っていることを意味します。細菌や真菌そして私たちの体、ここにあるパワーバランスは日々変動しています。そのパワーストラクチャーの変化によって、それぞれのプレーヤーが活性されたり、抑圧されたりしながら、バランスの取れた均衡状態を保っています。

そのダイナミックな変化と均衡の繰り返しが微生物と生命体である私たちの中で、ただ自然に起きています。今もし、微生物による感染症が私たちの致命傷になるダメージを与えているのだとすれば、それは間違いなく私たち側の力が落ちているからに過ぎないのです。

無理をしすぎた時などに熱が出たりしますが、それは微生物のせいではありません。ストレスに対応するためには体内の中性脂肪やタンパク質が分解され、その血中に遊離した脂質やアミノ酸が炎症を加速させ、発熱につながっているのです。

また、弱っている時には、細菌に私たちの力が負けてしまう時もあります。ですが力が回復した途端にパワーバランスが対等に戻って症状は治まります。ここでいう「力」とは、エネルギー総量です。ブドウ球菌であろうと大腸菌であろうと、「悪い」とされているどんな菌も、私たちは仲良く共存しているということを理解すれば、抗菌力の高い薬剤や食物を摂取することに意味がないことが分かるのではないでしょうか。

ハチミツの抗菌性とは

今やハチミツというと、エネルギー源としての素晴らしさではなく、その抗菌度の高さに注目が集まりがちです。そしてハチミツの抗菌度を図るものとして、いくつか異なる指標が使われています。

1960年にハチミツの抗菌物質として、ブドウ糖から発生する過酸化水素が確認されました。そこからハチミツの抗菌作用についての研究が活発になります。

1988年には、ニュージーランドのワイカト大学のピーター・モーラン教授が、「マヌカハチミツには過酸化水素とは別の抗菌作用物質が存在する」という発見をしました。ですが当時は抗菌作用が発動することが確認できても、その抗菌作用物質が何であるかを特定できなかったため「ユニーク（特異な）・ファクター」と名づけられました。これがマヌカハチミツに関しての研究だったため「UMF（ユニーク・マヌカ・ファクター）」としてマヌカハチミツの抗菌度を表す指標になりました（UMFに関しては後述）。

2000年代に入ってからは、さらに「ハチミツの抗菌度」に注目が集まります。一九八八年にピーター・モーラン教授によってそれまで解明できなかった物質がメチルグリオキサールという生理活性成分だったということが明らかになります。このメチルグリオキサールという成分がとてもパワフルに抗菌の力を発現させるということで注目を浴びました。

それがマヌカハチミツにおいて最も多く目にする抗菌指標の「MGO（メチル・グリ・オキサール）」です。

このMGOがどれくらい入っているか、ということが抗菌作用のパワフルさの指標となり、MGOの高さがマヌカハニーの特徴として取り上げられることとなりました。

このような経緯をたどって、今では「ハチミツ＝抗菌作用」であり、「抗菌作用＝メチルグリオキサール」、という認識が一般的に広く定着しています。

古代の文献に残っているハチミツの効能ですら「抗菌作用があったから」と書き換えられ、歴史が捻じ曲げられてしまっています。

TAという指標

メチルグリオキサールがたくさん入っているハチミツに対抗する指標として、新しくTAという指標も生まれました。

その背景には、メチルグリオキサールが入っていない、「抗菌作用が証明できないハチミツ」も市場で売れないと困るという経済原理が働いています。TAという指標を作ることで「このハチミツはMGOは低いけど代わりにTAが高いので貴重だ」という概念を作ったのです。

TA（トータルアクティビティー）は、オーストラリアで採蜜されるジャラの抗菌活性レベルを表すものとして最初は使われていました。

TAは、PA（過酸化物活性）という、過酸化水素による殺菌効果と、NPA（非過酸化物活性）という、過酸化水素以外の成分による抗菌作用とを合わせた二つの指標から成り立っています（図66）。

NPA（非過酸化物活性）は、酸化を活性させるものではないけれど、体の抗菌作用として働く、グルコース濃度、メチルグリオキサール、そしてハチミツがもつpH値による作用を表します。
オーストラリアで採蜜されるジャラの抗菌活性レベルを表すこのＴＡは、オーストラリアがマヌカを産出するニュージーランドに対抗するために「我が国にだってすごく良いハチミツがある」「マヌカのメチルグリオキサールが入ってないからといって抗菌作用がないわけではない」と主張するために作った指標とも言えるでしょう。

ＵＭＦとは

ＵＭＦもよく目にする指標です。ＵＭＦは、「このハチミツと同程度の殺菌力を持つフェノール水溶液の濃度」を表します。たとえば、「フェノール10％溶液」の抗菌

TAとは(図66)

ＴＡ(トータルアクティビティー)
定義:オーストラリアでジャラハニーの抗菌活性レベルを表すものとして使われています。

TA=

PA:過酸化物活性
ハチミツの中に含まれるフェノール化合物が酸素と反応して「過酸化水素」という殺菌成分に変化する。その過酸化水素が持つ抗菌作用を指標化

+

NPA:非過酸化物活性
過酸化水素以外の成分による抗菌作用
・グルコース濃度
・メチルグリオキサル(マヌカハニー)
・ハチミツが持つpH度

ＴＡ値の測定は、フェノール10%水溶液の抗菌作用を基準として表されます。ＴＡ10の場合、フェノール10%と同等の抗菌作用があることを意味します。ＴＡ10=フェノール1.0%の水溶液と同等の抗菌活性力があることを意味します。

効力と等しければ、「UMF10」となります。数値が大きいほど抗菌作用が強く、一般的なハチミツは「UMF0~1程度」、マヌカハニーでUMFの含有量が少ないものは「UMF0・5~4程度」、含有量が多いものは「UMF10以上」を示します（図67）。

生体消毒薬であるフェノール（石炭酸消毒薬）は、電子を積極的に奪おうとする力が強い属性があります。それゆえその場で炎症を引き起こすことが得意な物質です。炎症を起こすことで、微生物と戦う力（抗菌性）を発揮します。

つまりフェノールという、抗菌作用がある物質としてよく知られている既存の成分を指標にしてハチミツの抗菌作用をそこに

UMF（ユニークマヌカファクター）とは（図67）

UMFは、マヌカハニーの殺菌効果を、
消毒液のフェノール溶液と比較した数値で表しています。

UMF10の表示は、10%のフェノール水溶液と
同じ殺菌力ということを意味します。

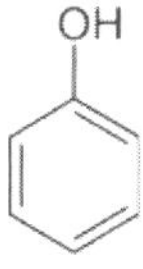

一般的なハチミツ：UMF 0～1程度
UMFの含有量が少ないマヌカハニー：UMF0.5～4程度
UMFの含有量が多いマヌカハニー：UMF10以上

フェノール含有量が多いものは、アロマセラピーの世界では、皮膚刺激や粘膜刺激があり、使い方には要注意と言われている。ハチミツにおいても、UMF数値が高ければ高いほど良いハチミツであると考えることは、同様に危険。

当てはめたのがＵＭＦなのです。

抗菌の力としてフェノールは非常にパワフルです。アロマセラピーの世界でも同じですが、タイムやシナモンリーフといったフェノール類を多く含むグループは炎症を起こしやすいので取り扱いが危険と認識されています。

フェノールがたくさん入っているものは皮膚刺激や粘膜刺激があるのです。つまりそこには電子を奪って燃やす強い力があるということです。

フェノールのような刺激の大きいものは、たくさんあれば良いわけではありません。ハチミツの質を図る指標として、高ければ高いほどいい、という認識で使うと、危険であることも知っておきましょう。

ハチミツが持つメチルグリオキサール以外の抗菌作用

ハチミツの抗菌性レベルを表す指標としては、前述のように過酸化水素もＴＡの指標になっています。

この過酸化水素に関しては、鉄などの重金属の存在下で反応性の高い活性酸素（ハイドロキシラジカル）を結成し、それがバクテリアの細胞壁にダメージを与えることによって「抗菌性」を発揮する、という研究論文があります。しかしこの抗菌性の研究や実験は、単にペトリ皿上のものであり、体内での反応を見るような実験ではありませんでした。

このハイドロキシラジカルはバクテリアの細胞壁だけではなく、血液中に侵入した場合にはアルデヒドの形成も促して私たちの体にもダメージを与えます。

一方で、ハチミツによってはポリフェノールなどのフェノール物質が含まれていないものもありますが、そのようなハチミツでも抗菌作用があることが分かっています。それはグルコース濃度が高いことによって引き起こされる抗菌作用です。前述の「ミイラ作りの防腐剤としてのハチミツ」の節でも述べたように、高濃度のグルコースはバクテリアから水分を引き抜き、その結果としてバクテリアは活性を失い増殖できなくなります。

同時にグルコースが入ることによって私たち自身のエネルギーが活性し、自然と体内の菌バランスを調整します。

また、ハチミツはpHが高いので（pH３・２〜４・５）、外用した場合バクテリアを緩やかに抑制する静菌作用を持ちます。ただその高いpH値は人間の体内に入った時点で消滅してしまうので、それ自体を体内で抗菌性を発揮する効力としてみなすことはできません。

このように見てみると、先人たちが利用したハチミツにおける「抗菌性」というものは、ＰＡ（過酸化物活性）や、メチルグリオキサールの作用ではなく、それ以外のＮＰＡ（非過酸化物活性）、つまりハチミツが持っている高いpH度とグルコース濃度によるものであったことがわかります。

ハチミツの抗菌性は、悪玉菌だけを殺す作用ではない

マヌカハニーにメチルグリオキサールの存在が認められてからは、ハチミツの主な効能はその抗菌性にある、という認識が定着するようになりました。そして古くからハチミツが利用されてきた歴史の背景もいつの間にか抗菌作用によるものだと置き換えられ、「ハチミツは、そのたぐい稀な抗菌力と殺菌力によって医療目的のために使われていた」と表現されるようになってしまったのです。

特に現代においては「感染症が脅威」の世界になっていますので、その脅威に対抗する手段として医療の世界でもハチミツが使われるようになりました。

そこでは自ずと抗菌作用が高ければ高いほど良いハチミツだという考え方が主流になります。

多くの人は「薬理作用」が大好きです。現代医学に替わって、何か自然なもので、でも薬と同様の作用を起こすものはないか、と考えるのです。それゆえ「この自然療法はこんな症

状に効きますか」といった発想になってしまうのです。その発想自体がある種の刷り込みの上に成り立っていることに気づく時が来たのではないでしょうか。薬の代替であるに過ぎないものは本当の意味での自然療法とは呼べないのです。

大昔から使われてきた自然療法というものは、まったく別の概念のもとに成り立っています。私たちの体を全体的に、包括的に捉えて対処しないことには「本当の健康」は取り戻せないという立ち位置にあるのが本来の自然療法なのです。

近年、「悪いのは菌だ。だから菌によって病気になる」といった短絡的な概念が植えつけられてしまったが故に、「抗菌作用が高いものを食べれば私たちは病気にならない」、「抗菌作用が高いハチミツや、抗菌作用の高い薬を摂れば、悪い菌を対処できて健康な身体に戻る」といった結論に行きつくことになります。

しかしながら、実際は物事に良いも悪いもないのです。同じものも、その場の環境によって、時には良いと認識され、時には悪いと認識されます。しかしその良いと悪いの定義はそもそも何なのか。誰にとってのものなのか。どの視点でのジャッジなのかによって、答えはその都度違ってきます。

つまり、「悪い特定の菌を殺します」といった記述がされている商品や物があれば、それは信用ならない、ということです。もちろん成分によっては対処しやすい菌というのは存在するでしょうが、ダメージを受けるのはその菌だけではなく、私たちの身体全体のバランスにも影響があるということを忘れないでください。

ここには根強く「微生物悪玉説」が存在します。悪さをするのは菌であり、どうやってその悪い菌にまとを絞って殺傷しようか、というところばかりに考えが及ぶのです。そしてそれは残念ながら医療の世界だけでなく、現代の自然療法の世界でも同じと言えます。その二元論を手放さない限り、本当の健康を手に入れることは難しいでしょう。

抗菌作用がハチミツの中で最も高いとされているマヌカハニーは、世の中で最も良いハチミツとされ、高価で取引されるようになっています。それゆえメチルグリルオキサールを人為的に増やした偽物が取引されることが頻発し、市場で本来のマヌカハニーを見分けることは非常に難しくなっています。

本来の意味での「抗菌力」を考えてみる

そもそもこれら抗菌度とか抗菌作用の指標になっている数字は、実験室のペトリ皿上で、菌にハチミツを投与して「菌がこれだけ死にました」というデータを出しているに過ぎません。非常に限定・隔離された環境であるペトリ皿上で起きていることと、周りにあるものからの影響を隔離することが不可能である体内で起きていることは同じではないということを忘れてはいけません。

また、メチルグリオキサールや過酸化水素はひとたび体内に入ると、周りの物質と電子の受け渡しを行いながら化学反応を起こし違う物質へと変わります。つまり、メチルグリオキサールや過酸化水素そのものが本当に微生物を死滅させたかどうかということが、そもそも分からないのです。そういった曖昧さも、この「抗菌性」という考え方には潜んでいます。

抗菌作用で「悪い菌」が殺菌されるから良い、のではなく、糖が体内に入ることで菌に対抗する自分のエネルギーが賦活するという発想で、ハチミツの効用を見るほうがやはり納得がいくのです。

本当は糖の力で元気になって、その回復したエネルギーを使って自分の免疫を活発に発動させることで、その場の微生物を処理する。その処理された微生物などのゴミを掃除するために起きた炎症もその仕事が終われば自然と静まっていく。これがハチミツが持つ本来の「抗菌作用」という、菌を制圧する力なのです。

ペトリ皿の中で菌がどれだけ死滅するかという実験と、私たちの体が菌とどのように対峙するかという話は決して一緒ではありません。

しかし、それを一緒にして納得させたいと思っているのが、「砂糖悪玉説」が蔓延《はびこ》る現代でモノ（ハチミツ）を売りたい側の視点であり、さらにそれを一般消費者が鵜呑みにして信じてしまっているという現実があります。

4 糖とシロップ

世界3大アダルトレーションのひとつであるハチミツ

ハチミツには、経済的原理が働いたゆえの抗菌性という罠があるだけではなく、シロップ混入という罠も残念ながら潜んでいます。

世界3大アダルトレーションという言葉を聞いたことがありますか。アダルトレーションとは、英語で「混ぜ物をすること」を意味します。つまり食品偽装です。

世界で市場に出回っている食品の中で最も混ぜ物によって偽装が行われている食品第3位にハチミツが入っています。

第1位　オリーブオイル

第2位　牛乳

第3位　蜂蜜

市場に出回っているその9割以上のハチミツに人工シロップが入っていることが報告されています。人工シロップとは、ブドウ糖果糖液糖（ＨＦＣＳ）・異性化糖などです。ブドウ糖果糖液糖は、主に遺伝子組み換えのとうもろこしを原材料としており、そのため安価に大量生産することのできる人工甘味料です。

人工シロップの毒性は、医学論文でもさまざまなところで証明されています。

- 原料が遺伝子組み換え（ＧＭＯ）のとうもろこしであること。それゆえ私たちの遺伝子にダメージを与える。
- グリホサートの問題。遺伝子組み換え作物が育つ場所には殺虫剤や除草剤が必ず撒かれているため、ＧＭＯコーンが原材料である人工シロップにもネオニコチドや、グリホサートなどが混入している。これらはエストロゲン様作用を持ち、炎症の原因となる。
- 複雑な化学合成過程における、重金属汚染や澱粉質の混入。
- ２０１９年の研究では、ブドウ糖液糖がガンを促進させる、肥満、高脂血症などのメタボリックや行動異常（躁うつ病など）を引き起こすことが報告されている【702・703・704】。

簡単に言えば、本当ならばハチミツを摂取することで、エネルギーの賦活を行いたいのに、シロップ入りのハチミツを食べると逆に、私たちが生き残るためのエネルギーを奪い、さらには私たちの体にダメージを与え、病気の原因になってしまうということなのです。

遺伝子組み換えコーンでできた人工シロップであるブドウ糖果糖液糖は、英語では「High-fructose corn syrup: HFCS」と呼ばれます。フルクトースと書かれていますが、このフルクトースは天然のハチミツに含まれている単糖のフルクトースと同じものではありません。

人工シロップ入りのハチミツを食べても食べても健康にならないのは、毒性のあるものが一緒に入っているからであって、なおかつ私たちの体がやるべき仕事を実行しにくくするからという理由があります。そして人工シロップは代謝するのも大変なのです。ここでもエネルギー消耗が発生します。

マヌカハチミツのラベルを貼ったものは、2013年のリサーチデータでは年間1万トン以上も市場に出ているのに対し、実際のその年の年間マヌカハニー生産量はニュージーランドで1700トン、オーストラリアで400トンです。ハチミツ産業がこの10年で劇的に伸びている中でも、2019年の最新のニュージーランドのデータでもおよそ2300トンの収穫量でしかありません。実際の生産量をはるかに超えた数のマヌカハチミツが市場に出回っていることは間違いありません。

生産者からマヌカハチミツを買い取った中国の販売業者が、人工シロップ等で水増しをして販売しているケースもありますし、最初から生産者にお金を払って水増しして作ってもらっているケースもあります。市場で売られている9割以上のマヌカハニーは偽物だということになります。

ハチミツにシロップを混ぜる理由

人工シロップを混ぜる理由として、ハチミツの生産量を上げるために水増しに使われている場合と、ミツバチの餌としてシロップが投与されている場合とがあります。ミツバチにとって餌が減ってしまう寒期の花が咲かない時に働き蜂に人工シロップや砂糖水を餌として与えている養蜂場は実際とても多いです。つまり、養蜂家の考え方次第で品質は大きく変わるのです。

ミツバチが集めたハチミツを私たちが全部頂いてしまうと、当然ミツバチたちの餌は無くなってしまいます。するとミツバチは越冬できず死滅してしまいます。そうならないために、砂糖で作った手作りの果物のジャムを餌としてあげている養蜂家もいます。それ自体は良いと思うのですが、もしその果物に農薬が付いていたり、殺虫剤や除草剤、放射能の害があったとしたら品質は大きく落ちます。そもそも、ミツバチが集めた食料としての蜜であるハチミツを私たち人間が、その全部を取り上げてはならないのです。

働きバチに餌として人工シロップを与えてしまうと、また別の問題も起こります。

ミツバチはブドウ糖果糖液糖やショ糖シロップといった人工シロップをうまく自分で代謝することができません。それゆえハチミツに人工シロップが残存します。また、ブドウ糖果糖液糖は、ミツバチのエネルギー代謝経路である解糖系をブロックしてエネルギー代謝を止めてしまうことが報告されています。寒い時期、花蜜の不足を補うために良かれと思ってブドウ糖果糖液糖を餌として与えていると、結果的にハチの生命力を奪うことになり、ハチのコロニー自体の弱体化やハチミツの収穫量の減少という結果になりかねません。

シロップ混入を検知するC4シュガーテスト

シロップの混入の有無を検知するテストに、C4シュガーテストというものがあります。これはシロップの混入の有無を証明するテストとして国際的に利用されているものです。

サトウキビやトウモロコシなどの植物から生産される糖は、C4経路と呼ばれる光合成経路を使用して生産されます。一方でミツバチによって集められる花蜜は、C3経路と呼ばれる異なる光合成プロセスを使用する植物に由来します。C3およびC4経路から生じる糖の天然に存在する炭素12および炭素13同位体の比率には測定可能な違いがあり、このテストではこの違いを使用して、C4糖がハチミツに添加されているかどうかを判断します。

5　極性で捉えるハチミツ療法

エレメントマトリックス®で極性を読み取る

ホリスティック・メディスン（自然療法）としてのハチミツは、繰り返しになりますが糖代謝を回すことがその機序にあります。殺菌・抗菌作用ではなく、糖代謝が回りエネルギー量が増えることによって症状が治まっていくのです【705】。

私はヒポクラテスの時代から使われていた四体液説に、電子や量子エネルギーの理論を織り込み、エレメントマトリックス®という理論を体系化しました。自然療法、精油やハーブ、病態を含めこの世の中の万物は、4つのエレメント（火・土・風・水）の座標のどこかに位置します。

エレメントマトリックス®では、縦軸の下が求電性、上が求核性を表します。求電性とは電子を受け取る、もしくは奪う性質を持つことです。一方で、求核性は、電子を与える、手放す性質を持ちます。

このコンセプトと極性を重ね合わせると、縦軸の下は、極性的にはプラスのエネルギーを持つもの、上は、マイナスのエネルギーを持つものということになります。

プラスのエネルギーを持つというのは、極性的にはプラスの電荷に偏っている状態です。ここに属するものは、プラスマイナスの帳尻を合わせて中性に持っていくために、電子（マイナスの電荷を持つ）を引きつける、つまり奪う作用を持ちます（図68）。

一方で縦軸の上はマイナスのエネルギーを持ちます。ここに属するものは、極性的にはマイナスの電荷に偏っています。つまり電子（マイナスの電荷を持つ）が有り余っているので、余った分の電子を手放して、中性にバランスを取りたいという性質があるのです。

電子を奪う性質があるものを酸化剤と言います。酸化剤は、プラスの極性に偏っているので、電子を相手から奪うことで、自らは還元します。一方で、マイナスの極性に偏っているものは還元剤です。還元剤は、自らがマイナスの電子を余分に持っているので、電子を与えることで相手を還元し、自らは酸化します。

エレメントマトリックス®（図68）

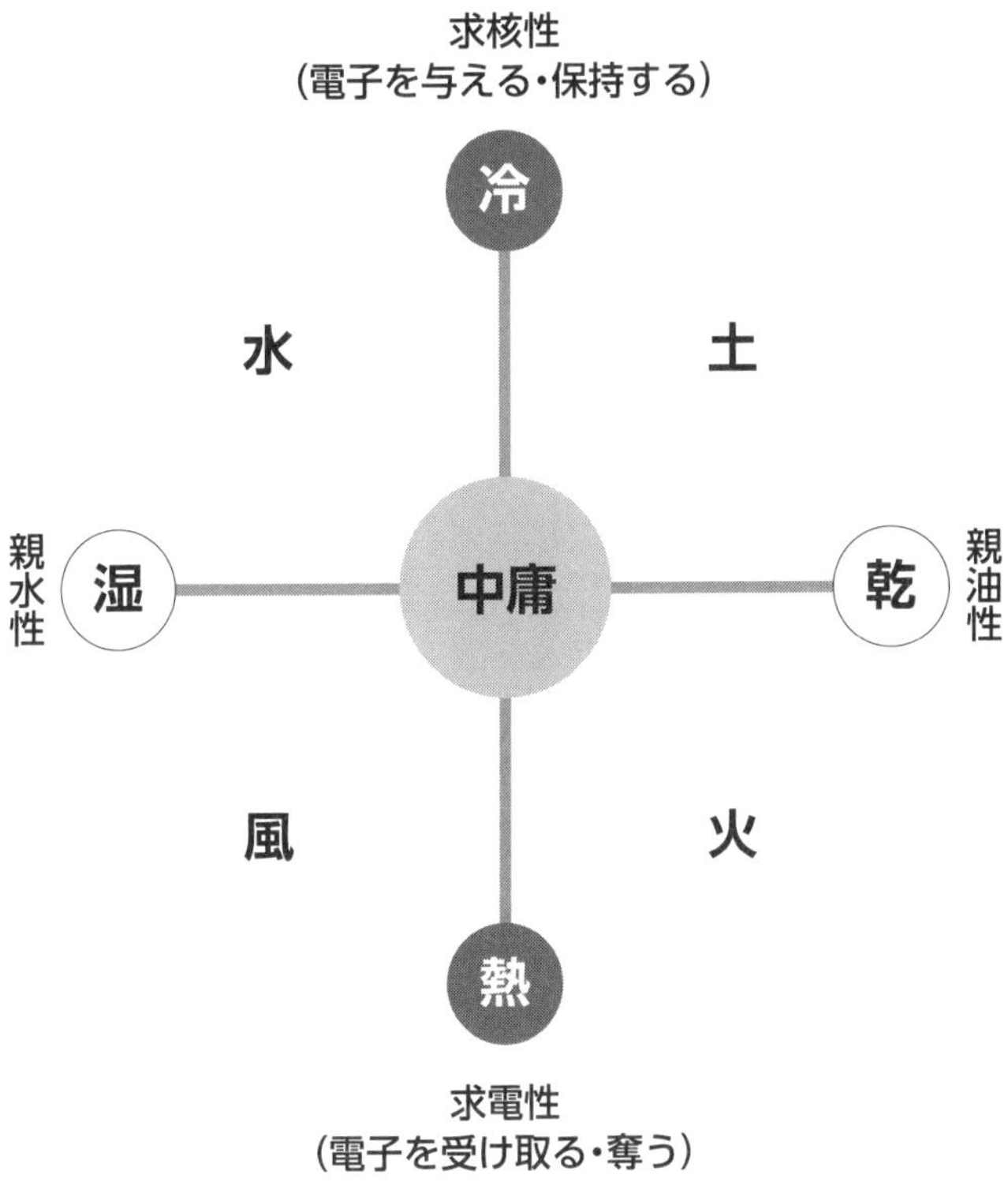

エネルギーと電荷の関係（図69）

	酸化剤	還元剤
相手の物質を	酸化する	還元する
電子（e-）を	受取る	与える
自身は	還元	酸化

エレメントマトリックス®の横軸は、右が親油性、左が親水性を表します。この縦軸の求電性・求核性と横軸の親油性・親水性を掛け合わし、マトリックスの火・土・風・水の要素が決まっています（図69）。

病態と遺伝子ワクチン副作用のエレメント的特徴

ハチミツ療法が古代からどんな病態にも使われてきた理由は、エレメントマトリックス®で説明すると、病態というエレメント的に偏った状態を、ハチミツによってエネルギー代謝を回すことで中庸の健康状態に戻すことができるからです。

体は皆さんが思っているより、非常に巧妙に、高度にプログラミングされ24時間1日も休まずに、私たちの体のホメオスタシスのバランスを調整しています。その調整が滞りなく行われるためには、体で起こっている反応をブロックする（現代医学で使われる薬の大多数がしている）ことや、不具合がある場所を切り取る（現代医学で行われる手術）ようなことをせず、エネルギーを増やすことが最も必要なのです。エネルギーさえ十分にあれば、体は自ずと必要な仕事から処理していき、結果として私たちの体は中庸のあたりで健康のサイクルを回すことができるのです（図70）。

エレメントマトリックス®と病態の関係（図70）

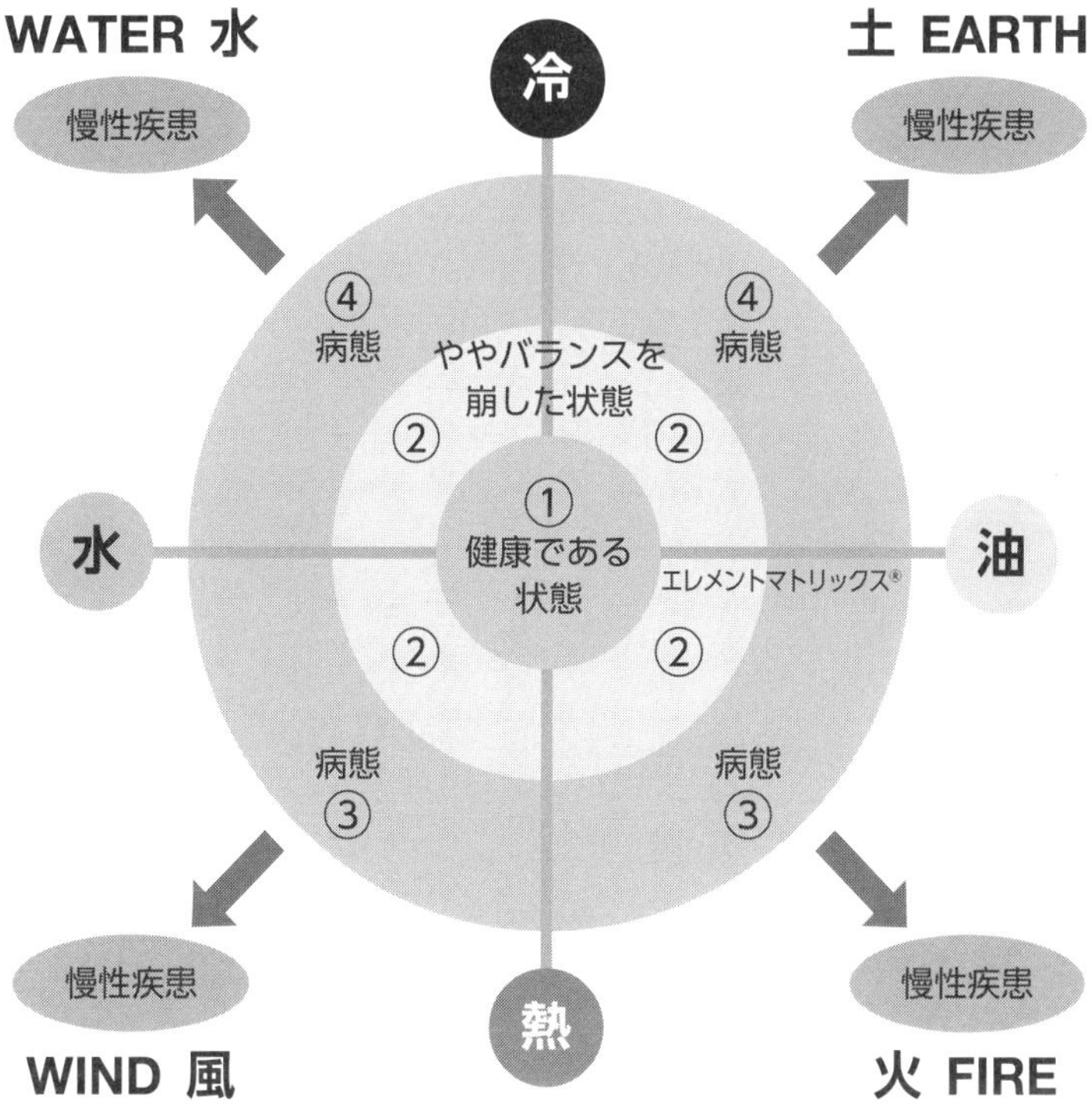

エレメントマトリックス®では、中心が健康である状態を表します。中医学で中庸が健康であるとする考え方と同じです。その中心から離れていくと病態となり、離れていけばいくほどその病態は深まり、慢性化状態であることを意味します（図71）。

火の病態というのは、血流が増え免疫細胞の活性により代謝を超えた炎症状態です。熱く、反応によって水を失い乾いた状態を意味します。

土のエレメントが過剰な状態では、生体反応が乏しく冷えていて（活性がない）、水がないため電気的なイオン反応もない、つまり体の機能が低迷しています。これは代謝を司る甲状腺機能障害の状態です。

風の病態では、水分量が多く反応性の高いイオン化傾向があります。ミネラル、ビタミン、酵素、ホルモンなど生体反応の立役者が過剰にあり生理活性物質による炎症が続きます。オメガ6のような炎症性の脂質がここの活性を促します。

水の病態は、水が多く飽和していて生体反応が乏しい状態です。電子の動きは停滞していて電気活性が起きにくく、エネルギー代謝も低い。エネルギー生産による熱の放散がないので冷えています。冷えて活力がないという状態です。オメガ3といった酸化しやすい脂質が過酸化脂質過多を生み、萎縮が起こります。免疫細胞は不活性で、免疫抑制状態です。炎症も起こりにくい病態です。

第2章で崎谷医師によって、遺伝子ワクチンへの反応は4つのタイプがあることがまとめられています。この4つのタイプをエレメントマトリックス®に落とし込むと図70のようになります。

エレメントマトリックス®と病気の関係（図71）

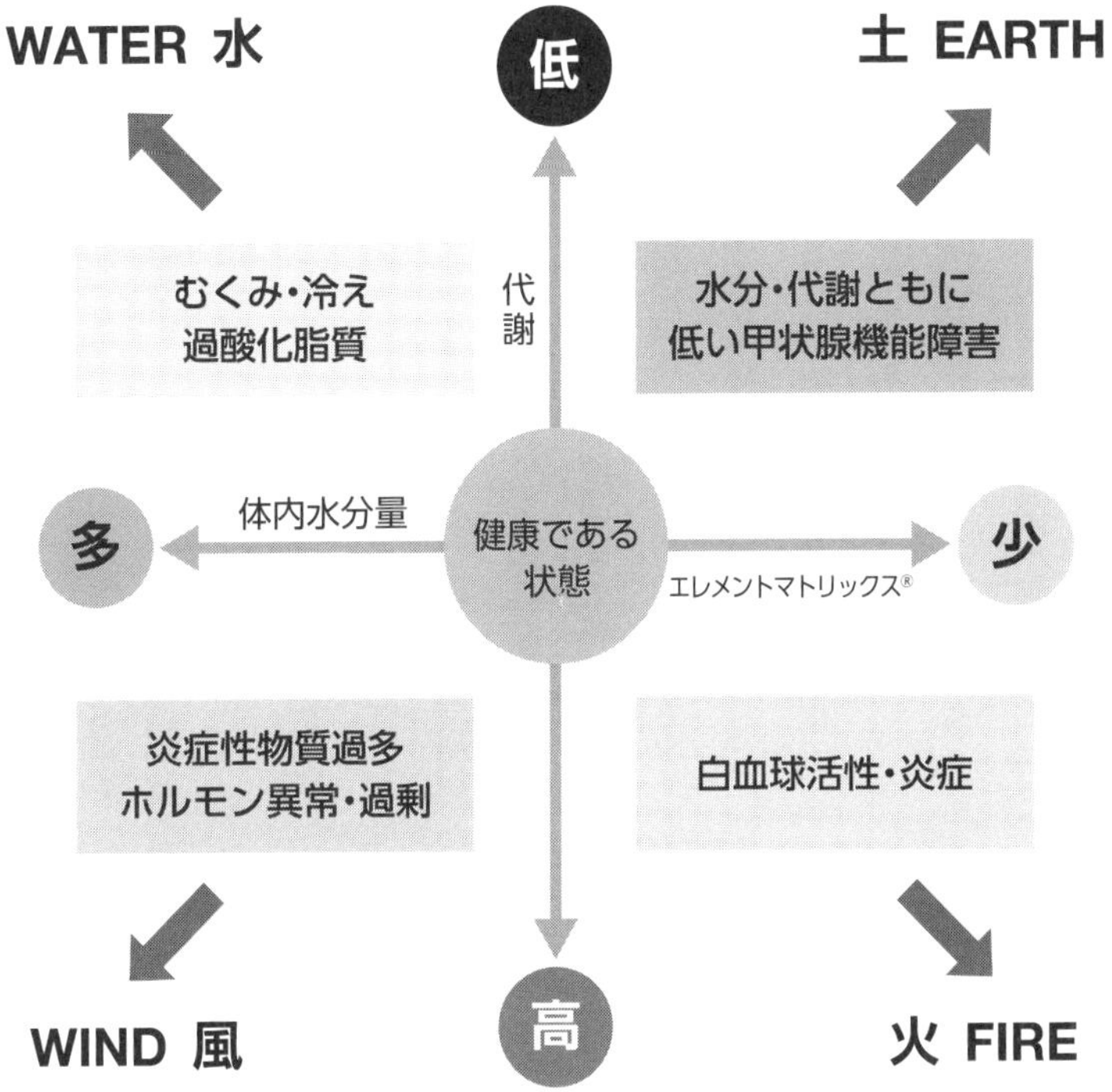

★糖のエネルギー代謝が極めて高い人

遺伝子ワクチンでも症状なし。

免疫抑制がなく、白血球（食細胞）で毒性物質を処理できる。

↓①日頃から中庸に位置している健康状態を持っている人。

★糖のエネルギー代謝が中等度の人

遺伝子ワクチンで発熱、頭痛、全身倦怠感などの急性の症状が出現。

白血球だけでは毒性物質を処理できず、リンパ球も動員して急性の炎症を引き起こす。この急性炎症の発現、つまり毒性物質の排出症状として、発熱、頭痛、筋肉痛、リンパ節腫脹《しゅちょう》などが発生。

↓②中庸の少し外側の健康状態を持っている人。

★糖のエネルギー代謝が低下している人

遺伝子ワクチンで急性の炎症が激化し、重症化するか死亡する。

急性の炎症が激化し、いわゆるサイトカイン・ストームが起こる。急性の血栓症（脳血栓、心筋梗塞、深部静脈血栓症など）、アナフィラキシーショックなどを発生。

↓③日頃から慢性炎症状態を抱えている人。エストロゲン過剰状態の人。

★糖のエネルギー代謝が極端に低下している人

遺伝子ワクチンで症状なし。ただし、中長期的に慢性病へ発展。

中長期的に自己免疫疾患、神経変性疾患（プリオン病、アルツハイマー、パキンソン病など）を発症。現代人に最も多いパターン。

↓④日頃から免疫抑制の状態に慢性的にある人。

ハチミツの極性を紐解く

ハチミツは、その糖の含有量の多さから、エレメント的には、中庸に位置します。そして、その中庸に位置するハチミツをさらに細かくエレメント分けすることもできます。

ハチミツは大きく分けて黒色、黄色、白色と3色があります。これはそれぞれのハチミツが持つ波動であるバイブレーション的に仕分けができます。黒色が赤寄り、そして中庸（黄色）を通って、白色が青寄りです。赤が過剰を超え究極の状態に達すると黒になり、青が過剰になりすぎて究極の状態になると白になるイメージです。そして白になったら今度は黒に還ってくる循環が必要です。ここに電子の受け渡しが必要なのです。黒も燃え尽きることでゼロになり、あらゆる色に生まれ変わっていきます（図72）。

黒と白の合間である茶色や黄色あたりの色を持つハチミツは、緑色と同じ波動エネルギーを持ちます。つまり黄色や少し茶色っぽいハチミツは、中央に位置する基礎代謝のための中庸の波動を体内では持ち、純粋にエネルギーの材料の糖になります。

黒っぽい色のハチミツは、赤の波動エネルギーを持ちます。赤のエネルギー周波は、活発にものを

ハチミツの色が持つ波動のバイブレーション（図72）

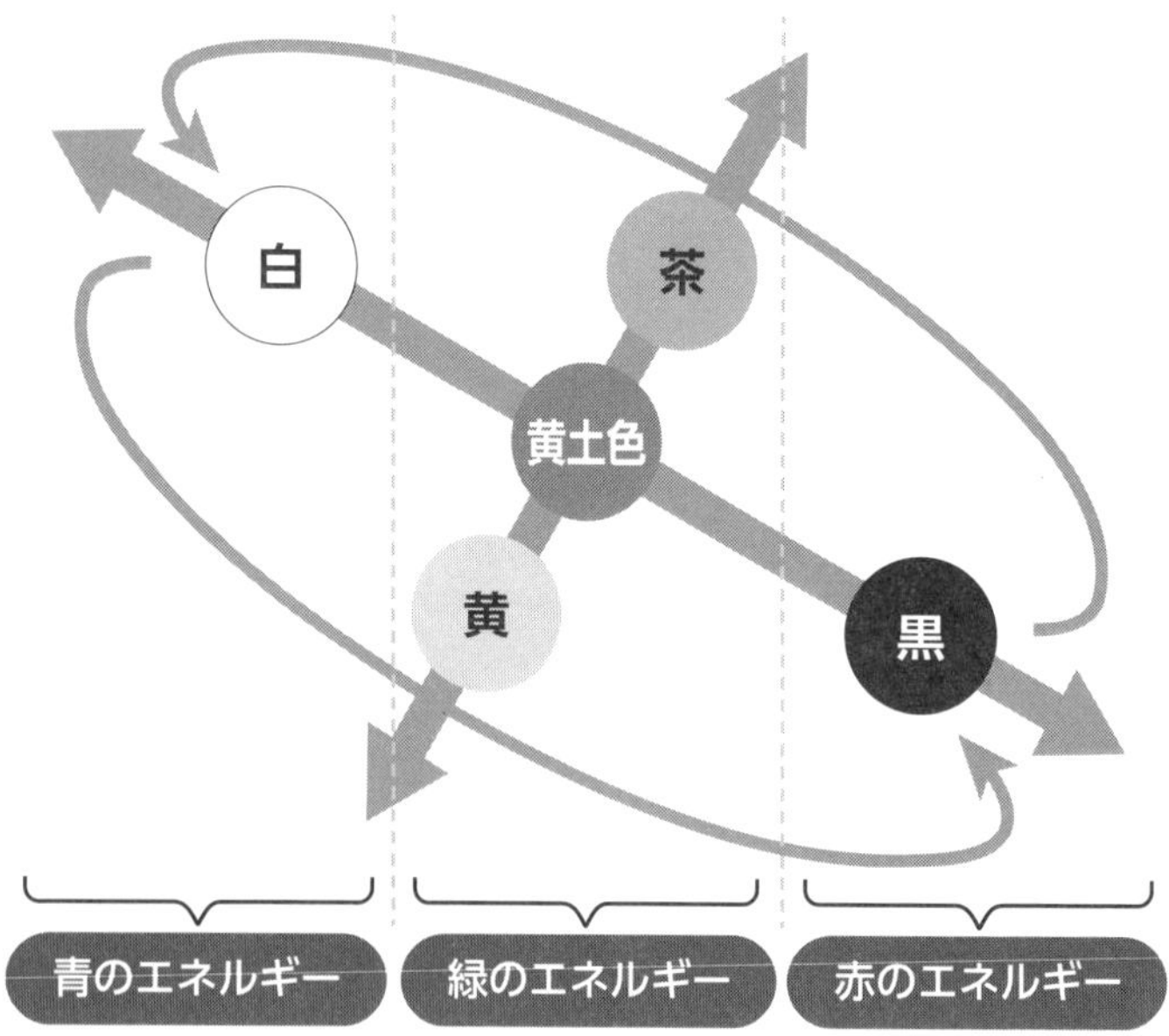

生む色であり、活動の色です。細胞の活性、エネルギーの生産、細胞の再生、そしてまた同時に過剰になれば燃やしてしまう時の波動エネルギーの色でもあります。

固まって動きがない青いエネルギー状態のものは、電子活性がなく冷えて萎縮し抑制のある状態です。萎縮し機能しない組織は、活性化させ動かし代謝し壊していかなければ、その場での再生の機会はありません。この停滞は電子の動きの停滞でもあります。つまり生体電流の流れが止まっているということ。電子の受け渡しが酸化だ、還元だと起これば、その場は流れ循環し細胞のミトコンドリアも活性します。ここで初めてＡＴＰというエネルギーも生まれるのです。循環し壊して再生していくためには、この赤と黒の波動のエネルギー両者が必要となります。そして、それは電子の受け渡しに他ならないのです。

すでに体のあちらこちらが傷んでいて、ある臓器の機能がうまく働かないという（どこかの臓器が機能障害を起こしている）場合は、黒っぽいハチミツが効果を発揮します。または「ちょっと消耗しすぎた」「なんだか頑張りすぎてしまった」という時にも、黒のエネルギーのハチミツを食べることでエネルギー補充をし活性へと揺さぶられるのです。

ハチミツは、そのものが単糖の形でのエネルギー材料です。細胞への取り込みは、その電子の受け渡しに大きく依存しています。その邪魔をするのが酸化しやすい脂質（多価不飽和脂肪酸）であり、免疫抑制の「場」を形成してしまうのです。

もっとも重要なのは、燃やして壊すのにも冷やして鎮静させるのにも、どちらにしてもエネルギーが必要だということです。ですから、エネルギーという意味ではやはり糖という、脂質によるゴミを作らないクリーンな材料が必要なのです。そして、糖によって生み出されるエネルギーを活性と鎮静のどちらの方向性で使うのか、それがハチミツの色で決まります。

第6章

ハチミツの選び方

1 世界のハチミツの種類と傾向

百花蜜と単花蜜

ハチミツにはさまざまな種類があります。世界を見渡すとその種類は３００種類以上あると言われています。

大きく分類して、ハチミツは、フローラルハニーとハニーデューに分けることができます。フローラルハニーは、一般的に馴染みのあるハチミツで、西洋ミツバチが花蜜を巣箱に集めてきて出来上がるハニーです。その中でも、一つの種類の花の蜜からなるハチミツを単花蜜（monofloral honey, モノフローラルハニー）と呼びます。一方で、数種類の花の蜜からなるハチミツを百花蜜（multifloral honey, マルチフローラルハニーもしくはポリフローラルハニー）と呼びます。

世界的な動きとして、近年ではその希少価値と効能からモノフローラルハニー（単花蜜）の需要が高まっています。モノフローラルハニー（単花蜜）の定義は、ハチミツに含まれる花粉の45％以上が単一の花蜜であることです【706】。その例外はラベンダーハニーのように花粉がそもそも少ない花の場合です。ラベンダーの場合は、15％の花粉量でモノフローラルハニー（単花蜜）とされます。一方、花粉量が多い、ユーカリやチェスナット（セイヨウトチノキ）のハチミツでは、その花粉量は70〜90％にも達します。

日本は土地が狭いこともあり、ハチが飛び回る半径3㎞圏内で同じ花や木々だけが生息する場所という条件が整うことが稀です。そのため日本で取れるハチミツの多くがマルチフローラル（百花蜜）です。一方で、ロシアやオーストラリアなど広大な土地が広がる地域では、モノフローラルハニーの生産が盛んです。

樹木の蜜から集められるハニーデュー

ハニーデューは、ハチが樹木の蜜（カメムシやアブラムシの集めた分泌液）を集めてできたハチミツです。フォレストハニーと呼ばれることもあります。このハチミツの最大の特徴は、蜜自体を花から集めるのではなく、虫たちが集めた樹木の蜜から集めるので、ハチミツに花粉が含まれないことです。

花粉には、ファイトイソプラストン（phytoisoprastone）というオメガ3の過酸化脂質が入っており、糖のエネルギー代謝が低下している場合は、アレルゲンとなり得ます。そのため、花粉症などのアレルギーがある人や糖のエネルギー代謝が低下している人には、ハニーデュー・ハニーがお勧めです（図73）。

ハニーデュー・ハニーはフローラルハニーと比べその効用は引けをとりませんが、フローラルハニーと比べて劣る点があるとすれば、糖質全体とくにフルクトースとグルコースの量が少ないことです。また、オリゴ糖が比較的多いことから、腸のダメージであるリーキーガットがある場合は小腸内でバクテリアが増殖しそこから生じる毒素によって、結果として炎症につながりかねません。リーキーガットの問題を抱えている場合や、ステロイド摂取の薬歴が長い方の積極的な摂取は控えることが望ましいでしょう。

百花蜜は単花蜜よりすごいという幻想

日本においては、日本の百花蜜であるポリフローラル・ハニー

ハチミツの分類（図73）

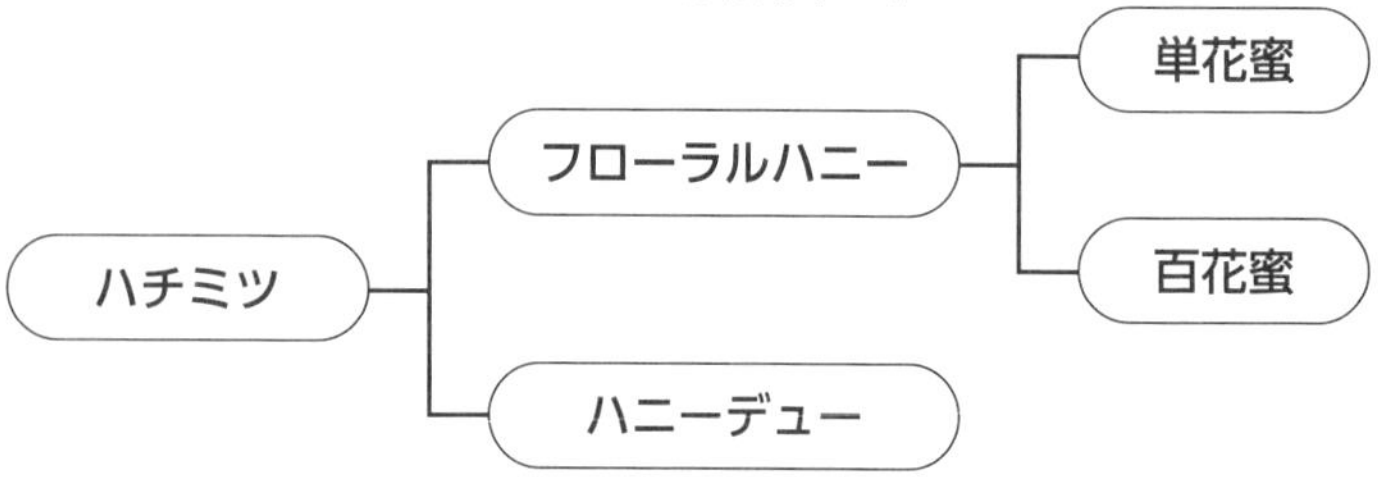

が何か特別な効用を持っている、もしくは日本人の体質に最も合っているので、西洋の単花蜜より優れている、という言い方がされていることが多いように見受けられます。

百花蜜の良さはもちろんあります。しかし、百花蜜が単花蜜に比べてすごいということはありません。その良さはそれぞれにただ個性が違うだけです。

日本においてポリフローラルハニーが持てはやされがちである理由は、「百花蜜が採れやすい」からにすぎません。日本の土地は狭いので、ミツバチは巣の近くに咲く花がなんであれその蜜を集めてきます。単一の花だけが咲く広大な土地、というものがあまり存在しない日本では、自ずとそこで採れるハチミツは、さまざまな花の蜜からできる百花蜜になります。

百花蜜にはその土地の特徴が現れます。花たちからとれる蜜は四季によって個性が違いますし、味も違います。ヨーロッパだと、スプリングハニー、オータムハニーといったように季節の名前が付くこともあります。また、マウンテンハニー、ワイルドブッシュハニーといったようにその土地の特徴が名前になっていることもあります。同じエリアで摂れたものでもスプリングハニーとオータムハニーではまったく違うものになります。場所は一緒でも季節によって咲いている花が違うので、集めてくる蜜の花の種類が違うのです。

ハチミツの色はさまざま

ハチミツには本当にさまざまな色があります。日本ではそう頻繁に目にしませんが、真っ白いハチミツや真っ黒なハチミツもあります。

また、各色の中にも、透明なものと不透明なものがあります（図74）。

色別の代表的なハチミツをざっとあげてみてもこのようにさまざまなハチミツがあります。また同じ花から取れたハチミツでも、取れた場所と環境によって色が異なることもあります（ここに取り上げたハチミツはほんの一部で参考にすぎません）。

ハチミツの色（図74）

色	代表的なハチミツの名前	使い方
白	サインフォイン（エスペルチェット）、白クローバー、ハニーデュー、白リンデン	白いハチミツは寝る前の栄養補給として最適です。
黄色	カリー、ドライアンドラ、リンデン、ドンニック、アカシア、ペパーミント、プリクリーボックス 、ワイルドフラワー、クローバー、レザーウッド、シドル、ジャラ、マリー、ホワイトガム	黄色いハチミツは日中のエネルギー補給に。基礎代謝エネルギーの要に。
茶色	ボルティア、ゴールデンルート、フォレスト、マウンテン、ダンデライオン、くり（チェスナット）、ヘザー、スティングレス	ミネラルバランスの良い茶色のハチミツは、代謝が悪い人や体内に過酸化脂質による炎症問題を抱えている人に最適です。日中に摂取してください。
黒	スティングレス、ワイルドハニー、北欧のマウンテン、北欧のフォレスト、そば	朝や午前中の活動時にはミネラル分をたっぷり含む黒いハチミツがおすすめです。また、いつもより体を動かした時の疲労回復にも。

優しいエネルギー賦活を可能にする白色ハチミツ

白ハチミツで私がおすすめしたいのが、クローバー、リンデン、サインフォインです。白く白濁したハチミツはあまり多くは流通されていません。

白ハチミツは身体を鎮静した状態に保ちつつ、穏やかにエネルギーを回すサポートとなります。つまり基礎的なエネルギーだけを生み出す役割を持つハチミツというイメージです。「炎症を起こさないようにしたい。でもとりあえず毎日生きるためのエネルギーはきちんと回したい」という方に白が良いでしょう。また、寝ている間にも私たちはエネルギーが必要なので、寝る前のひと匙としても白いハチミツはおすすめです。

代表的な白ハチミツとしてはカザフスタンやキルギスのサインフォイン、ロシアのリンデン、マレーシアのハニードューなどがあります。カナダにも白いクローバーハチミツがありますが、後述する農薬の問題をクリアしたものであることが望ましいでしょう。タスマニアでもクローバーハチミツを作っています。色は黄色っぽい透明ですが、クローバーハチミツは鎮静の力のサポーターとして活用できます。

好みの味が分からないという方は、できれば白いハチミツをしっかり摂ることからスタートすると良いでしょう。

特に、長期的に慢性疾患を患っていて「薬剤投与してきた」「頻繁に頭痛がある」「毎年花粉症で服薬してきた」、女性なら「生理がいつも重くてしんどい」など、手軽な市販の薬を頻繁に摂取してきたような方の大半は、体温が低く貧血気味で、酸素量の低下も伴い甲状腺の機能が低下している状態です。エネルギー生産も活発でないため、体温が低いのです。

糖による効率的なエネルギー生産システムが滞っていることが多く、そうなると炎症の火種をたくさん抱えていて、自分でも気づかないところで炎症があちこちに起きています。

炎症が密かに起きているという状態の時には、まずは少しずつエネルギーの量を増やし、基礎代謝の力を元気に回復させることに集中する、ということが大切です。代謝が一気に上がると、体内の排出の力も増大するので炎症が加速することもありますから、ゆっくりとエネルギー量を増やして健康な体を取り戻していきましょう。その段階を踏むためには白いハチミツが最初に取り入れやすいハチミツとしてオススメです。

免疫力アップと粘膜に効く黄色ハチミツ

皆さんもよくご存知のように、ハチミツはほとんどが黄色です。

いわゆるハチミツの良さは、エネルギー生産をスムーズに起こすことにあることは何度も触れてきましたが、まさに黄色のハチミツは基礎代謝力を作ります。

中にはエストロゲン様作用、つまりホルモン作用を持つものも存在しています。ハーブの中にもクラリセージやセージといった微弱なエストロゲン作用を持っているものがありますが、生理が不順な場合など、排卵や生理を起こすためのプロゲステロンとエストロゲンの差位を発生させるサポートとしてこういった自然療法のものを利用する方法もあります。

例えばドンニックやクローバーは多少のホルモン作用をもちますが、調整用としてこの中で使いやすいのはドンニックでしょう。

ドンニックは赤色～ピンク色をした花のハチミツです。ホルモンバランスが崩れている方は排卵の2日前くらいから排卵までの期間と、生理の5日前から生理が始まるまでの期間を、同じようにホルモン作用を持つハーブのお茶と一緒に摂るとホルモンバランスを調整するサポートになります。

クローバーやレザーウッドは、冷えがあって鉄をうまく酸素供給のために使えていない、つまり鉄が余ることによって活性酸素が発生し、炎症が慢性的に起きているような人にもサポーターになります。

自分の生産するエネルギー量が増えれば排卵は勝手に起きますので、エネルギー量の底上げという意味では黄色のハチミツの中でも、特にジャラやシドルがおすすめです。

ジャラとシドルは甲状腺に刺激を与えつつエネルギーを生むのに本当に良いハチミツです。同じ作用を持つのが、アカシア、そして黄色っぽい色のリンデンです。リンデンは白っぽいものから黄色っぽいものまでありますが、それぞれの色によって内包されているエネルギーが違います。

マリー、ドライアンドラ、ブラックバッド、ホワイトガム、ワイルドフラワーなど、黄色のエネルギーを持つハチミツは、私たちのコアエネルギーを賦活します。逆に言えば、この力が弱ると病気にかかりやすくなるということです。一般的に言われる「免疫力」というものがこの黄色のハチミツによってブーストアップされるのです。甲状腺が私たちの体のエネルギー生産を支えており、そこで生産されたエネルギーは、基礎代謝を回すために優先的に利用されます。

私たちの体には、外環境から内側を守る防衛壁が備わっています。全身の皮膚、口から胃、腸、お尻の穴までの筒になっている粘膜部分はまさしく外界の接点の場所です。これらの臓器は粘膜部で常に外界に接しているため、ストレス反応を一番に受ける場所です。私たちが不調になる時、最初に症状が出やすい部位になります。

基礎代謝分のエネルギーを確保し、そこに日常の体のすべての活動、言葉を変えれば息をする、心臓の拍動を起こす、臓器を働かせる、細胞を作る、筋肉を動かし日常の作業を行う、立つ、座る、歩く、眠るなどに使います。そこでは、防壁である粘膜という外壁の修復も体を守るためには優先的な活動です。それゆえ、黄色のハチミツを摂ることで得られるポイントは、エネルギーを生産する甲状腺の活性、それに次いで皮膚の疾患、粘膜の疾患からの回復になります。

粘膜部分に一番効果を感じやすいのはマリー（Marri）とブラックバット（Black butt）というハチミツです。この二つはその成分からも粘膜と皮膚の症状に非常に有効です。

エネルギーが枯渇して元気がなくなり、副腎や腎臓、肝臓の機能も落ち、アドレナルファティーグと呼ばれるような状態になった場合には、体内の浄化機能が上手く作用しなくなり炎症ゴミが増えてきます。そんな時の腎臓のサポートにはカリー（Karri）が有効です。

マリーは日々の肝機能や消化管の問題、つまり粘膜や皮膚といった外側の保護、カリーは内側で腎臓や生殖器、副腎の保護をする。そんなハチミツたちです。マリーとカリーでセットになって肝臓&腎臓のサポートとなります。

肝臓や腎臓は日常的なストレスに対処する臓器ですが、カリーはその保護として働きます。マリーとカリーはほとんど同じエネルギーのグループのハチミツです。フルクトースの含有量も高く、脂質の代謝問題を抱えている人には非常に助けになります。どちらにしても活動する時に必要になる基礎代謝力を上げるエネルギーブースターとなります。

全身のエネルギー量を増やすために日常的に摂取するハチミツとしては黄色であれば基本的にはどれもおすすめです。

黄色のハチミツの中に少し茶色がかったゴールデンルートというハチミツがありますが、これは男性用のドンニック、つまり男性のホルモンバランスを整える作用を持ちます。

黄色のハチミツは日中のエネルギー補給に良いと書きましたが、「黄色」は基礎代謝の部分に直接的に貢献するエネルギーの色だと覚えておいていただけると良いでしょう。つまり全体のエネルギーを活性し増やすことで、免疫力そのものも上がるのです。抗菌作用が免疫を上げるわけではありません。自分の機能の健全な働きと代謝能力、それこそが免疫です。

ミネラルバランスに優れる茶色〜黒色ハチミツ

茶色や黒っぽい色のハチミツは、ミネラルバランスに優れていて抗菌作用もあります。特にビタミンB群など、細胞の内外の電位を変えるときに必要なミネラルとビタミンがセットでより多く入っています。イオン反応が高いので色も茶色く変わりやすいのです。

「過酸化脂質が溜まっている」「脂質の問題で肝臓が傷んでいる」といった方に適している

のが茶色のハチミツです。過度なストレスから活性酸素と血中の多価不飽和脂肪酸（PUFA）が結合して過酸化脂質となり、それが原因で血管の詰まりや高血圧、心臓や脳疾患、肝臓疾患といった症状を引き起こしている場合には特におすすめです。

酸化しやすい脂質による詰まりや体内ゴミが増えていく過程で、脂質を代謝する肝臓も傷んでしまうので、肝臓に不調がある場合は、脂質の問題も考慮に入れなければなりません。代謝の力も、血中の脂質過剰の問題も意外と見落とされがちの点です。

茶色のハチミツには、マレーシアやフィリピンなどの暖かいところで採れるものと、大陸北部などの寒いところで採れるものの2種類があります。

暖かいところで採れる茶色のハチミツは、アクティブな活動のためのエネルギー源として活用できます。一方、冷たいエリアで採れる茶色のハチミツは、免疫抑制によって炎症ゴミが溜まって、萎縮し組織障害を起してしまっているという状態を改善するのに効果的です。

ストレスを抱えがちな時には、茶色のハチミツに加えて、黒色のハチミツもうまく取り入れると非常に有効です。

マレーシアのワイルドハニーという濃い茶色をしたハチミツがありますが、それは糖度が高く、元気に動き回る人のエネルギー源にとても良いハチミツです。また、毎日の肉体疲労が大きく、エネルギー量が足りていない状態なのに外に出て活動しなければならない、帰宅すると途端にぐったりしてしまう、という人にもとてもおすすめです。

スティングレスビーのハチミツはフィットネスする前後や肉体を少し酷使し過ぎた時などに、エネルギー原料とミネラルを補充するのに最適です。代謝を一気に上げるために、運動用のハチミツ水は、炭酸で作るとなお良いです。疲労の回復度が早いことを体感していただけると思います。特にお子さんが運動する場合は、是非スポーツドリンクとして飲ませてあげてください。

そして私が血管の詰まりなどに特にお勧めしたいと思っているのは寒いところで取れる茶色のハチミツ、特にそば、ヘザーやチェスナットです。

ヘザーはタバコをよく吸う人、お酒を飲み過ぎている人、そして他の原因でも肝機能が大きくダメージを受けているような人にお勧めです。一方チェスナットのハチミツには苦みがあり、日々オーバーワークになってしまいがちな人に美味しいと感じていただけるハチミツです。働き詰めの男性にもお勧めです。

心臓や脳の血管のつまりを抱えている場合には、ヘザーやチェスナット、マザーワートといったハチミツの摂取が有効です。

最近は男性だけでなく、女性も過酸化脂質の問題で血管に詰まりがある人がとても多いです。脳梗塞や高血圧の傾向がある方にはヘザー、マザーワート、そしてフィリピンのスティングレスビーのハチミツもお勧めです。

フィリピンのスティングレスビーのハチミツは体内でＡＬＥｓ（終末脂質過酸化産物）などの脂質によるタンパクゴミが生まれやすい状態の人にとても美味しく感じられるハチミツで、酸味があり個性的な味がします。

アラキドン酸とグルコースのタンパク質と反応速度比較（図75）

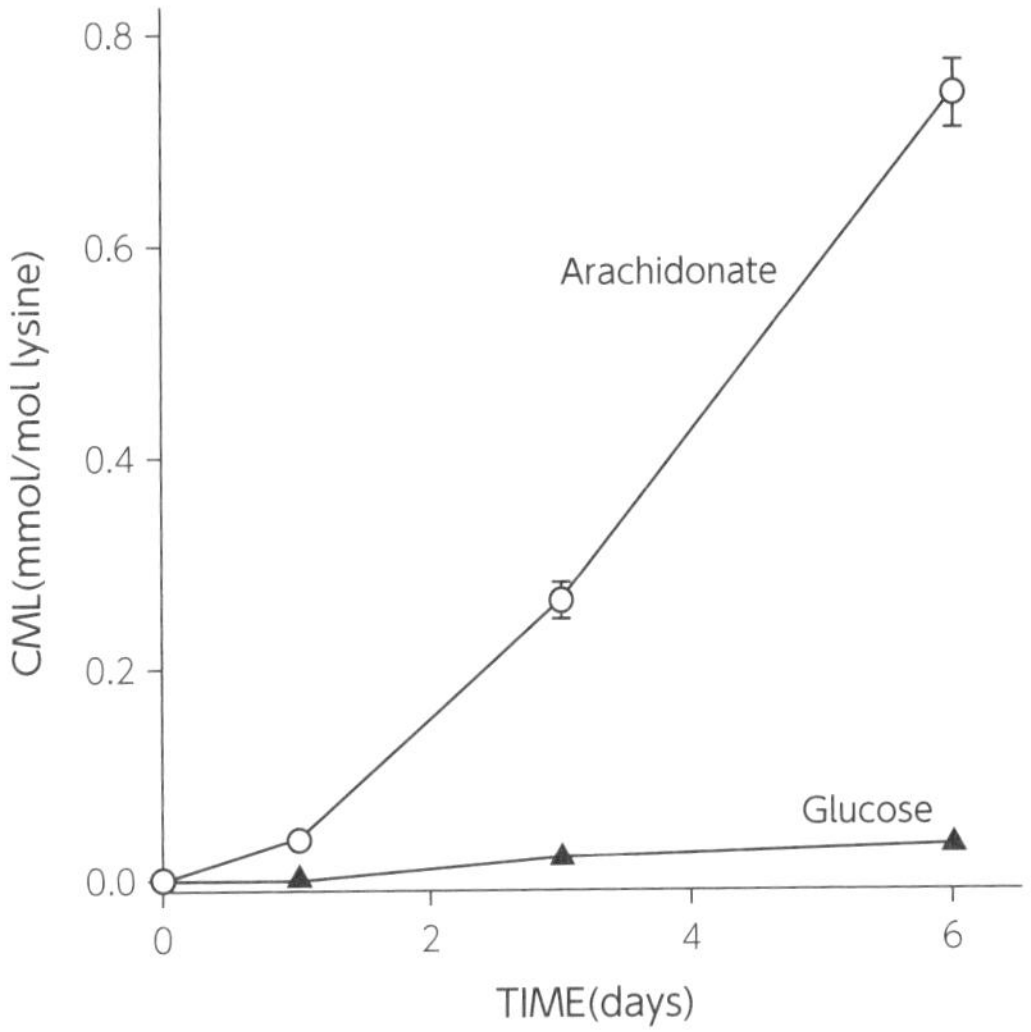

column

AGEsとALEs

世の中の一般常識では、「糖化」は老化や病態の原因と言われ、酸化の原因となる活性酸素とともに、糖化（AGEs）の原因になる糖が目の敵のように嫌厭されています。

糖化とは、糖とタンパク質が結合することによってできる終末糖化産物（ＡＧＥｓ）を作り出す一連の化学反応を言います。「メイラード反応」と呼ばれ、一般的にはカラメル化のことを指し、酸化が「サビ」だとすれば、糖化は「コゲ」などと呼ばれます。組織のタンパクや機能性タンパクと結びつくことによって、組織障害や機能障害を引き起こすと嫌われているものです。

実際、糖はタンパク質に結合しますが、その反応は極めて遅いことが分かっています。

1996年に行われた実験のグラフです【707】（図75）。

ここでは、アラキドン酸（オメガ3）とグルコース（ブドウ糖）がタンパク質にどれだけのダメージを与えるのかを実験した結果ですが、脂質であるオメガ3は、糖質であるブドウ糖よりも23倍ものスピードでタンパク質を変性させダメージを与えているのが見て取れます。

糖化であるＡＧＥｓを恐れるばかりに糖を避けたとしても、それよりもはるかに速いスピードでＡＬＥｓ（終末脂質過酸化産物）が生じ、タンパク質を変性させ組織を破壊し老化させているということです。

特に多価不飽和脂肪酸であるＰＵＦＡから産生されるアルデヒドという猛毒が、タンパク質と非常に結合しやすいからです。

白・黄色・茶色・黒色4色のハチミツの使い分け

ハチミツを選ぶときに、その種類ではどんな選び方がいいのか？

色というのは、そこに内在する分子の集まりの結果として目に見える形のバイブレーション（波動）になります。ハチミツもその色によって、放つ波動があります。

よくあるハチミツの色を4つに仕分けし用途別のお勧めを使い分けると、

- 日中、普通の活動の時は黄色
- 寝る時もしくは慢性疲労症候群・慢性疾患で元気がない人は白色
- 忙しく活動的な毎日を過ごしている、働き詰めの時は茶色か黒

基本は、口にしてみて「あ、美味しいな」と思うものをぜひ試してみて欲しいと思います。

味の傾向で見ると、白ハチミツはプレーンであまり味がなく、ただ甘いだけと感じる方が多いです。黄色になってくるとだいぶ味わいが出てきて、よく知られている普通の「ハチミツ」がここに当たるでしょう。茶色や黒色になるとストレス過多の人や慢性の病態を抱えているような状態の人に好まれる傾向にあります。風味にクセがあり、好き嫌いが分かれやす

く、あまり美味しい味と感じない人も多いです。

ハチミツ療法を取り入れてみたい方は、まずは白のハチミツで半年間ほど土台作りをして、そこからだんだんと黄色のハチミツに移行してみてください。1年から1年半ぐらい、遅い人で2年ぐらい経ってくると糖の代謝が回復し、体内のゴミ掃除による炎症が起きだします。ゴミ掃除が始まったそのタイミングで黒や茶色のハチミツに変えていくと一気に改善を後押しするサポートになります。この場合、ゴミ掃除を終えるスピードは早まりますが、そのための炎症があるとすれば、炎症は悪化します。悪化をさせずに、代謝も落とさず体内の組織修復やゴミ掃除をするのであれば、白のハチミツを味方につけつつ、ゆっくり体調の回復を目指すことが良いのではないでしょうか。

体が一通り改善してから、次はどんなハチミツを摂れば良いかというと、そこからはあまり何も考えずに、自分の美味しいなぁと感じる好みのものを好きなように食べるようにしてくださいね。

2 農薬・殺虫剤とハチ――体への影響

市販されているハチミツの安全と品質を考える時、一番の問題になってくるのが農薬の問題です。

2017年の調査【708】においては、全世界から集められた198のハチミツのサンプルのうち75%に農薬の汚染があったと報告されています。

ネオニコチノイド系農薬の各国での規制

ネオニコチノイド系農薬成分として、イミダクロプリド、アセタミプリド、ジノテフランなどがあります。ネオニコチノイド系農薬は、昆虫の神経に作用する農薬です。神経伝達物質であるアセチルコリンが結合する部位（ニコチン性アセチルコリン受容体）に結合し、神経の電気の流れをブロックします。昆虫の神経伝達を攪乱することで殺虫効果を持つ殺虫剤の一種です。

農薬には日本の重化武田農薬（現：住友化学）が開発したクロチアニジン（2001年日本で農薬登録）、ニテンピラム（1995年販売）などがあり、バイエルクロップサイエンスと共同で欧州市場で展開しています。「蜂群崩壊症候群（CCD）」の発生以降、ミツバチの大量消失とネオニコチノイド系農薬殺虫剤との因果関係について研究がされてきました。

特にイミダクロプリドは、ミツバチの帰巣本能と摂食活動に影響を与えると指摘されています。働きバチと農地に与えられた致死量に近いイミダクロプリドは飛翔活動と嗅覚機能を減少させ、嗅覚機能による学習能力の減少を引き起こします。

2016年欧州委員会は、ハチなどの送粉者を生態系から守るために、クロチアニジン、イミダクロプリド、チアメトキサムの3種類のネオニコチノイド系殺虫剤の屋外使用の全面的禁止を決定しました。

2018年2月に発表された欧州食品安全機関（EFSA）の報告書は、あらゆる屋外での殺虫剤の使用は、土壌と水を汚染する原因になっており、ミツバチと野生種のマルハナバチの両方に対し高いリスクにつながっていると結論づけています。

日本の緩い規制

2009年には日本の長崎県の壱岐《いき》、五島、平戸、的山大島《あづちおおしま》などでミツバチの大量死が発生し、住化武田農薬のダントツ（農薬の商品名）で、ミツバチは全滅すると報告されています。

日本では食品の残留ネオニコチノイドの許容基準値がEUよりも大幅に緩いのが現状です。

ネオニコチノイド系農薬のEUと日本での使用許可の現状とADI、ARfDの比較を見てみます（図76）。

上記のように、ＥＵで屋外での使用が全面的に禁止されている農薬に関しても日本ではいまだに使用が許可されています。

データベース上数字が明らかになっているのが２０１８年までですが、ＥＵでは禁止されている農薬の使用量は、日本においては減少の傾向は見受けられません（図77）。

また、ＥＵ、日本共に使用が認められているアセタミプリドとチアクロプリドですが、アセタミプリドに関しては、

ネオニコチノイド系農薬のEUと日本での使用許可の現状（図76）

	EU	日本
クロチアニジン	使用禁止	ADI: 0.097 ARfD: 0.6
イミダクロプリド		ADI: 0.057 ARfD: 0.1
チアメトキサム		ADI: 0.018 ARfD: 0.5
ニテンピラム		ADI: 0.53 ARfD: 0.6
ジノテフラン		ADI: 0.22 ARfD: 1.2
アセタミプリド	ADI:0.025 ARfD: 0.025	ADI: 0.071 ARfD: 0.1
チアクロプリド	ADI:0.01 ARfD: 0.03	ADI: 0.012 ARfD: 0.031

ADI: 許容一日摂取量。人がある物質を一生涯にわたって毎日摂取し続けても、健康への悪影響がないと推定される一日当たりの摂取量（mg/kg 体重 / 日）のこと。

ARfD: 急性参照用量。人がある物質を短時間（24 時間以内）に摂取しても、健康への悪影響がないと推定される摂取量（mg/kg 体重）のこと。

参考

1) 有機農業ニュースクリップ　ネオニコチノイド系・フェニルピラゾール系農薬データ　http://organic-newsclip.info/nouyaku/neonico-data.html

2) The 2018 EU report on pesticide residues https://www.actu-environnement.com/media/pdf/news-35260-efsa.pdf

日本における許容1日摂取量の規定が、EUの約3倍になっています。また、2018年のデータをもとにすると、アセタミプリドの日本全国合計の出荷量は約5万キログラム、チアクロプリドの出荷量は1万4000キログラムと、およそ4倍の出荷量になっています。

各国においては、農作物ごとに残留農薬基準値というのが設けられています。ある農薬が特定の農作物において登録されている使用方法での残留量と、その農薬を用いた作

ネオニコチノイド系農薬(2002〜2018)EUでは禁止されている農薬の出荷量推移(図77)

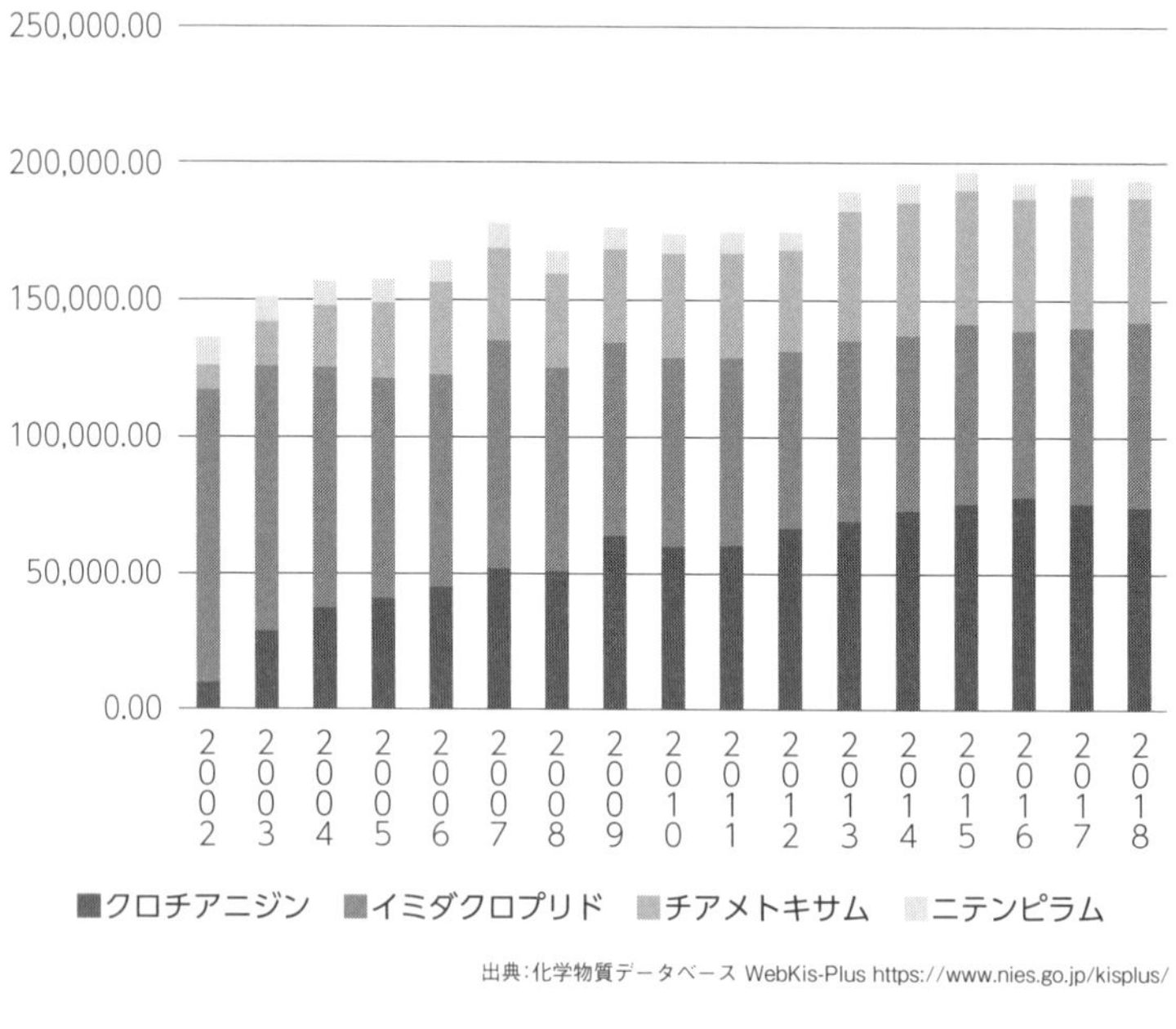

出典:化学物質データベース WebKis-Plus https://www.nies.go.jp/kisplus/

物の摂取量から最大農薬摂取量を試算し、ＡＤＩ（許容1日摂取量）およびＡＲｆＤ（急性参照用量）との比較において理論的な使用上限値が設定されています。理論値を算出する過程においては、農薬摂取量をより実態に即した日本型推定1日摂取量方式（Estimated Daily Intake［ＥＤＩ］）という方法もとられています。

日本においては、この残留農薬基準値が他国に比べ非常に緩く設定されていることはよく知られています。

実際に、農林水産省の諸外国における残留農薬基準値に関する情報をもとに、ネオニコチノイド系農薬の基準値を他国と比較してみましょう。

まずは、ネオニコチノイド系農薬が一番使われている農作物である水稲の基準値です（図78）。

数字にばらつきがありますが、チアクロプリドがほぼ横並びで基準値が各国で同じである以外は、どの農薬に関しても、日本の基準が他国よりも2～20倍基準値が緩いことが分かります。

次に、この数字の差が最も大きい農作物の一つであるお茶を見てみましょう（図79）。

シンガポールと米国においては日本同様お茶の葉に対する農薬の基準値が緩いようですが、他のインド・カナダ・オーストラリア・ニュージーランド・ＥＵと比べると、日本の基準値

水稲（米）に対する農薬基準値の国際比較（図78）

農薬残留基準値　農作物：米										
農薬	日本	CODEX	シンガポール	タイ	ベトナム	米国	カナダ	オーストラリア	ニュージーランド	EU
イミダクロプリド	1	[穀] 0.05	[米] 1.5	[米] 0.05	[殻] 0.05	[米] 0.05	[米] 0.05	[殻] 0.05	[殻] 0.05	[米] 1.5
クロチアニジン	1	[米] 0.5	[米] 0.5	[米] 0.5	[米] 0.5	[米] 0.5	[米] 0.01	[殻] 0.02	[米] 0.5	[米] 0.5
ジノテフラン	2	[米] 8 [精] 0.3	[米] 8 [精] 0.3	[精] 8 [米] 0.3	[精] 0.3 [米] 8	[米] 9.0	0.1	[包] 0.02	[米] 8 [精] 0.3	[米] 8
チアクロプリド	0.02	[米] 0.02	[米] 0.02	[米] 0.02	[米] 0.02	不検出	0.1	[包] 0.1	[米] 0.02	[米] 0.02
チアメトキサム	0.3	—	[米] 0.3	0.01	輸入を認めない	[米] 6	[包] 0.02	[殻] 0.01	0.1	[米] 0.01

出典：農林水産省　　単位：mg/kg

諸外国における残留農薬基準値に関する情報

https://www.maff.go.jp/j/shokusan/export/zannou_kisei.html

茶葉に対する農薬基準値の国際比較（図79）

農薬残留基準値　農作物：茶

農薬	日本	CODEX	シンガポール	インド	米国	カナダ	オーストラリア	ニュージーランド	EU
アセタミプリド	30	—	30	0.01	50.0	0.1	0.1	0.1	0.05
イミダクロプリド	10	50	50	0.01	不検出	50	10	50	0.05
クロチアニジン	50	0.7	0.7	0.01	70	70	0.7	0.7	0.7
ジノテフラン	25	—	不検出	0.01	50	0.1	0.02	0.1	0.01
チアクロプリド	25	—	10	5	不検出	0.1	10	0.1	10
チアメトキサム	20	20	20	20	20	0.02	20	20	20
ニテンプラム	10	—	不検出	0.01	不検出	0.1	不検出	0.1	0.01

出典：農林水産省

単位：mg/kg

諸外国における残留農薬基準値に関する情報

https://www.maff.go.jp/j/shokusan/export/zannou_kisei.html

は桁数から大幅に違ってきます。

EUの基準値と日本の基準値を比較すると、日本の基準値の緩さが尋常な数字ではないことがわかりますね。
●アセタミプリド　600倍
●イミダクロプリド　200倍
●クロチアニジン　71倍
●ジノテフラン　2500倍
●チアクロプリド　2・55倍
●チアメトキサム　1倍
●ニテンピラム　1000倍
ハチに与えるダメージだけでなく、人体にも悪影響があることはリサーチで明らかです。この数値規制であることは無視できない問題です。特に世界的にも基準値が緩く設定されているチアメトキサムにおいては、体内で代謝される過程でホルムアルデヒドを発生させます。262ページのコラムにも記述したように、これはALEs（終末脂質過酸化物質）という体内での炎症ゴミを増やします【709】。

イミダクロプリドとチアクロプリドは、継続的な曝露によってエストロゲンの過剰発生を促すことがわかっています。細胞に作用し、アロマテース（aromatase）というエストロゲンを合成する酵素の活性が報告されています。ネオニコチノイド系農薬によるハチミツを含む食品汚染が乳がんや子宮ガンの誘発にも関与しているということです【710】。

せっかくのハチミツによる抗エストロゲン作用もこれでは台無しですね。第1章の症例の中でも記述したようにハチミツは、体内でエストロゲンを生成するこのアロマテース（aromatase）をブロックすることで抗エストロゲン作用を持つからです【711】。

こういった農薬の検出には、巣箱に残っている花粉や花粉とハチミツを混ぜてハチたちが保管しているビーブレッド（蜂パン）、ミツロウなどを使います。農薬の残留を測定すると、自然の中にあるものより、農場の近くの巣箱には7倍もの汚染が認められています。またこの検査では、ほぼすべての巣箱に、モノアミンオキシデース阻害になる有機リン系の農薬も検出されています【712】。

グリホサートの脅威

農薬によるハチへの害は昨今さまざまなところで取り上げられ、人体への影響も無視できない今、現実的にネオニコチノイド系農薬の使用を全面的に禁止している国も増えてきました。その陰で、グリホサートの害が半ば隠れてしまっているようにも感じます。実際、ハチに対する害を考えたとき、ネオニコチノイド系農薬よりもグリホサートのほうがその害が甚大であると考えています。

グリホサートは除草剤です。商品名「ラウンドアップ」という除草剤の有効成分として含まれています。グリホサートが含まれる除草剤は、植物や農作物に散布されると、葉から吸収され、その後根の部分を含め植物全体に行き渡り、成長を抑制します。植物全体が機能不全に陥るため、除草剤としては非常に効果的なものになります。

この除草剤を農作物に散布すると、雑草だけではなく農作物自体もその生命を絶たれてしまうので、ここで対となって出てくるのが、遺伝子組み換え作物です。グリホサート耐性のとうもろこしや大豆、小麦などは、除草剤の標的部位を改変したタンパク質を産生する遺伝子を挿入する方法で遺伝子が操作されており、グリホサートに曝されても植物の機能には影響がないようになっています。

２００６年秋から翌年にかけてセイヨウミツバチが一夜で大量に失踪する現象がアメリカ各地で発生しました。この時、アメリカの養蜂家は養蜂箱の30～90％を失ったと言われています。巣の中にハチミツと花粉はあるのに、働きバチが突然いなくなったのです。これは蜂群崩壊症候群（ＣＣＤ）と呼ばれるようになりました。アメリカのみならず、カナダ、ヨーロッパのほぼ全域の各国、イギリス、オーストリア、スイス、ドイツ、ベルギー、フランス、オランダ、スペイン、ギリシア、イタリア、ポルトガル、ポーランド、において同様の現象に遭遇しています。また、ＣＣＤの可能性のある現象は台湾でも２００７年４月に報告があります。

１９７１年から２００６年にかけ、米国における野生種のミツバチ数が激減（今ではほとんど存在しなくなってしまった）し、養蜂家の保有しているミツバチのコロニーはゆるやかに、しかし顕著に減少しています。その背景にモンサント会社の開発したラウンドアップが大きな原因として注目を浴びました。大々的にラウンドアップが導入された２００４年の冬にＣＣＤの発生が認められ、２００６年の終わりから２００７年の始めにかけ、ミツバチの減少率が拡大し、突発的なミツバチ失踪現象が多く目にされました。

グリホサートの大々的な散布時期とＣＣＤの発生のタイミングが図80で重なっていることがわかります。

ネオニコチノイド系農薬はこの時期も一定の量で使われていましたが、ＣＣＤの発生のタイミングがグリホサートの広範な使用とタイミングを同じくしていることからも、ハチに対する悪影響というのは、もちろんネオニコチノイド系農薬を無視することはできませんが、グリホサートの脅威のほうが甚大であると推測できます。

グリホサートの問題は、世界的にもまだ規制や禁止の問題で論争が続いている状態です。そして、グリホサートはミツバチの健康だけでなく、私たち人間の生態系、健康状態にも大きく作用していることはすでに多くの研究にて明らかになっています。

グリホサートは、人体に発癌性作用を持つことが報告されています【713】。また農業に使用する通常量のグリホサートに曝露した働きバチは、脳の機能障害を起こし、ナビゲーション能力に障害が出ることもわかって

グリホサートの散布時期とCCD(蜂群崩壊症候群)の発生時期(図80)

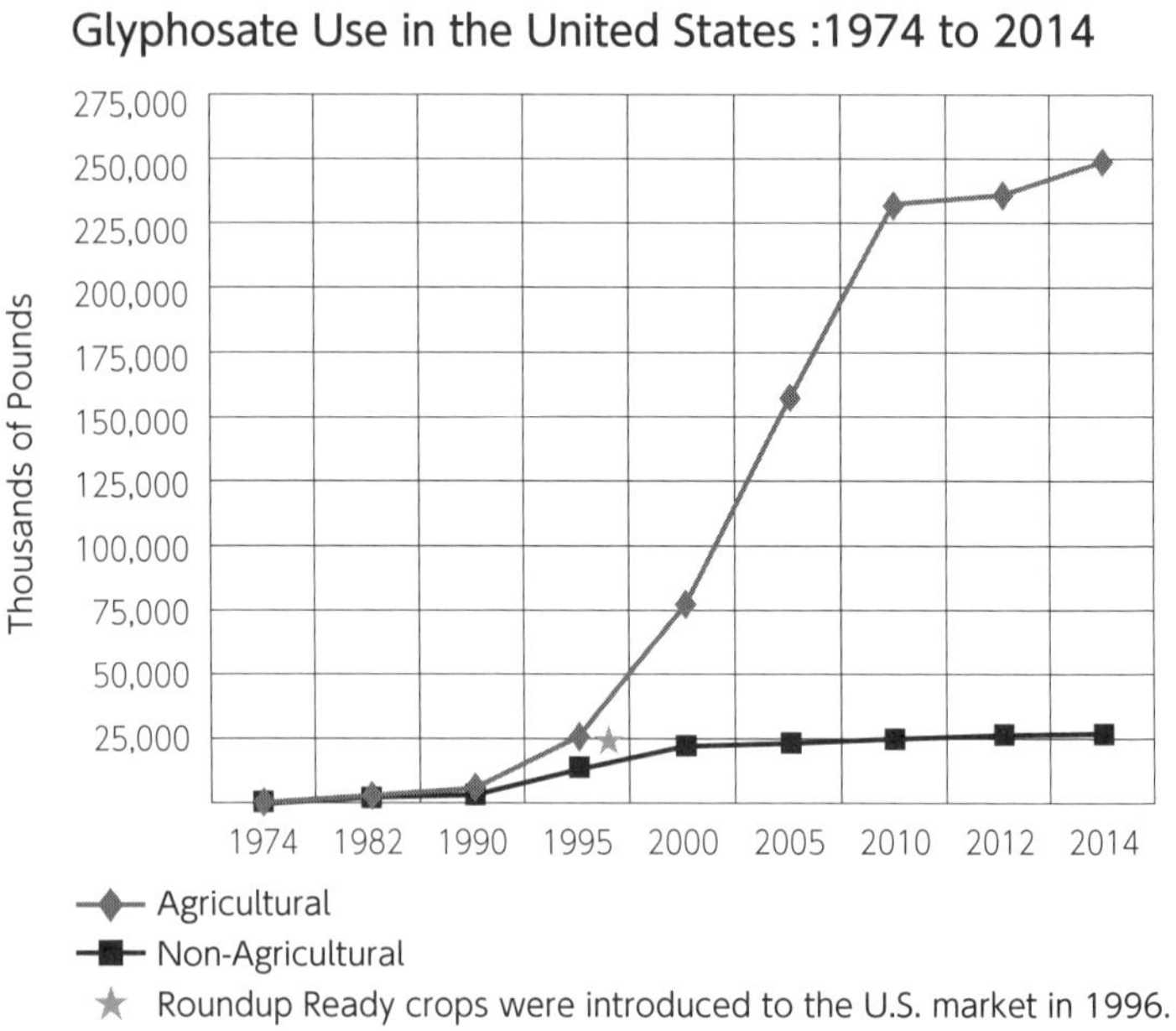

います【714】。ネオニコチノイド系農薬への曝露とのコンビネーションで、グリホサートは間違いなくCCDの原因となっています。

糖代謝の回復といった健康改善のためにハチミツを多量に摂取する場合は特に、グリホサートとネオニコチノイド系農薬の問題を無視することはできません。

ハチの活動はもともとはポリネーター（花粉を運び受粉の手助けをする）としての役割を持ち、農業をする畑ではハチは非常に大切な存在です。世の中の農作物の多くはハチの存在に依存しているのです。つまり、巣箱を置くその場所は、ハチミツを採るだけのためではない場合、農地であることがほとんどでしょう。ハチの存在がなくなってしまうと、世界の農作物の8割もが取れなくなると言われるほど、ハチはポリネーターとして、さまざまな植物の受粉の手助けをしています。このポリネーターとしての働きをするハチたちが、「どんな蜜をどんなものと一緒に集めて来るのか？」という点が、ハチミツを健康のために活用するのであれば、やはり真剣に考えなくてはならないのです。

殺虫剤や農薬が撒かれている土壌で育つ花から集められたハチミツには、いろいろな薬剤がそのまま残っていることになります。さらに、そこにいるハチたちの健康も害され、弱ったハチになってしまうのです。その弱ったハチに何をしているかというと、病気になったら、もしくは予防という理由で抗生剤を投与するなど、人間界と同じことが起きています。健康を取り戻すには、薬剤を投与することではなく、健康を害している原因を排除し健全な体という土壌を育てることです。ハチの健康においては、ハチが蜜を集めてくる飛距離範囲に農薬を使用している農地があってはならないのです。それが、人が健康のために食べるハチミツとしても決して無視できない条件になります。

汚染されていない土地を探す困難さ

農薬の怖さは、ハチの行動範囲である半径3㎞圏内に農薬が撒かれている農地がないところに巣箱を置いても、農薬の混入の可能性があるという点です。農薬は雨や風、そして地下水などを通じて、農薬が使われてない土地へも知らぬ間に拡散していくのです。

それゆえ、健康改善のためにハチミツを摂取する場合は、できるだけこれら農薬の使用が規制されている場所のハチミツを選択することが望まれます。

現在、グリホサートの使用を禁止している国は33ヶ国あります。

アルゼンチン
オーストラリア（州ごとに違う）

オーストリア
ベルギー
バミューダ
バハレーン
バルバドス
ブラジル
カナダ（10州のうち8州にて）
コロンビア
コスタリカ
チェコ
デンマーク
エルサルバドル
フィジー
フランス
ドイツ
インド

イタリア
ルクセンブルク
マルタ
オランダ
オマーン
カタール
セントビンセントおよびグレナディーン諸島
サウジアラビア
ポルトガル
スコットランド
スロベニア
スペイン
スリランカ
タイ
ベトナム

2020年にオーストラリアの科学者によってグリホサートによる土壌の汚染に関してレ

グリホサートによる土壌汚染（図81）

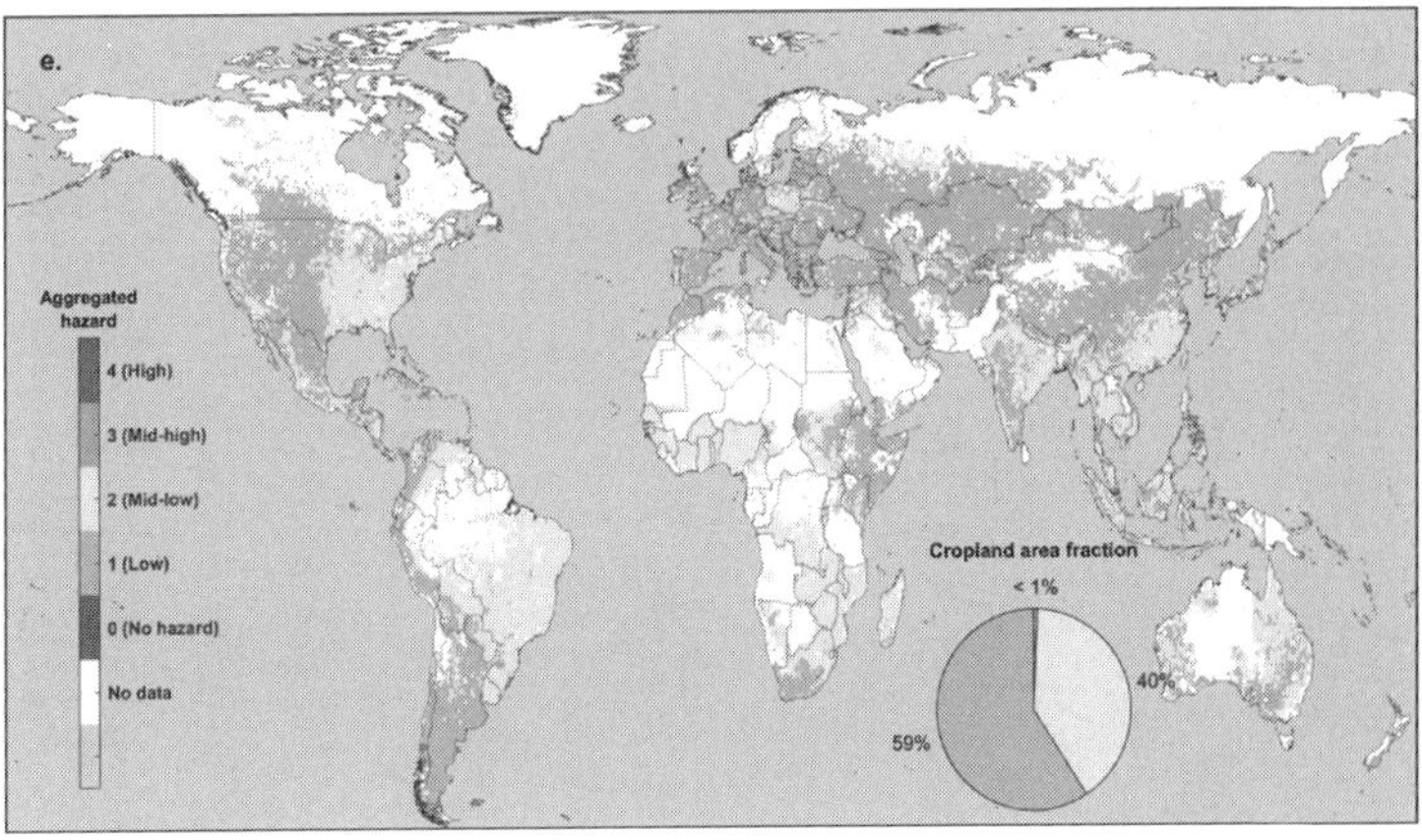

ポートが出されました【715】。実際にグリホサートが使用されている場所と量のデータをもとに、生物分解のプロセス、土壌への残留量の蓄積、流出、水源への浸出などを組み合わせて予測されたのが、上のマップ（図81）です。当研究を行った科学者の結論は、世界の農地の中でグリホサートに汚染されていない地域はほぼゼロに近い、というものでした。

同研究の中で、ここまで世界的に土壌がグリホサートに汚染されている理由の一つに、グリホサートが非常に分解されにくい化学物質であることが挙げられています。仮に今グリホサートの使用が禁止されている国でも、ハチミツにグリホサートが混入していないという保証にはならないことを示唆しています。

安全なハチミツ選びというのが非常に難しい

のにはこのような背景があります。

私が扱うハチミツに関しては、輸入するバッチごとに、グリホサート、ネオニコチノイド系農薬、抗生物質の残留量の検査、並びにC4シュガーテストを行い、仮に日本の輸入基準値より下回っていたとしても、検査値がほぼゼロでないものは扱わないようにしています。この基準でハチミツ選びをすると、規制のゆるい日本で取れるハチミツにおいては基準を満たすものがほとんどないというのが現状です。

3 ハチミツの品質——7つの見極めポイント

ミツバチに人工的に餌を与えていないこと

エサにブドウ糖果糖液糖やコーンシロップのようなものを与えていないことが大事なポイントとなります。そもそもそのようなものを与えなくても良いように、本来ハチのエサである蜜をハチのために必要な量を残しながらハチミツを採取し、ミツバチを飼育していることが大切です。

非加熱であること

加熱されたハチミツは色、香り、風味、栄養素、効能も損なわれます。市販されているハチミツでも非加熱やRawと表記されているものを選びましょう。

ハチミツの種類にもよりますが、発酵を引き起こす酵母菌を殺すために加熱されている場合もあります。流通の便宜上、長期間に渡って変化のない綺麗な商品を棚に並べるための加熱です。

非加熱といってもまったく熱が加わっていないのかというと、そうではありません。「非加熱と呼べるレベルの加熱」というものがあり、例えばとても寒い地域で採れるハチミツは、暖かく温度管理された貯蔵庫に保管されます。

また、「セットしている」という言い方をしますが、通常のハチミツのようにトロっとしておらず、ねっとりしていて白く混ざったキャラメルのような状態の、固まったタイプのハチミツがあります。

これは中に入っている糖とそこに混入している花粉、そしてハチミツの他のいろいろな成分との結合で固まっています。

この白くてねっとりした状態にするために、42度くらいに加熱して人為的に「セット」させているハチミツもあります。私たちの身体もそうですが、42～43度になると組織変性が始まります。変性が起きるか起きないかのギリギリの温度があり、極寒地であれば44～45度くらいまで加熱したとしても、ハチミツに伝わる伝導熱が、42～43度くらいということで、このような溶かし方をしてセットしているところも一応非加熱とされています。「非加熱」という表記がどういう基準で記載されているのかはそれぞれ違うので、調べることが大切です。

完全に大量生産されているハチミツは、高温で熱した上で機械を使い攪拌し、加工しています。

ハチミツは高温で加熱することにより、メチルグリオキサールの含有量が増えることがわかっています。それゆえ、メチルグリオキサールの含有量によって「抗菌」の効果を謳っているマヌカハチミツの中には加熱によって抗菌度を偽装されているものも少なくありません。メチルグリオキサールは、それ自体が体にとって毒なので、マクロファージなどの貪食系の免疫細胞を活性します。それを以て免疫力向上になる、とマーケットでは宣伝されていますが、ここでの免疫の刺激は、炎症を引き起こすということと同義です。免疫が上がったのではなく、毒が入ることで免疫細胞が活発に貪食活動をしているにすぎません。

アーユルヴェーダの世界でもハチミツは生で使用するルールがありますが、加熱することでの害を、古の知恵で知っていたのでしょう。

加熱されているハチミツでは、体調改善のために摂取したにもかかわらず、逆に体調不良を招く結果になりかねません。必ず非加熱のものを選んでください。

薬剤を使用していないこと

ミツバチに寄生するダニが世界中で猛威を振るった経緯があることから、ダニを退治するために、アミトラズのような殺虫剤を巣箱の中に設置する養蜂家がいます。また、巣箱自体に使っていなくても、巣箱が置かれた近くの農場の動物たちに抗生剤が使われていた場合、そのハチミツから抗生剤が検出されることがあります。

国によって、ミツバチの天敵は異なりますが、その昔からハチが自然に生き延びてきたことを考えると、不自然な薬剤の投与が必ずしも必要だとは思えません。

そして、わざわざ薬剤を添加しているということは、言い換えれば「そこのミツバチたちは元気ではない」、「そこはハチが生きていくための衛生環境が十分に整っていない」ということになります。抗生剤ほか薬がなければ病気になってしまう状態ということは、そこで生きるミツバチが弱ってしまう原因が何かあるということなのです。そのような観点からも、私がハチミツを選ぶ時は、殺虫剤や抗生剤未使用、というのも基準の一つに入ります。

どのような花粉が入っているかがはっきりしていること

もしあなたが今何かしらの病態（エネルギー代謝の低下から生じるさまざまな不調）を抱えていて、それらを改善するためにハチミツを食べる場合には、花粉にも十分な注意が必要です。

花粉には環境に浮遊しているさまざまな物質が付着します。大気汚染、環境汚染のある地域で採れたハチミツは、花粉を介して汚染物質も一緒にハチミツに含まれてしまう可能性が高まります。

また、リーキーガットのように粘膜が弱っている人が花粉の含まれるハチミツを摂取すると、壊れた腸粘膜から花粉が血中に入り込んでしまい、全身炎症の要因となりかねません。もちろんその環境によって花粉が汚染されている場合は健康な人にも害があります。

ハチミツには花粉が入っているものと、もともと花粉がほぼ入っていないものがあります。また意図的に花粉を取り除いているハチミツも存在します。

コーデックスという国際的な食品規格の定義では、ミツバチが集めてくるものでハチミツとして認定されるものは、以下の3つになります。

①花の蜜
②植物の生きている部位の分泌物
③植物の生きた部位からの分泌物を吸った昆虫の分泌物

いわゆる、花ハチミツ（Blossom Honey）が、①の花の蜜からできたハチミツで、自然な状態であれば花粉が入っています。もう一つ、甘露ハチミツ（Honeydew Honey）というのが、②と③になり、②は花粉の混入が限りなく少なく、③は花粉が入っていないハチミツになります。

これら以外は加工ハチミツとなり、純粋なハチミツとは言えません。

ハチミツの濾過のプロセスができるだけ自然であること

濾過のプロセスにはこんなに種類があるのだと驚くほどさまざまな方法があります。

大きな養蜂場では、ステンレスの機械を使って遠心分離をするか、大きな濾過システムを使うところが主流です。遠心分離の場合は、蜜やミツロウが入った貯蜜枠を機械に設置し、遠心分離機で回転させることで、巣房からハチミツだけを取り出していきます。

マレーシアのとある工場では、まずミツロウだけを取りのぞいて、3段階くらい穴の空き方が違った機械で順番に濾《こ》していき、最終的に瓶詰めできる状態にしていました。

ロシアでは昔ながらの方法をとっており、彼らは木でできた原始的な道具を使用していました。木の幹を半分に割って、そこに穴をくり抜いて貯蜜枠をセットできるようなシステムを作り、上から大きな木べらに似た道具で蜜を押し出すと、横の穴からトロトロとハチミツが出てくる仕組みになっています。ここではガーゼを使って濾過しているハチミツもありました。

このように地道な作業をするのか、もしくは設備投資をして一気に大量に濾過して綺麗にしていくのかというのは、それぞれの養蜂場の理念やその規模によってもまったく違います。どこまで効率化するのか、逆にあえてなるべく機械を使わずにナチュラルな方法でやっていくのかというそのプロセスに、それぞれ養蜂家の思いが表れてくると感じています。ミツバチの巣を廃棄するのか再利用するのか、ミツバチのために蜜を残してあげるのか、濾過後のハチミツをどんな品質のもので販売するのかなどによっても、濾過の方法が変わってきます。

濾過の方法は現地に行って確認するしかありません。養蜂家によってまったく違いますし、中には濾過方法について嘘をついて販売しているところもないとは言えません。可能な限り実際の現場を見に行ったほうが良いと私は思います。

プラスチック容器に入っていないこと

プラスチック容器のポリタンクにハチミツを入れたままにすると、プラスチックが溶けてBPA（ビスフェノールA）が溶出します。

最終形態としてお店に並んだ時にプラスチック容器にハチミツが入っているものは論外です。

例えば夏の暑い時に船便で送る場合には、船底は空調管理がされていなければある程度暑くなります。輸送の際、プラスチックの容器に入っていた場合、ここでBPAが溶け出します。ガラス瓶とは違い、プラスチックのほうが熱伝導が高いので熱をたくさん吸収するのです。特にハチミツは黒い色をしたプラスチック容器に入っていることが多いので余計にプラスチックが熱によって溶かされ、エストロゲンの害が増大してしまいます。エストロゲンは炎症物質です。慢性炎症を改善するためにハチミツを摂取していたら、炎症の元を一緒にとっていた、では健康には近づけません。

また、商品としてガラス瓶に入っていることは大前提ですが、商品として容器に入れる前までにどういった容器で保存されていたかも重要です。通常、ハチミツは、ドラム缶やステンレス缶、もしくはプラスチック容器に入れられて保管されています。保存の際にプラスチック容器を使っていないところ、または採蜜したその時に、保存せずにそのまま瓶詰めしているところのハチミツを買うことで、ＢＰＡの害を防ぐことができます。

採蜜源の環境や土壌が汚染されていないこと

安全なハチミツを見つけるための第一歩として、ハチの巣箱がある場所から半径3キロメートル以内が汚染されていないことが非常に重要になります。汚染されていないかどうかを確認するポイントは以下の5つになります。

1. ミツバチの生活圏半径3キロメートルに農薬が散布されている田畑がないか
2. 遺伝子組換え作物（ＧＭＯ）を育てている畑が近くにないか
3. 大気汚染がないか

忘れてならないのは、日本は放射能問題があるということです。これは決して過去のものではありません。今なお注意したい点の一つです。

また中国からの黄砂が日本、特に九州に流れてきていますが、ハチミツを考える時にはこういった大気汚染も見逃してはいけません。季節によっても流れてくる汚染物質やその量は変化します。巣箱がある場所の空気中には何が飛んでいるのか、一年を通して常に確認することが重要です。

4．水源の汚染がないか

水源汚染も大きな問題です。もし蜂の生活圏内に川、湖、池などがある場合は、その水源の近くや上流に工場がないかどうかを確認しなければなりません。また農薬畑、工場、人口密度の高いところが周辺にある場合は、その川や池などが汚染されている可能性が高くなります。これは実際に現地を訪れて見てみなければなかなか分かりません。口頭で「周りには何にもないですよ」とどんなに言われても、巣箱がどんな環境に置かれているのかは、やはり自分自身の目で見て確認するのが一番です。

5．人口密度の多い場所が近くにないか

人口密度の多い都市は農地があまりありません。それゆえ、「農薬やグリホサートの影響が少ないから良いのでは？」と言う人もいますが、いいえ、また違った問題がいろいろとあります。

都会に住むハチたちも難しい環境で生きています。ハチは半径3キロメートル以内を移動できますから、エサとなる蜜を集めてくる行動範囲は緑化活動で作られたビルの屋上だけではありません。その行動範囲が近隣の公園にあるゴミ箱にまで達することが容易に考えられます。

仮に屋上の巣箱にシロップが餌として与えられていなくても、ミツバチたちは率先してゴミや路上に捨てられた、シロップまみれの清涼飲料水の残りや残飯などから糖分を持って帰ってきます。またここでも放射能の問題もゼロではないということを忘れてはなりません。

「ハチミツの選び方」と一言で言っても、よく考慮しなければならないポイントが山ほどあります。その中であなたがどんなハチミツを選ぶのか、その選択次第で体に与える影響がまったく変わってくるのです。

糖自体は皆さんのエネルギーブースターではありますが、その中に一緒に毒性が高いものが入っていれば、それは逆に皆さんの体調にマイナスに作用することになります。

今市場に出回っているハチミツは、

・「純粋な単糖でしかもゴミも毒性もないハチミツ」
・「純粋な単糖だけどゴミや毒性があるハチミツ」
・「純粋な単糖ではないシロップだけどゴミはないハチミツ」
・「純粋な単糖でないシロップでなおかつゴミや毒性もあるハチミツ」

と大きく4つに分けることができます。

今まで健康に良かれと思ってせっせと食べていたハチミツが、この中でも特にシロップ入りでその原料自体も汚染まみれという品質のものだったらどうでしょうか。そのハチミツひとつ取り上げてもこのようです。他の食品でも同じように健康のためと言って摂取するものの品質には気を留めておきたいものです。

4 ハチミツの処方

ハチミツ療法と回復の力

第1章の症例のそれぞれの解説にハチミツが効く理由が詳細に載っています。

そしてここまで読み進めていただいたのでしたら、ハチミツがなぜ体調の不良や慢性的に悩んできた症状を改善するのかも理解できたのではないでしょうか。

慢性的な症状や悩みには、基本は1日に大さじ6から8の摂取を勧めています。

朝　大さじ2

日中　午後のおやつに大さじ2
夕飯の後　大さじ2（1）
就寝前　大さじ2（1）

この量を2年ほど続けると、体の環境は、言葉を変えればエネルギー代謝の運転が改善され、体がエネルギッシュにその形態形成維持を実行していくようになります。つまり、ホメオスタシスによる免疫の発動が非常にスムーズに行われるようになるのです。

慢性疾患の薬歴にステロイドをはじめとする免疫抑制の過去が長かったり、オメガ3や青汁ほかの長期摂取で甲状腺機能を落とすことで、エネルギー生産を削り、結果としてその免疫抑制力によって症状を押さえ込んできた背景がある場合、ハチミツや糖の摂取を始めることでエネルギー量が増え生命活動に活性が生まれます。

本人はやる気を感じたり、体力の回復を体感したりすることでしょう。

ここまでの回復に、だいたい1年から2年の年月が必要です。エネルギー量が回復すると同時に、今度は免疫抑制力によってそれまで処理しきれなかった体内の炎症ごみの掃除が始まります。ここからゆっくり「代謝」という形で過酸化脂質によるゴミや毒性物質などを処理できれば、炎症さえ起こさずに体内の掃除は終わります。しかし、これは健康な代謝を持っている人の体で起きることです。非常に残念なのですが、免疫抑制を長い間続けてきた人の体は、炎症という手段を使って一気に掃除をすることがほとんどのケースで起こることです。

症例1のケースにあるように、このゴミ掃除で生じる炎症に対して何もせず、ただ放っておくということが、邪魔をせずにスピーディに改善へ向かう近道であるのですが、この苦しい過程を何もせずにただやり過ごすのは、大変なことでもあります。

苦しい治癒過程で心のほうがストレスで折れてしまうような時もあるかもしれません。かといって、ここにまた炎症を抑制するような処方を実行するのでは元の木阿弥です。完全な免疫抑制を起こさない、緩やかな効果を発揮する自然療法のあれこれを試してみると良いのではないでしょうか。

こういう時に、エレメントマトリックス®の理論を知っていると助けになります。今の健康状態や、症状がどんな性質のものなのかを知ること。陰陽の法則にもあるように、プラスもマイナスも、どちらか側に過剰になりすぎることで中庸のバランスは崩れるのです。免疫の抑制（冷）も炎症の過剰（熱）も健全な状態ではありません。

中庸である健全さは、基礎代謝が円滑に行われることです。そこで必要なエネルギーになるハチミツの選び方が、色に表れるバイブレーションの種類による選択というのも一つの手段です。しかし、最も信頼できるツールは、自分の五感です。美味しいな、と感じる味のハチミツが必ずあるでしょう。そこに、レモンやシナモン、ジンジャー、またハーブを漬け込んだり、柑橘系の皮を入れたりとハチミツにこういったスパイスを足すことによって、より美味しく感じるものがあるはずです。

喉が痛く咳が出るなら、大根のスライスをハチミツに一晩漬け込んで、お湯に溶かして内服してみてください。脂質（プーファ）の酸化代謝産物による血管の詰まりや糖尿病の改善にシナモン（セイロンシナモンであること）を混ぜ込んだ処方が効用をなすことなどは、歴史の中でも、現代リサーチでも認知されていることです。または、慢性的な真菌の問題にはハーブのレモンマートルをハチミツに漬け込んだもので体にはダメージを与えず菌の繁殖を抑えます【716】。

ハチミツで、回復へのエネルギー力を得て、そこに調味料的スパイス、ハーブ、精油、野菜や果物など、ちょっとしたスパイスを足すことでいろいろな疾患への力強い治癒力を促します。

また、代謝が上がることで起きる炎症の時には、その部位の修復を助けるためにもアミノ酸やコラーゲンの摂取を同時に行うことで、回復のスピードは格段に早まります。

ハチミツを戦力の要に据えたら、あとはサポーターを投入してじっくりと体と向き合ってまいりましょう。体は、エネルギーを十分に確保すればあとは勝手に治っていきます。ただし、体内のその修復を起こす「場」に、エネルギー代謝の邪魔をするプーファ・多価不飽和脂肪酸を遊離させないように極力心がけましょう。

ハチミツを外用する

ハチミツは健康を保つための薬として内用するだけでなく、傷口に直接塗ったり、点眼薬として使ったりと外用しても非常に効果を発揮します。

身体の表面、つまり皮膚と、体の内側とされる口から肛門までの空洞の粘膜の部分は、共に外から入ってくる異物から私たちを防御する防壁になっています。日々、口から入る食べ物や、鼻や口から吸い込むものなど外界と接する場所であることから、一番ダメージを受けやすく、また同時に、一番治りやすいところでもあります。この外壁の部分のダメージに、ハチミツが非常に効果を発揮します。

ハチミツを食べることで体内で使えるエネルギー量が増えますが、ハチミツを外用すると、壊れた粘膜部分からすぐにハチミツが浸透し、その部分の細胞の回復が早くなります。切り傷などの傷口にハチミツを塗ると皮膚の再生が促進され、傷の治りが格段に早くなります。

切り傷や火傷の場合、患部を綺麗にした後、ハチミツを塗布し、範囲が大きい場合は、箇所をラップなどで覆い、その上から包帯で抑えるのもいいでしょう。

こういう外用の時のハチミツは、出来るだけ花粉が入っていないものがオススメです。また、マヌカハチミツのように高い抗菌作用が謳われているものでも構いません。もちろん、その品質には注意してくださいね。

他にもこんな効能が

●消化器系の不調に

口内炎、消化管の潰瘍である十二指腸潰瘍や逆流性食道炎、咽頭の腫れ、鼻腔の炎症、小腸に問題があるＳＩＢＯ（小腸内細菌異常増殖症）、便秘と下痢を繰り返す潰瘍性大腸炎、痔などの問題は、すべてこの私たちの防壁である体にとっては外側の部分（外界と接する部分）の粘膜で起きている症状で、これらの疾患を抱えている人が結構多くいます。

このすべての疾患に、ハチミツが使えます。直接ハチミツが塗れる場所であれば塗布する、手が届かない場所であれば、口から摂取することでその患部に届けられ、修復に速やかに効果を発揮します。

摂取の仕方は、日中に黄色いハチミツを大さじ4～6、夕方から夜にかけて白い蜂蜜を大さじ2、1日合計大さじ6～8くらいの量を症状が出ている間摂取します。

●抜け毛や脱毛症

毛髪や爪というのは、今お話した体の防壁のうちでも、さらに一番外側に存在し、体内の要らないゴミを排出する部分でもあります。また、毛髪が抜けるということは頭皮や毛根に炎症の問題があることを意味します。つまり、そこの炎症を抑えることで脱毛の症状は治まります。

脱毛が起きている箇所に、水とハチミツ（50㎖の水に小さじ半分ほどのハチミツ）を混ぜて毎日塗布すると、その人のエネルギー代謝の度合いにもよりますが、3ヶ月ほどかけて髪は生えてきます。

ハチミツを直接つけなくても、ハチミツを食べているだけでも、効果はあります。体内に糖からのエネルギー量が十分にあれば勝手に治っていくのです。

●不眠

寝るためにもエネルギーが必要であることは前述しました。寝る前に大さじ1のハチミツを摂取すると睡眠の質は高まります。また、不眠で悩んでいる場合は、前述した1日におけるハチミツの摂取の仕方に倣って、日中起こるストレス下での糖欠乏が起きないように1日を過ごす習慣ができると、不眠も徐々に解決されていきます。ちょこちょことハチミツやドライフルーツの補給を忘れずに。

●生理不順

エストロゲン様作用のあるハチミツをうまく摂取することで、生理のサイクルの調整を手助けをすることができます。ドンニックというハチミツは赤色〜ピンク色をした花から取れるハチミツです。このハチミツを、ホルモンバランスが崩れている方は排卵の2日前くらいから排卵までの期間と、生理の5日前から生理が始まるまでの期間を、同じようにホルモン作用を持つハーブのお茶と一緒に摂るとホルモンバランスを調整するサポートになります。クローバーハチミツだと、もう少し緩やかに作用します。

そもそも全体のエネルギー量が増えれば排卵は勝手に起きますので、エネルギー量の底上げをする、という意味で黄色のハチミツ、特にジャラはおすすめです。

●甲状腺機能低下

ジャラとシドルは甲状腺に刺激を与えつつエネルギーを生むのに本当に良いハチミツです。同じような作用を持つのが、アカシア、そして黄色っぽい色のリンデンです。リンデンは白っぽいものから黄色っぽいものまでありますが、それぞれの色によって内包されているエネルギーが違います。

摂取の仕方は、日中に黄色いハチミツを大さじ4～6、夕方から夜にかけて白いハチミツを大さじ2、1日合計大さじ6～8くらいの量と同じですが、日中の黄色いハチミツをシドルかジャラにしてください。

●糖尿病

フルクトース（果糖）の比率が高い蜂蜜は、不飽和脂肪酸の遊離のせいで糖の代謝がうまくいかないことで生じるグルコース（ブドウ糖）過剰、つまり血糖値の高さを改善します。もともと、ハチミツのGI値は平均的なものでも低いものが多く、血糖値を気にする方には心理的にも安心なものです。フルクトースの比率が高いハチミツを摂取することで、糖代謝のサイクルは確実に改善します。血糖値は安定しブドウ糖の細胞への取り込みも手助けします。ここで注意したいのは、ハチミツの摂取をすると同時に、多価不飽和脂肪酸（オメガ3やEPAなど）の摂取は心がけて控えることです。改善結果に大きく差異が出ます。

糖度が低いハニーデュー・ハチミツは、血糖値の上昇にもっとも影響を与えませんので、糖尿病の方のハチミツ選びのファーストステップとしては、非常にオススメです。朝昼晩と大さじ2ずつ食べることから始めてみると良いでしょう。3ヶ月ほどして、血糖値の安定に不安が薄れたら、フルクトース度の高いハチミツに変えて、糖尿病の病態自体を改善に導きましょう。マリーやジャラ、ブラックバット、ペパーミントなどは糖の70%のうち、フルクトースの比率が45~50%と非常に高い代表的なハチミツです。フルクトースベースのシロップで混ぜてあることでも、この数値は上がりますから、シロップハチミツには騙されないように選択しましょう。

書き終えて（有馬ようこ）

もともと、屋久島出身で福岡で育ち、調味料としてのたっぷりの黒糖や食後のデザート的なフルーツや甘いものは当たり前のように食卓に並んでいました。運動選手であったこともあって、糖を取りすぎるくらいに取ることはあっても、とりすぎないようにと控えたことは一度もありません。50歳を超えてもなお、周囲に比べるとかなりエネルギッシュに活動することができるのは、糖代謝が常にスムーズに循環していたからなのだ、と、この10年くらいで確信に至ります。特に、肉体的、精神的ストレス反応は、常に血糖を上げエネルギー増産することで対処が滞りなく実行されます。糖が足りなければ、脂質やタンパク質を利用するというバックアップシステムさえ備わっているのは、体内の組織機能がエネルギー依存であることを考えれば当たり前の仕組みですね。

糖の中でも、何よりフルクトースの存在が、ブドウ糖がうまく使えないという植物油脂にまみれた現代人の多くの病態を改善させることは、今回の内容で機序もはっきりとしたのではないでしょうか。

今回も、崎谷先生が共著である『自然治癒はハチミツから』同様、しっかりとした論文をつけて説明くださっています。

私が、本物のハチミツの美味しさに目覚めたのは15歳の時です。それから、特別な時にデパートで買ってもらったり、外科医であった父への贈り物としていただいたり、とても貴重なおやつでした。大人になって好きなように買えるようになってからは、ネットでの買い物も可能になったことで、よりクオリティの高いクリーンなハチミツも手に入れられるようになりました。残念なことに、世の中のほとんどのハチミツは混ぜ物か、薬物、農薬まみれです。クリーンなハチミツでなければ、せっかく糖の代謝が回っても、それら毒性のあるものによってエネルギーは消耗し、組織ダメージにも発展してしまいます。

ハチミツ療法を本格的に推奨しだしてから6年ほどになりますが、5年で体が健全に作り変えられていく様子は多くの症例でも明らかです。もちろん、ハチミツだけでなく、旬の熟れた果物や、ドライフルーツでも構いません。

このポストワクチン時代に活力を持って生き抜くための武器は、ゴミの材料を増やさない糖代謝でエネルギー量を増やし、体内ゴミを処理し、また意識的にゴミを取り込まない、という知恵です。

自然療法としてのハチミツを理解し、物質の波動的なエネルギーさえ味方につけて、この先の時代も軽やかに駆け抜けていきましょう。

２０２１年11月29日

有馬ようこ

おわりに（崎谷博征）

２０２１年の年末に向かう現在、またもや新たな新型コロナウイルス変異型（オミクロン、Omicron）が感染拡大する可能性があるというナレーションが流れています。このように、絶え間ない変異型の出現（創作）および新型コロナ遺伝子ワクチンの有効性が6ヶ月程度というナレーションから、私たちは半年ごとに遺伝子ワクチンのブースター・ショットを打たなければならないという現実を突きつけられています。これは死ぬまで終わらない「アリ地獄（downward spiral）」や「デス・ゲーム（death game）」と同じです。そしてインフルエンザウイルスワクチンを含め、他のワクチンもナノ粒子が充填された遺伝子ワクチンへと変貌しています。

すでに遺伝子ワクチンを複数回接種した人だけでなく、その接種者に囲まれた未接種者も、スパイクタンパク質やナノ粒子を含むエクソソームに曝露しています。したがって、このディストピア（権力者にとっては、「グレート・リセット」となる）に入った現在こそ、私たちの糖のエネルギー代謝を高める以外にサバイバルする方法はないのです。

本編の原稿を編集長に提出した後でしたが、大変興味深い研究論文が発表されました。それまで、遺伝子ワクチン（mRNA）接種後の血液検査の変化を報告した研究がなかったのですが、接種90日後までの血液検査フォローをしたデータがようやく公開されたのです【717】。この中で、血糖値（HbA1Cで代用）、ミネラル、コレステロール、腎機能、止血機能などのデータが公開されています。

この中でも特に目を引いたのは、血糖値です。

糖尿病の持病のない健康人に遺伝子ワクチンを接種したところ、1回目の接種28日後に、11人中3人が糖尿病の予備軍とされる高血糖を示したのです。しかも、接種90日後でもまだ接種前より高い値をキープしていました。

つまり、遺伝子ワクチンによって、糖のエネルギー代謝がブロックされるということです。実際に糖のエネルギー代謝がブロックされることで起こる高コレステロール値、ミネラルバランス異常や腎機能の悪化がワクチンの接種後に認められています。

糖のエネルギー代謝を正常に回復させるハチミツなどの糖質は、遺伝子ワクチンの有害事象から回復させるのに必要不可欠であることがこの研究からも再確認できます。

さて、今回の第1章の症例は、私たちに届けて頂いたレポートのほんの一部です。今回は紙幅の関係で掲載できませんでしたが、プーファフリーおよびハチミツ摂取で心身の不調や慢性病がV字回復した症例もたくさんあります。今後の続編で皆様にご紹介する所存です。

本編の第1～4章までを私、崎谷が担当し、第5～6章を有馬ようこ先生が担当いたしました。リアルサイエンスが少し難しいと感じられる方は、第1章と5～6章だけでもお読みいただければと思います。特にようこ先生のハチミツ理論は周波についての洞察を取り入れた世界最先端の内容ですが、誰にでも感覚的に分かりやすく説明してくださいましたので、是非繰り返しお読みいただきたいと思います。

第1章の症例報告のまとめでは、北野元美さん、須賀敦子さんにご協力いただきました。私の図版では、板垣ひなのさん、崎谷美音さん、崎谷リサさんにイラストを助けていただきました。文章校正は、北野元美さんにご助力いただきました。また第5～6章は、須賀敦子さん、赤石知子さんにお力添えして頂きました。小笠原編集長には、前回の『ワクチンの真実』に引き続き、今回も1冊の本として世に出していただきました。ご尽力に感謝いたします。そして、たくさんの方から、いつも拙著や記事をお読みいただき、励ましのお言葉を頂戴しています。この場を借りて皆様に深謝いたします。天国に逝ったワンちゃんの元に行くまでに、生きている限りはリアルサイエンスを今後もお伝えしていく所存です。

２０２１年11月29日

崎谷博征

〔参考情報〕

＊ハチミツ選びの条件をクリアしたハチミツを購入する
KOSMOTROPIC オンラインショップ
https://kosmotropicshop.com/
HOLISTETIQUE 直営オンラインショップ
https://holistetiqueshop.com/
HOLISTETIQUE 蜂蜜代理店マップ
https://honeysecret.jp/ht-list

＊ハチミツについてのオンライン講座
代替医療師 Vanilla『ハニーセラピスト®養成講座』
https://holistetique-vanilla.com/honey_therapist_course/
崎谷博征医師『ハチミツの真実講座』
https://kosmotropic.com/shop/other_courses/truth-honey/
HOLISTETIQUE 蜂蜜代理店・蜂蜜療法協会会員主催
試食やお話会
https://honeysecret.jp/category/news

＊リアルサイエンスの学びを深めるために
パレオ協会
https://paleo.or.jp/
エネルギー量子医学会（TUEET）
https://kosmotropic.com/

＊情報発信関係
蜂蜜療法協会
https://www.h-therapy.jp/
はちみつ大学
https://honeyuniversity.net/
蜂蜜の秘密
https://honeysecret.jp/

参考文献

【1】 All Vaccinated People Will Die Uncured in 2 Years, Says Noble Winning Virologist; Here's the Truth. *International Business Times*. May 26, 2021.

【2】 It gets worse！ A comparison of official Government reports suggest the Fully Vaccinated are developing Acquired Immunodeficiency Syndrome much faster than anticipated. *The Exposé*. October 15, 2021.

【3】 SARS–CoV–2 Spike Impairs DNA Damage Repair and Inhibits V(D)J Recombination In Vitro. *Viruses*. 2021, 13, 2056.

【4】 Surface Dilution Kinetics Using Substrate Analog-Enantiomers as Diluents: Enzymatic Lipolysis by Bee-Venom Phospholipase A2. *Anal Biochem*. 2010 Dec 15; 407(2): 253-260.

【5】 Lipolysis of LDL by human secretory phospholipase A(2) induces particle fusion and enhances the retention of LDL to human aortic proteoglycans. *Arterioscler Thromb Vasc Biol*. 2001 Jun;21(6): 1053-8.

【6】 In vitro lipolysis and lymphatic absorption of n-3 long-chain PUFA in the rat: influence of the molecular lipid species as carrier. *Br J Nutr*. 2019 Sep 28; 122(6): 639-647.

【7】 Lipolytic response during spontaneous hypoglycaemia in insulin-dependent diabetic subjects. *Horm Metab Res*. 1998 Sep; 30(9): 586-93.

【8】 Mechanisms of insulin resistance after insulin-induced hypoglycemia in humans: the role of lipolysis. *Diabetes*. 2010 Jun; 59(6): 1349-57.

【9】 Effects of insulin-induced hypoglycaemia on lipolysis rate, lipid oxidation and adipose tissue signalling in human volunteers: a randomised clinical study. *Diabetologia*. 2017 Jan; 60(1): 143-152.

【10】 Hypoxia-Induced Adipose Lipolysis Requires Fibroblast Growth Factor 21. *Front Pharmacol*. 2020 Aug 14;11: 1279.

【11】 Intermittent Hypoxia Stimulates Lipolysis, But Inhibits Differentiation and De Novo Lipogenesis in 3T3-L1 Cells. *Metab Syndr Relat Disord*. 2020 Apr; 18(3): 146-153.

【12】 Estrogen Leads to Reversible Hair Cycle Retardation through Inducing Premature Catagen and Maintaining Telogen. *PLoS One*. 2012; 7(7): e40124.

【13】 Effects of 17-beta-estradiol and ICI 182 780 on hair growth in various strains of mice. *J Investig Dermatol Symp Proc*. 1999 Dec; 4(3): 285-9.

【14】 17beta-estradiol and ICI-182780 regulate the hair follicle cycle in mice through an estrogen receptor-alpha pathway. *Am J Physiol Endocrinol Metab*. 2000 Feb; 278(2): E202-10.

【15】 Sex hormones, immune responses, and autoimmune diseases. Mechanisms of sex hormone action. *Am J Pathol*. 1985 Dec; 121(3): 531-51.

【16】 Sex hormones and autoimmune rheumatic disorders. *Scand J Rheumatol*. 1989; 18(2): 69-76.

【17】 Estrogen, estrogen-like molecules and autoimmune diseases. *Autoimmun Rev*. 2020 Mar; 19(3): 102468.

【18】 Estrogen-mediated immunosuppression in autoimmune diseases. *Inflamm Res*. 1998 Jul; 47(7): 290-301.

【19】 Estrogen induces thymic atrophy by eliminating early thymic progenitors and inhibiting proliferation of beta-selected thymocytes. *J Immunol*. 2006 Jun 15; 176(12): 7371-8.

【20】 Mechanisms of honey on testosterone levels. *Heliyon*. 2019 Jul; 5(7): e02029.

【21】 Intestinal barrier dysfunction plays an integral role in arthritis pathology and can be targeted to ameliorate disease. *Med* (N Y). 2021 Jul 9; 2(7): 864-883.e9.

【22】 Bacterial lipopolysaccharides form procollagen-endotoxin complexes that trigger cartilage inflammation and degeneration: implications for the development of rheumatoid arthritis. *Arthritis Res Ther*. 2013; 15(5): R111.

【23】 Cross-Talk between Diet-Associated Dysbiosis and Hand Osteoarthritis. *Nutrients*. 2020 Nov; 12(11): 3469.

【24】 Mitochondrial Dysfunction in Atrial Fibrillation – Mechanisms and Pharmacological Interventions. *J Clin Med*. 2021 Jun; 10(11): 2385.

【25】 The Role of Mitochondrial Dysfunction in Atrial Fibrillation: Translation to Druggable Target and Biomarker Discovery. *Int J Mol Sci*. 2021 Aug; 22(16): 8463.

【26】 Mitochondrial Dysfunction Underlies Cardiomyocyte Remodeling in Experimental and Clinical Atrial Fibrillation. *Cells*. 2019 Oct; 8(10): 1202.

【27】 Actions and Mechanisms of Polyunsaturated Fatty Acids on Voltage-Gated Ion Channels. *Front Physiol.* 2017; 8: 43.

【28】 Omega-6 vegetable oils as a driver of coronary heart disease: the oxidized linoleic acid hypothesis. *Open Heart.* 2018; 5(2): e000898.

【29】 Effect of High-Dose Omega-3 Fatty Acids vs Corn Oil on Major Adverse Cardiovascular Events in Patients at High Cardiovascular Risk. *JAMA.* 2020 Dec 8; 324(22): 2268–2280.

【30】 Omega-3 fatty acids supplementation and risk of atrial fibrillation: an updated meta-analysis of randomized controlled trials. *Eur Heart J Cardiovasc Pharmacother.* 2021 Jul 23; 7(4): e69-e70.

【31】 Thyroid Dysfunction and Sleep Disorders. *Front Endocrinol* (Lausanne). 2021; 12: 725829.

【32】 Effects of thyroid disease on glucose oxidative metabolism in man. A compartmental model analysis. *J Clin Invest.* 1971 Mar; 50(3): 627-641.

【33】 Facilitation of axon regeneration by enhancing mitochondrial transport and rescuing energy deficits. *J Cell Biol.* 2016 Jul 4; 214(1): 103–119.

【34】 Mitochondrial behavior during axon regeneration/degeneration in vivo. *Neurosci Res.* 2019 Feb; 139: 42-47.

【35】 The Role of Mitochondria in Axon Development and Regeneration. *Dev Neurobiol.* 2018 Mar; 78(3): 221–237.

【36】 Bioenergetic Requirements and Spatiotemporal Profile of Nerve Growth Factor Induced PI3K-Akt Signaling Along Sensory Axons. *Front Mol Neurosci.* 2021; 14: 726331.

【37】 Progesterone Increases Mitochondria Membrane Potential in Non-human Primate Oocytes and Embryos. *Reprod Sci.* 2020 May; 27(5): 1206-1214.

【38】 Progesterone prevents mitochondrial dysfunction in the spinal cord of wobbler mice. *J Neurochem.* 2012 Jul; 122(1): 185-95.

【39】 Physiologic progesterone reduces mitochondrial dysfunction and hippocampal cell loss after traumatic brain injury in female rats. *Exp Neurol.* 2006 Jan; 197(1): 235-43.

【40】 Role of Sex Hormones on Brain Mitochondrial Function, with Special Reference to Aging and Neurodegenerative Diseases. *Front Aging Neurosci.* 2017; 9: 406.

【41】 Stress Hormone and Reproductive System in Response to Honey Supplementation Combined with Different Jumping Exercise Intensities in Female Rats. *Biomed Res Int.* 2014; 2014: 123640.

【42】 The Influence of Excessive and Prolonged Ingestion of Honey on Sex Hormones and Prostate Specific Antigen in Adult Male Wistar Rats. *Medicine Science* 2012; 1(3): 161-70.

【43】 Progesterone synthesis and myelin formation in peripheral nerves. *Brain Res Brain Res Rev.* 2001 Nov; 37(1-3): 343-59.

【44】 Role of progesterone in peripheral nerve repair. *Rev Reprod.* 2000 Sep; 5(3): 189-99.

【45】 Progesterone induces adult mammary stem cell expansion. *Nature.* 2010 Jun 10; 465(7299): 803-7.

【46】 Effect of progesterone on human mesenchymal stem cells. *Vitam Horm.* 2011; 87: 217-37.

【47】 Progesterone receptor antagonists reverse stem cell expansion and the paracrine effectors of progesterone action in the mouse mammary gland. *Breast Cancer Res.* 2021; 23: 78.

【48】 Brief Local Application of Progesterone via a Wearable Bioreactor Induces Long-Term Regenerative Response in Adult Xenopus Hindlimb. *Cell Rep.* 2018 Nov 6; 25(6): 1593–1609.e7.

【49】 The role of mitochondria in shaping odor responses in Drosophila melanogaster olfactory sensory neurons. *Cell Calcium.* 2020 May; 87: 102179.

【50】 Mitochondrial Ca(2+) mobilization is a key element in olfactory signaling. *Nat Neurosci.* 2012 Mar 25; 15(5): 754-62.

【51】 The Impact of Mitochondrial Dysfunction on Dopaminergic Neurons in the Olfactory Bulb and Odor Detection. *Mol Neurobiol.* 2020; 57(9): 3646-3657.

【52】 Progressive parkinsonism due to mitochondrial impairment: Lessons from the MitoPark mouse model. *Exp Neurol.* 2021 Jul; 341:113707.

【53】 2-Nonenal newly found in human body odor tends to increase with aging. *J Invest Dermatol.* 2001 Apr; 116(4): 520-4.

【54】 Lipid Peroxidation Generates Body Odor Component trans-2-Nonenal Covalently Bound to Protein in Vivo. *J Biol Chem.* 2010 May 14; 285(20): 15302-15313.

【55】 Body odour aldehyde reduction by acetic acid bacterial extract including enzymes: alcohol dehydrogenase and aldehyde dehydrogenase. *Int J Cosmet Sci.* 2018 Aug; 40(4): 425-428.

【56】 Monofloral Honeys as a Potential Source of Natural Antioxidants, Min-

erals and Medicine. *Antioxidants* (Basel). 2021 Jul; 10(7): 1023.
【57】 Honey and Its Role in Relieving Multiple Facets of Atherosclerosis. *Nutrients*. 2019 Jan; 11(1): 167.
【58】 Radical-scavenging activity, protective effect against lipid peroxidation and mineral contents of monofloral Cuban honeys. *Plant Foods Hum Nutr*. 2012 Mar; 67(1): 31-8.
【59】 Twenty Year Trends and Sex Differences in Young Adults Hospitalized With Acute Myocardial Infarction. *Circulation*. 2019 Feb 19; 139(8): 1047-1056.
【60】 Emerging cancer trends among young adults in the USA: analysis of a population-based cancer registry. *Lancet Public Health*. 2019 Mar; 4(3): e137-e147.
【61】 More Millennials Are Having Strokes. *Scientific American*. June 28, 2017.
【62】 Age, period, and cohort trends in mood disorder indicators and suicide-related outcomes in a nationally representative dataset, 2005-2017. *J Abnorm Psychol*. 2019 Apr; 128(3): 185-199.
【63】 Alcohol and Drug Misuse and Suicide and the Millennial Generation – a Devastating Impact. *Trust for America's Health*. June, 2019.
【64】 Mind Share Partners' 2019 Mental Health at Work Report.
【65】 Binge alcohol and substance use across birth cohorts and the global financial crisis in the United States. *PLoS One*. 2018; 13(6): e0199741.
【66】 Post-millennial trends of socioeconomic inequalities in chronic illness among adults in Germany . *BMC Res Notes*. 2018; 11: 200.
【67】 An epigenetic mechanism links socioeconomic status to changes in depression-related brain function in high-risk adolescents. *Mol Psychiatry*. 2017 Feb; 22(2): 209–214.
【68】 Efficacy of Natural Honey Treatment in Patients with Novel Coronavirus. https://clinicaltrials.gov/ct2/show/NCT04323345.
【69】 Anti-influenza viral effects of honey in vitro: potent high activity of manuka honey. *Arch Med Res*. 2014; 45(5): 359-365.
【70】 Protocol for a randomised controlled trial of 90% kanuka honey versus 5% aciclovir for the treatment of herpes simplex labialis in the community setting. *BMJ Open*. 2017 Aug 3; 7(8): e017766.
【71】 Effect of honey versus thyme on Rubella virus survival in vitro. *J Altern Complement Med*. 1996 Fall; 2(3): 345-8.
【72】 Anti-HIV-1 activity of eight monofloral Iranian honey types. *PLoS One*. 2014; 9(10): e108195.
【73】 The effects of honey supplementation on Egyptian children with hepatitis A: a randomized double blinded placebo-controlled pilot study. *J Apitherapy*. 2016; 1(1): 23.
【74】 *Honey as an Antiviral Agent Against Respiratory Syncytial Virus*. University of Waikato; 2011.
【75】 Sugars, sugar alcohols and honey. *Food Chemistry*. Springer; 2004:862-891.
【76】 Honey: Chemical composition, stability and authenticity. *Food Chem*. 2016 Apr 1; 196: 309-23.
【77】 *Analysis of Amino Acids in Mānuka Honey*. University of Waikato; 2015.
【78】 Phenolic Compounds in Honey and Their Associated Health Benefits: A Review. *Molecules*. 2018 Sep 11; 23(9): 2322.
【79】 P-HPLC determination of water-soluble vitamins in honey. *Talanta*. 2011 Jan 15; 83(3): 924-9.
【80】 Investigation of some metals in honey samples from West Mediterranean region of Turkey. *Vet Res Forum*. 2019 Summer; 10(3): 181-186.
【81】 Prospects of honey in fighting against COVID-19: pharmacological insights and therapeutic promises. *Heliyon*. 2020 Dec; 6(12): e05798.
【82】 Possible Potential Effects of Honey and Its Main Components Against Covid-19 Infection. *Dose Response*. 2021 Jan-Mar; 19(1): 1559325820982423.
【83】 Possible Potential Effects of Honey and Its Main Components Against Covid-19 Infection. *Dose Response*. 2021 Jan-Mar; 19(1): 1559325820982423.
【84】 Population risk factors for severe disease and mortality in COVID-19: A global systematic review and meta-analysis. *PLoS One*. 2021; 16(3): e0247461.
【85】 Risk factors for poor outcomes in hospitalised COVID-19 patients: A systematic review and meta-analysis. *J Glob Health*. 2021; 11: 10001.
【86】 Comorbidities' potential impacts on severe and non-severe patients with COVID-19: A systematic review and meta-analysis. *Medicine* (Baltimore). 2021 Mar 26; 100(12): e24971.
【87】 Host mitochondrial transcriptome response to SARS-CoV-2 in multiple cell models and clinical samples. *Scientifc Reports* (2021) 11: 3.

【88】 Honey and Diabetes: The Importance of Natural Simple Sugars in Diet for Preventing and Treating Different Type of Diabetes. *Oxid Med Cell Longev*. 2018; 2018: 4757893.

【89】 Honey - A Novel Antidiabetic Agent. *Int J Biol Sci*. 2012; 8(6): 913–934.

【90】 Hypoglycemic and antioxidant effects of honey supplementation in streptozotocin-induced diabetic rats. *Int. J. Vitam. Nutr. Res*. 2010; 80(1): 74–82.

【91】 Honey and Its Role in Relieving Multiple Facets of Atherosclerosis . *Nutrients*. 2019 Jan; 11(1): 167.

【92】 The effect of Tualang honey on the quality of life of patients with chronic obstructive pulmonary disease: A randomized controlled trial. *J Taibah Univ Med Sci*. 2018 Feb; 13(1): 42-50.

【93】 Risk factors and disease profile of post-vaccination SARS-CoV-2 infection in UK users of the COVID Symptom Study app: a prospective, community-based, nested, case-control study. *Lancet Infect Dis*. 2021 Sep 1 doi: 10.1016/S1473-3099(21)00460-6.

【94】 In Vitro Evaluation of the Antiviral Activity of Methylene Blue Alone or in Combination against SARS-CoV-2. *J Clin Med*. 2021 Jul; 10(14): 3007.

【95】 Stimulation of respiration by methylene blue in rat liver mitochondria. *FEBS Lett*. 1997 Jul 21; 412(1): 157-60.

【96】 Use of aspirin in reduction of mortality of COVID - 19 patients: A meta - analysis. *Int J Clin Pract*. 2021 Jun 28 : e14515.

【97】 Active prescription of low-dose aspirin during or prior to hospitalization and mortality in COVID-19: A systematic review and meta-analysis of adjusted effect estimates. *Int J Infect Dis*. 2021 Jul; 108: 6-12.

【98】 Cyclooxygenase inhibitor use is associated with increased COVID-19 severity. *medRxiv* preprint. doi: https://doi.org/10.1101/2021.04.13.21255438

【99】 How to deal with oxygen radicals stemming from mitochondrial fatty acid oxidation. *Philos Trans R Soc Lond B Biol Sci*. 2014 Jul 5; 369(1646): 20130446.

【100】 Mitochondrial fatty acid oxidation and oxidative stress: lack of reverse electron transfer-associated production of reactive oxygen species. *Biochim Biophys Acta*. Jun-Jul 2010; 1797(6-7): 929-38.

【101】 The effect of reactive oxygen species generated from the mitochondrial electron transport chain on the cytochrome c oxidase activity and on the cardiolipin content in bovine heart submitochondrial particles. *FEBS Lett*. 2000 Jan 28; 466(2-3): 323-6.

【102】 Reactive Oxygen Species in Venous Thrombosis. *Int J Mol Sci*. 2020 Mar; 21(6): 1918.

【103】 Oxidative Stress and Thrombosis during Aging: The Roles of Oxidative Stress in RBCs in Venous Thrombosis. *Int J Mol Sci*. 2020 Jun; 21(12): 4259.

【104】 Homocysteine, coagulation, platelet function, and thrombosis. *Semin Thromb Hemost*. 2000; 26(3): 243-54.

【105】 Platelet hyperactivation, apoptosis and hypercoagulability in patients with acute pulmonary embolism. *Thromb Res*. 2017 Jul; 155: 106-115.

【106】 Lipotoxicity and Cytokine Storm in Severe Acute Pancreatitis and COVID-19. *Gastroenterology*. 2020 Sep; 159(3): 824-827.

【107】 Mortality From Coronavirus Disease 2019 Increases With Unsaturated Fat and May Be Reduced by Early Calcium and Albumin Supplementation. *Gastroenterology*. 2020 Sep; 159(3): 1015-1018.e4.

【108】 Overcoming the Warburg effect: is it the key to survival in sepsis? *J Crit Care*. 2018; 43: 197-201.

【109】 Melatonin Inhibits COVID-19-induced Cytokine Storm by Reversing Aerobic Glycolysis in Immune Cells: A Mechanistic Analysis. *Med Drug Discov*. 2020 Jun; 6: 100044.

【110】 Ancillary activity: Beyond core metabolism in immune cells. *Cell Metab*. 2017 Jul 5; 26(1): 131-141.

【111】 Metabolic regulation of infection and inflammation. *Cytokine*. 2018 Dec; 112: 1-11.

【112】 Lactic acidosis caused by repressed lactate dehydrogenase subunit B expression down-regulates mitochondrial oxidative phosphorylation via the pyruvate dehydrogenase (PDH)–PDH kinase axis . *J Biol Chem*. 2019 May 10; 294(19): 7810-7820.

【113】 Lactate preconditioning promotes a HIF-1α-mediated metabolic shift from OXPHOS to glycolysis in normal human diploid fibroblasts. *Sci Rep*. 2020; 10: 8388.

【114】 Lactate is associated with mortality in very old intensive care patients suffering from COVID-19: results from an international observational study of 2860 patients. *Ann Intensive Care*. 2021; 11: 128.

【115】 A fatal case of COVID-19 due to metabolic acidosis following dysregulate inflammatory response (cytokine storm). *IDCases*. 2020; 21: e00829.
【116】 The potential use of lactate blockers for the prevention of COVID-19 worst outcome, insights from exercise immunology. *Med Hypotheses*. 2021 Mar; 148: 110520.
【117】 Metabolic regulation of inflammation. *Nat Rev Rheumatol*. 2017 May; 13(5): 267-279.
【118】 How and why patients made Long Covid. Soc. *Sci. Med*. 2021, 268, 113426.
【119】 Sequelae in Adults at 6 Months After COVID-19 Infection. *JAMA Netw*. Open 2021, 4, e210830.
【120】 Investigation of Long COVID Prevalence and Its Relationship to Epstein-Barr Virus Reactivation. *Pathogens* 2021, 10(6), 763.
【121】 Persisting illness and fatigue in adults with evidence of Epstein-Barr virus infection. *Ann. Intern. Med*. 1985, 102, 7-16.
【122】 Long-term symptoms after SARS-CoV-2 infection in school children: population-based cohort with 6-months follow-up. *medRxiv* preprint doi: https://doi.org/10.1101/2021.05.16.21257255
【123】 Mental health of Adolescents in the Pandemic: Long-COVID19 or Long-Pandemic Syndrome? *medRxiv* preprint doi: https://doi.org/10.1101/2021.05.11.21257037
【124】 Redox imbalance links COVID-19 and myalgic encephalomyelitis/chronic fatigue syndrome. *Proc Natl Acad Sci U S A*. 2021 Aug 24; 118(34): e2024358118.
【125】 Immune cell functions in iron overload. *Clin Exp Immunol*. 1989 Jan; 75(1): 1-6.
【126】 Effects of iron overload on the immune system. *Ann Clin Lab Sci*. 2000 Oct; 30(4): 354-65.
【127】 Narrative Review of n-3 Polyunsaturated Fatty Acid Supplementation upon Immune Functions, Resolution Molecules and Lipid Peroxidation. *Nutrients*. 2021 Feb; 13(2): 662.
【128】 Immune cell functions in iron overload. *Clin Exp Immunol*. 1989 Jan; 75(1): 1-6.
【129】 Decoding SARS-CoV-2 hijacking of host mitochondria in COVID-19 pathogenesis. *Am J Physiol Cell Physiol*. 2020 Aug 1; 319(2): C258-C267.
【130】 Through DNA sensors and hidden mitochondrial effects of SARS-CoV-2. *J Venom Anim Toxins Incl Trop Dis*. 2021; 27: e20200183.
【131】 Host mitochondrial transcriptome response to SARS-CoV-2 in multiple cell models and clinical sample. *Sci Rep* 11, 3 (2021). https://doi.org/10.1038/s41598-020-79552-z
【132】 Glucocorticoid-induced apoptosis in the thymus. *Semin Immunol*. 1992 Dec; 4(6): 363-9.
【133】 DNA fragmentation is not the primary event in glucocorticoid-induced thymocyte death in vivo. *Eur J Immunol*. 1997 Apr; 27(4): 999-1004.
【134】 Apoptosis in the mammalian thymus during normal histogenesis and under various in vitro and in vivo experimental conditions. *In Vivo*. 1998 Jan-Feb; 12(1): 123-33.
【135】 Glucocorticoid therapy increases COX-2 gene expression in nasal polyps in vivo. *Eur Respir J*. 2009 Mar; 33(3): 502-8.
【136】 Glucocorticoid-Driven NLRP3 Inflammasome Activation in Hippocampal Microglia Mediates Chronic Stress-Induced Depressive-Like Behaviors. *Front Mol Neurosci*. 2019; 12: 210.
【137】 Stress hormones and immune function. *Cell Immunol*. Mar-Apr 2008; 252(1-2): 16-26.
【138】 Effects of various steroids on the thymus, spleen, ventral prostate and seminal vesicles in old orchidectomized rats. *J Endocrinol*. 1987 Apr; 113(1): 51-5.
【139】 Effects of an aromatase inhibitor on testosterone-induced inhibition of thymus growth in immature female rats. *J Endocrinol*. 1988 Oct; 119(1): 65-7.
【140】 Aromatase inhibitors regenerate the thymus in aging male rats. *Int J Immunopharmacol*. 1992 May; 14(4): 541-53.
【141】 Analysis of COVID-19 vaccine death reports from the Vaccine. *Adverse Events Reporting System (VAERS) Database*. Preprint · June 2021 DOI: 10.13140/RG.2.2.26987.26402.
【142】 Neutropenia as an Adverse Event following Vaccination: Results from Randomized Clinical Trials in Healthy Adults and Systematic Review. *PLoS One* 2016; 11: e0157385.
【143】 Safety and immunogenicity of the ChAdOx1 nCoV-19 vaccine against SARS-CoV-2: a preliminary report of a phase 1/2, single-blind, randomised controlled trial. *Lancet* 2020; 396: 467-78.
【144】 Vaccine effectiveness of the first dose of ChAdOx1 nCoV-19 and

BNT162b2 against SARS-CoV-2 infection in residents of long-term care facilities in England (VIVALDI): a prospective cohort study. *Lancet Infect Dis*. 2021 Jun 23 doi: 10.1016/S1473-3099(21)00289-9.

【145】Vaccine effectiveness after 1st and 2nd dose of the BNT162b2 mRNA Covid-19 Vaccine in long-term care facility residents and healthcare workers – a Danish cohort study. *bioRxiv*. 2021. doi: 10.1101/2021.03.08.21252200.

【146】Type I Interferons Interfere with the Capacity of mRNA Lipoplex Vaccines to Elicit Cytolytic T Cell Responses. *Mol Ther*. 2016 Nov; 24(11): 2012-2020.

【147】Type I interferons as the potential mechanism linking mRNA COVID-19 vaccines to Bell's palsy. *Therapie*. 2021 July-August; 76(4): 365-367.

【148】COVID-19 vaccines: modes of immune activation and future challenges. *Nat Rev Immunol*. 2021 Apr; 21(4): 195-197.

【149】Inhibition of mitochondrial function by interferon. *J Biol Chem*. 1996 May 31; 271(22): 13184-90.

【150】Interferon selectively inhibits the expression of mitochondrial genes: a novel pathway for interferon-mediated responses. *EMBO J*. 1990 Dec; 9(13): 4307-14.

【151】Safe Nanoparticles: Are We There Yet? *Int J Mol Sci*. 2021 Jan; 22(1): 385.

【152】Value of phagocyte function screening for immunotoxicity of nanoparticles in vivo. *Int J Nanomedicine*. 2015; 10: 3761-3778.

【153】Immunostimulatory Effects of Silica Nanoparticles in Human Monocytes. *Immune Netw*. 2013 Jun; 13(3): 94-101.

【154】Impact of nanoparticles on the immune system. *J Biomed Nanotechnol*. 2011 Feb; 7(1): 193-4.

【155】Effects of engineered nanomaterial exposure on macrophage innate immune function. *NanoImpact*. 2016 Apr; 2: 70-81.

【156】Immunotoxicity derived from manipulating leukocytes with lipid-based nanoparticles. *Adv Drug Deliv Rev*. 2012 Dec; 64(15): 1738-48.

【157】Engineered Nanomaterials and Type I Allergic Hypersensitivity Reactions. *Front Immunol*. 2020; 11: 222.

【158】Dextran-coated superparamagnetic iron oxide nanoparticles for magnetic resonance imaging: evaluation of size-dependent imaging properties, storage stability and safety. *Int J Nanomedicine*. 2018; 13: 1899-1915.

【159】Complement activation in vitro and reactogenicity of low-molecular weight dextran-coated SPIONs in the pig CARPA model: Correlation with physicochemical features and clinical information. *J Control Release*. 2018 Jan 28; 270: 268-274.

【160】Hypersensitivity reactions to intravenous iron: guidance for risk minimization and management. *Haematologica*. 2014 Nov; 99(11): 1671-6.

【161】Cellular SPION Uptake and Toxicity in Various Head and Neck Cancer Cell Lines. *Nanomaterials* (Basel). 2021 Mar; 11(3): 726.

【162】U. S. Food and Drug Administration FDA Strengthens Warnings and Changes Prescribing Instructions to Decrease the Risk of Serious Allergic Reactions With Anemia Drug Feraheme (ferumoxytol). (2015).

【163】Functional assessment of metal oxide nanoparticle toxicity in immune cells. *ACS Nano*. 2010 Jun 22; 4(6): 3363-73.

【164】Value of phagocyte function screening for immunotoxicity of nanoparticles in vivo. *Int J Nanomedicine*. 2015; 10: 3761-3778.

【165】The protein corona suppresses the cytotoxic and pro-inflammatory response in lung epithelial cells and macrophages upon exposure to nanosilica. *Arch Toxicol*. 2019 Apr; 93(4): 871-885.

【166】Impact of protein pre-coating on the protein corona composition and nanoparticle cellular uptake. *Biomaterials*. 2016 Jan; 75: 295-304.

【167】Detailed identification of plasma proteins adsorbed on copolymer nanoparticles. *Angew Chem Int Ed Engl*. 2007; 46(30): 5754-6.

【168】Nanoparticle-induced unfolding of fibrinogen promotes Mac-1 receptor activation and inflammation. *Nat Nanotechnol*. 2011 Jan; 6(1): 39-44.

【169】Effect of silica and gold nanoparticles on macrophage proliferation, activation markers, cytokine production, and phagocytosis in vitro. *Int J Nanomedicine*. 2014 Dec 24; 10: 183-206.

【170】Protein – Nanoparticle Interaction: Corona Formation and Conformational Changes in Proteins on Nanoparticles. *Int J Nanomedicine*. 2020; 15: 5783-580.

【171】Neutropenia as an Adverse Event following Vaccination: Results from Randomized Clinical Trials in Healthy Adults and Systematic Review. *PLoS One* 2016; 11: e0157385.

【172】Infant cortisol stress-response is associated with thymic function and vaccine response. *Stress*. 2019 Jan; 22(1): 36-43.

【173】 Electronic Support for Public Health – Vaccine Adverse Event Reporting System (ESP: VAERS) Grant Final Report(Grant ID: R18 HS 017045).
【174】 A Report on the U.S. Vaccine Adverse Events Reporting System (VAERS) of the COVID-19 Messenger Ribonucleic Acid (mRNA) Biologicals. *Sci Publ Health Pol & Law* 2021, 2: 59-80.
【175】 Myocarditis and Pericarditis After Vaccination for COVID-19. *JAMA*. Published online August 4, 2021. doi: 10.1001/jama.2021.13443.
【176】 All vials are not the same: Potential role of vaccine quality in vaccine adverse reactions. *Vaccine*. 2021 Oct 29; 39(45): 6565-6569.
【177】 A prospective observational safety study on ChAdOx1 nCoV-19 corona virus vaccine (recombinant) use in healthcare workers- first results from India. *EClinicalMedicine* 38 (2021) 101038.
【178】 Effects of modified Atkins diet on thyroid function in adult patients with pharmacoresistant epilepsy. *Epilepsy Behav*. 2020 Oct; 111: 107285.
【179】 Changes of thyroid hormonal status in patients receiving ketogenic diet due to intractable epilepsy. *J Pediatr Endocrinol Metab*. 2017 Apr 1; 30(4): 411-416.
【180】 Effect of a ketogenic diet on hepatic steatosis and hepatic mitochondrial metabolism in nonalcoholic fatty liver disease. *Proc Natl Acad Sci U S A*. 2020 Mar 31; 117(13): 7347-7354.
【181】 Consumer Reports of "Keto Flu" Associated With the Ketogenic Diet. *Front Nutr*. 2020; 7: 20.
【182】 Circulating SARS-CoV-2 Vaccine Antigen Detected in the Plasma of mRNA-1273 Vaccine Recipients. *Clin Infect Dis*. 2021 May 20; ciab465.
【183】 Cutting Edge: Circulating Exosomes with COVID Spike Protein Are Induced by BNT162b2 (Pfizer-BioNTech) Vaccination prior to Development of Antibodies: A Novel Mechanism for Immune Activation by mRNA Vaccines. *J Immunol* October 15, 2021, ji2100637; DOI: https://doi.org/10.4049/jimmunol.2100637.
【184】 https://media.tghn.org/medialibrary/2020/11/C4591001_Clinical_Protocol_Nov2020_Pfizer_BioNTech.pdf
【185】 Plasmacytoid Dendritic Cells Sequester High Prion Titres at Early Stages of Prion Infection. *PLoS Pathogens*. 2012; 8(2): e1002538.
【186】 Circulating Exosomes Are Strongly Involved in SARS-CoV-2 Infection. *Front Mol Biosci*. 2021; 8: 632290.
【187】 The Coronavirus Spike Protein Induces Endoplasmic Reticulum Stress and Upregulation of Intracellular Chemokine mRNA Concentrations. *J Virol*. 2007 Oct; 81(20): 10981–10990.
【188】 Endoplasmic reticulum as a potential therapeutic target for covid-19 infection management? *Eur J Pharmacol*. 2020 Sep 5; 882: 173288.
【189】 Endoplasmic Reticulum Stress Markers in SARS-COV-2 Infection and Pneumonia: Case-Control Study. *In Vivo*. 2020 May-Jun; 34(3 Suppl): 1645-1650.
【190】 Manipulation of the unfolded protein response: A pharmacological strategy against coronavirus infection. *PLoS Pathogens*. 2021 Jun; 17(6): e1009644.
【191】 Review of COVID-19 Vaccines and the Risk of Chronic Adverse Events Including Neurological Degeneration. *J Med – Clin Res & Rev*. 2021; 5(4): 1-7.
【192】 Is COVID-19 a Perfect Storm for Parkinson's Disease? *Trends in Neurosciences* 2020; 43(12): 931-933.
【193】 SARS-CoV-2 causes brain inflammation and induces Lewy body formation in macaques. *bioRxiv* preprint. May 5, 2021. https://doi.org/10.1101/2021.02.23.432474
【194】 COVID-19 RNA based vaccines and the risk of prion disease. *Microbiol Infect Dis*. 2021; 5: 1-3.
【195】 SARS-CoV-2 spike protein interactions with amyloidogenic proteins: Potential clues to Neurodegeneration. *Biochemical and Biophysical Research Communications*. 2021; 554: 94-98.
【196】 Review of COVID-19 Vaccines and the Risk of Chronic Adverse Events Including Neurological Degeneration. *J Med – Clin Res & Rev*. 2021; 5(4): 1-7.
【197】 The coronavirus spike protein induces endoplasmic reticulum stress and upregulation of intracellular chemokine mRNA concentrations. *J Virol*. 2007 Oct; 81(20): 10981-90.
【198】 COVID-19 Vaccine Associated Parkinson's Disease, A Prion Disease Signal in the UK Yellow Card Adverse Event Database. *J Med – Clin Res & Rev*; 2021, Volume 5 Issue 6.
【199】 Late Stages of Hematopoiesis and B Cell Lymphopoiesis are Regulated by α-Synuclein, a Key Player in Parkinson's Disease. *Immunobiology*. 2014; 219(11): 836-44.

【200】 Plasmacytoid Dendritic Cells Sequester High Prion Titres at Early Stages of Prion Infection. *PLoS Pathogens*. 2012; 8(2): e1002538.
【201】 Prions on the run: How extracellular vesicles serve as delivery vehicles for self-templating protein aggregates. *Prion*. 2017; 11(2): 98-112.
【202】 The SARS-CoV-2 Spike Protein Alters Barrier Function in 2D Static and 3D Microfluidic in-Vitro Models of the Human Blood-Brain Barrier. *Neurobiol Dis*. 2020; 146: 10513.
【203】 SARS-CoV-2 causes brain inflammation and induces Lewy body formation in macaques. *bioRxiv* preprint. May 5, 2021. https://doi.org/10.1101/2021.02.23.432474.
【204】 The S1 Protein of SARS-CoV-2 Crosses the Blood-Brain Barrier in Mice. *Nature Neuroscience*. 2021; 24: 368-378
【205】 ACE2 expression in rat brain: implications for COVID-19 associated neurological manifestations. *bioRxiv* preprint May 3, 2021. https://doi.org/10.1101/2021.05.01.442293
【206】 SARS-CoV-2 Spike Protein Impairs Endothelial Function via Downregulation of ACE 2. *Circulation Research*. 2021; 128: 1323-1326.
【207】 Prions and Their Lethal Journey to the Brain. *Nature Reviews Microbiology*. 2006; 4: 201-211.
【208】 France issues moratorium on prion research after fatal brain disease strikes two lab workers. doi: 10.1126/science.abl6587.
【209】 Variant Creutzfeldt-Jakob Disease Diagnosed 7.5 Years after Occupational Exposure. *N Engl J Med*. 2020; 383: 83-85.
【210】 Deletion of Kif5c Does Not Alter Prion Disease Tempo or Spread in Mouse Brain. *Viruses*. 2021 Jul; 13(7): 1391.
【211】 Cellular and Molecular Mechanisms of Prion Disease. *Annu Rev Pathol*. 2019 Jan 24; 14: 497-516.
【212】 Prions on the run: How extracellular vesicles serve as delivery vehicles for self-templating protein aggregates. *Prion*. 2017; 11(2): 98-112.
【213】 A 25 nm virion is the likely cause of transmissible spongiform encephalopathies. *J Cell Biochem*. 2007 Mar 1; 100(4): 897-915.
【214】 CJD and Scrapie Require Agent-Associated Nucleic Acids for Infection. *J Cell Biochem*. 2016 Aug;117(8): 1947-58.
【215】 Highly Infectious CJD Particles Lack Prion Protein but Contain Many Viral - Linked Peptides by LC - MS/MS. *J Cell Biochem*. 2014 Nov; 115(11): 2012-2021.
【216】 Entropic Bristles Tune the Seeding Efficiency of Prion-Nucleating Fragments. *Cell Rep*. 2020 Feb 25; 30(8): 2834-2845.e3.
【217】 Prion protein PrP nucleic acid binding and mobilization implicates retroelements as the replicative component of transmissible spongiform encephalopathy. *Arch Virol*. 2020; 165(3): 535-556.
【218】 Reverse-transcribed SARS-CoV-2 RNA can integrate into the genome of cultured human cells and can be expressed in patient-derived tissues. *Proc Natl Acad Sci U S A*. 2021 May 25; 118(21): e2105968118.
【219】 Pol θ reverse transcribes RNA and promotes RNA-templated DNA repair. *Sci Adv*. 2021 Jun; 7(24): eabf1771.
【220】 Study of Transposable Elements and Their Genomic Impact. *Methods Mol Biol*. 2016; 1400: 1-19.
【221】 Exogenous Coronavirus Interacts With Endogenous Retrotransposon in Human Cells. *Front Cell Infect Microbiol*. 2021; 11: 609160.
【222】 Intrinsic retroviral reactivation in human preimplantation embryos and pluripotent cells. *Nature*. 2015 Jun 11; 522(7555): 221-5.
【223】 Horizontal Transmission of Cytosolic Sup35 Prions by Extracellular Vesicles. *mBio*. 2016 Jul 12; 7(4): e00915-16.
【224】 LINE-1 derepression in senescent cells triggers interferon and inflammaging. *Nature*. 2019 Feb; 566(7742): 73-78.
【225】 LINE1 derepression in aged wild type and SIRT6 deficient mice drives inflammation. *Cell Metab*. 2019 Apr 2; 29(4): 871-885.e5.
【226】 Cytosolic RNA:DNA hybrids activate the cGAS-STING axis. *EMBO J*. 2014 Dec 17; 33(24): 2937-2946.
【227】 Transposable Elements Cross Kingdom Boundaries and Contribute to Inflammation and Ageing: Somatic Acquisition of Foreign Transposable Elements as a Catalyst of Genome Instability, Epigenetic Dysregulation, Inflammation, Senescence, and Ageing. *Bioessays*. 2020 Mar; 42(3): e1900197.
【228】 Dengue virus activates cGAS through the release of mitochondrial DNA. *Sci Rep*. 2017; 7: 3594.
【229】 Decoding SARS-CoV-2 hijacking of host mitochondria in COVID-19 pathogenesis. *Am J Physiol Cell Physiol*. 2020 Aug 1; 319(2): C258-C267.
【230】 Through DNA sensors and hidden mitochondrial effects of SARS-CoV-2. *J Venom Anim Toxins Incl Trop Dis*. 2021; 27: e20200183.
【231】 Silica nanoparticle size influences the structure and enzymatic activi-

ty of adsorbed lysozyme. *Langmuir*. 2004 Aug 3; 20(16): 6800-7.

【232】pH-dependent protein conformational changes in albumin:gold nanoparticle bioconjugates: a spectroscopic study. *Langmuir*. 2007 Feb 27; 23(5): 2714-21.

【233】Aerosols Transmit Prions to Immunocompetent and Immunodeficient Mice. *PLoS Pathogens*. 2011 Jan; 7(1): e1001257.

【234】Mitochondrial respiratory chain deficiency correlates with the severity of neuropathology in sporadic Creutzfeldt-Jakob disease. *Acta Neuropathol Commun*. 2020 Apr 16; 8(1): 50.

【235】COVID-19: Attacks the 1-Beta Chain of Hemoglobin and Captures the Porphyrinto Inhibit Human Heme Metabolism. *ChemRxiv*. 2020 doi: 10.26434/chemrxiv.11938173.v5.

【236】Weakness and elevated creatinine kinase as the initial presentation of coronavirus disease 2019 (COVID-19). *Am J Emerg Med*. 2020 Jul; 38(7): 1548.e1-1548.e3.

【237】Rhabdomyolysis as an initial presentation in a patient diagnosed with COVID-19. *BMJ Case Rep*. 2020 Jun 24; 13(6): e236719.

【238】Erythroid precursors and progenitors suppress adaptive immunity and get invaded by SARS-CoV-2. *Stem Cell Reports*. 2021 May 11; 16(5): 1165-1181.

【239】Ferroptosis: mechanisms and links with diseases. *Signal Transduct Target Ther*. 2021; 6: 49.

【240】Ferroptosis: Role of lipid peroxidation, iron and ferritinophagy. *Biochem Biophys Acta Gen Subj*. 2017 Aug; 1861(8): 1893-1900.

【241】Pharmacological and clinical aspects of heme oxygenase. *Pharmacol Rev*. 2008 Mar; 60(1): 79-127.

【242】Ferroptosis: A Trigger of Proinflammatory State Progression to Immunogenicity in Necroinflammatory Disease. *Front Immunol*. 2021 Aug 18; 12: 701163.

【243】The release and activity of HMGB1 in ferroptosis. *Biochem Biophys Res Commun*. 2019 Mar 5; 510(2): 278-283.

【244】Ferroptosis becomes immunogenic: implications for anticancer treatments. *Oncoimmunology*. 2021; 10(1): 1862949.

【245】Endotoxemia and circulating bacteriome in severe COVID-19 patients. *Intensive Care Med Exp*. 2020 Dec; 8: 72.

【246】Circulating proteins influencing COVID-19 susceptibility and severity: a Mendelian randomization study. *medRxiv*. 2020. 10.1101/2020.10.13.20212092.

【247】Virus interactions with bacteria: Partners in the infectious dance. *PLoS Pathog*. 2020 Feb; 16(2): e1008234.

【248】SARS-CoV-2 spike protein binds to bacterial lipopolysaccharide and boosts proinflammatory activity. *J Mol Cell Biol*. 2020 Oct 12; 12(12): 916-932.

【249】Obesity and diabetes as comorbidities for COVID-19: Underlying mechanisms and the role of viral-bacterial interactions. *eLife*. 2020; 9: e61330.

【250】Gut Microbiota-Targeted Diets Modulate Human Immune Status. *Cell*. 2021 Aug 5; 184(16): 4137-4153.e14.

【251】Endotoxemia is associated with an increased risk of incident diabetes. *Diabetes Care*. 2011 Feb; 34(2): 392-7.

【252】Metabolic endotoxemia initiates obesity and insulin resistance. *Diabetes*. 2007 Jul; 56(7): 1761-72.

【253】Elevated markers of gut leakage and inflammasome activation in COVID - 19 patients with cardiac involvement. *J Intern Med*. 2020 Sep 25: 10.1111/joim.13178.

【254】The endotoxin-induced pulmonary inflammatory response is enhanced during the acute phase of influenza infection. *Intensive Care Med Exp*. 2018 Jul 5; 6(1): 15.

【255】Microbial translocation is a cause of systemic immune activation in chronic HIV infection. *Nat Med*. 2006 Dec; 12(12): 1365-71.

【256】Microbial Translocation in the Pathogenesis of HIV Infection and AIDS. *Clin Microbiol Rev*. 2013 Jan; 26(1): 2-18.

【257】Plasma Levels of Soluble CD14 Independently Predict Mortality in HIV Infection. *J Infect Dis*. 2011 Mar 15; 203(6): 780-790.

【258】Lipopolysaccharide levels are elevated in dengue virus infected patients and correlate with disease severity. *J Clin Virol*. 2012 Jan; 53(1): 38-42.

【259】Acute induction of anomalous and amyloidogenic blood clotting by molecular amplification of highly substoichiometric levels of bacterial lipopolysaccharide. *J R Soc Interface*. 2016 Sep; 13(122): 20160539.

【260】Intracellular immune sensing promotes inflammation via gasdermin D-driven release of a lectin alarmin. *Nat Immunol*. 2021 Feb; 22(2): 154-

165.
【261】New-onset IgG autoantibodies in hospitalized patients with COVID-19. *Nat Commun*. 2021 Sep 14; 12(1): 5417.
【262】COVID-19 and Toll-Like Receptor 4 (TLR4): SARS-CoV-2 May Bind and Activate TLR4 to Increase ACE2 Expression, Facilitating Entry and Causing Hyperinflammation. *Mediators Inflamm*. 2021; 2021: 8874339.
【263】In silico studies on the comparative characterization of the interactions of SARS - CoV - 2 spike glycoprotein with ACE - 2 receptor homologs and human TLRs. *J Med Virol*. 2020 May 17: 10.1002/jmv.25987.
【264】SARS-CoV-2 spike protein S1 subunit induces pro-inflammatory responses via toll-like receptor 4 signaling in murine and human macrophages. *Heliyon*. 2021 Feb; 7(2): e06187.
【265】Parkinsonism as a Third Wave of the COVID-19 Pandemic? *J Parkinsons Dis*. 2020; 10(4): 1343-1353.
【266】Possible Link between SARS-CoV-2 Infection and Parkinson's Disease: The Role of Toll-Like Receptor 4. *Int J Mol Sci*. 2021 Jul; 22(13): 7135.
【267】Constipation and Its Associated Factors among Patients with Dementia. *Int J Environ Res Public Health*. 2020 Dec 3; 17(23): 9006.
【268】Constipation is Associated with Development of Cognitive Impairment in de novo Parkinson's Disease: A Longitudinal Analysis of Two International Cohorts. *J Parkinsons Dis*. 2021; 11(3): 1209-121.
【269】The endotoxin hypothesis of neurodegeneration. *J Neuroinflammation*. 2019; 16: 180.
【270】'Inactive' ingredients in oral medications. *Sci Transl Med*. 2019 Mar 13; 11(483): eaau6753.
【271】Hidden Dangers: Recognizing Excipients as Potential Causes of Drug and Vaccine Hypersensitivity Reactions. *J Allergy Clin Immunol Pract*. 2021 Aug; 9(8): 2968-2982.
【272】Biologic excipients: Importance of clinical awareness of inactive ingredients. *PLoS One*. 2020; 15(6): e0235076.
【273】'Inactive' ingredients in oral medications. *Sci Transl Med*. 2019 Mar 13; 11(483): eaau6753.
【274】Arsenic, Cadmium, Lead, and Mercury in Lactation Foods and Prenatal Vitamins: Potentially Avoidable Exposure for Breastfeeding Mothers and Infants. *Breastfeed Med*. 2021 Jul; 16(7): 558-563.
【275】Heavy metal contamination of prenatal vitamins. *Toxicol Rep*. 2018; 5: 390–395.
【276】Heavy metal content of herbal health supplement products in Dubai - UAE: a cross-sectional study. *BMC Complement Altern Med*. 2019 Oct 21; 19(1): 276.
【277】Antivirals that target the host IMPα/β1-virus interface. *Biochem Soc Trans*. 2021 Feb 26; 49(1): 281-295.
【278】Targeted disruption of one of the importin α family members leads to female functional incompetence in delivery. *FEBS J*. 2011 May; 278(9): 1561-72.
【279】Novel importin-alpha family member Kpna7 is required for normal fertility and fecundity in the mouse. *J Biol Chem*. 2010 Oct 22; 285(43): 33113-33122.
【280】Importin α7 is essential for zygotic genome activation and early mouse development. *PLoS One*. 2011 Mar 29; 6(3): e18310.
【281】Effects of Ivermectin therapy on the sperm functions of Nigerian onchocerciasis patients. *Arch. Appl. Sci. Res*., 2011, 3 (3): 533-543.
【282】Karyopherin Alpha 1 Regulates Satellite Cell Proliferation and Survival by Modulating Nuclear Import. *Stem Cells*. 2016 Nov; 34(11): 2784-2797.
【283】Autosomal recessive mutations in nuclear transport factor KPNA7 are associated with infantile spasms and cerebellar malformation. *Eur J Hum Genet*. 2014 May; 22(5): 587-93.
【284】The broad spectrum host-directed agent ivermectin as an antiviral for SARS-CoV-2 ? *Biochem Biophys Res Commun*. 2021 Jan 29;538:163-172.
【285】Quinine, an old anti-malarial drug in a modern world: role in the treatment of malaria. *Malar J*. 2011; 10: 144.
【286】The antimalarial drug quinine interferes with serotonin biosynthesis and action. *Sci Rep*. 2014; 4: 3618.
【287】The antimalarial drug quinine disrupts Tat2p-mediated tryptophan transport and causes tryptophan starvation. *J Biol Chem*. 2009 Jul 3; 284(27): 17968-74.
【288】Regulation of systemic energy homeostasis by serotonin in adipose tissues. *Nat Commun*. 2015 Apr 13; 6: 6794.
【289】Inhibiting peripheral serotonin synthesis reduces obesity and metabolic dysfunction by promoting brown adipose tissue thermogenesis. *Nat*

Med. 2015 Feb; 21(2): 166-72.

【290】 The gut microbiome regulates host glucose homeostasis via peripheral serotonin. *Proc Natl Acad Sci U S A.* 2019 Oct 1; 116(40): 19802-19804.

【291】 Serotonin produces monoamine oxidase-dependent oxidative stress in human heart valves. *Am J Physiol Heart Circ Physiol.* 2009 Oct; 297(4): H1354-60.

【292】 Tryptamine-4,5-dione, a putative endotoxic metabolite of the superoxide-mediated oxidation of serotonin, is a mitochondrial toxin: possible implications in neurodegenerative brain disorders. *Chem Res Toxicol.* 1999 May; 12(5): 429-36.

【293】 Portal serotonin infusion and glucose disposal in conscious dogs. *Diabetes.* 2004 Jan; 53(1): 14-20.

【294】 Quinine Inhibits Infection of Human Cell Lines with SARS-CoV-2. *Viruses.* 2021 Apr; 13(4): 647.

【295】 Molecular dynamics simulations of quinine encapsulation into biodegradable nanoparticles: A possible new strategy against Sars-CoV-2. *Eur Polym J.* 2021 Sep 5; 158: 110685.

【296】 Increased Incidence of Gastrointestinal Side Effects in Patients Taking Hydroxychloroquine: A Brand-related Issue? *J Rheumatol.* 2017 Mar; 44(3): 398.

【297】 Hydroxychloroquine retinopathy – implications of research advances for rheumatology care. *Nat Rev Rheumatol.* 2018 Dec; 14(12): 693-703.

【298】 Chloroquine cardiomyopathy – a review of the literature. *Immunopharmacol Immunotoxicol.* 2013 Jun; 35(3): 434-42.

【299】 Mechanisms of fructose-induced hypertriglyceridaemia in the rat. Activation of hepatic pyruvate dehydrogenase through inhibition of pyruvate dehydrogenase kinase. *Biochem J.* 1992 Mar 15; 282(Pt 3): 753-757.

【300】 Fructose Alters Intermediary Metabolism of Glucose in Human Adipocytes and Diverts Glucose to Serine Oxidation in the One-Carbon Cycle Energy Producing Pathway. *Metabolites.* 2015 Jun; 5(2): 364-385.

【301】 Fructose-1,6-bisphosphate preserves glucose metabolism integrity and reduces reactive oxygen species in the brain during experimental sepsis. *Brain Res.* 2018 Nov 1; 1698: 54-61.

【302】 Mitochondrial dynamics and viral infections: A close nexus. *Biochem Biophys Acta.* 2015 Oct; 1853(10 Pt B): 2822-33.

【303】 A ketogenic diet accelerates neurodegeneration in mice with induced mitochondrial DNA toxicity in the forebrain. *Neurobiol Aging.* 2016 Dec; 48: 34-47.

【304】 Ketogenic diets inhibit mitochondrial biogenesis and induce cardiac fibrosis. *Signal Transduction and Targeted Therapy.* (2021) 6: 54.

【305】 Metabolic responses to fructose-1,6-diphosphate in healthy subjects. *Metabolism.* 2000 Jun; 49(6): 698-703.

【306】 Diabetes and COVID-19. *Open Life Sci.* 2021 Mar 25; 16(1): 297-302.

【307】 COVID-19 and diabetes mellitus: from pathophysiology to clinical management. *Nat Rev Endocrinol.* 2020 Nov 13: 1-20.

【308】 COVID-19 and diabetes mellitus: An unholy interaction of two pandemics. *Diabetes Metab Syndr.* 2020 July-August; 14(4): 513-517.

【309】 The Effects of Honey Compared With Sucrose and a Sugar-free Diet on Neutrophil Phagocytosis and Lymphocyte Numbers after Long-term Feeding in Rats. *Journal of Complementary and Integrative Medicine.* Vol. 4 [2007], Iss. 1, Art. 8.

【310】 Immunoadjuvant activity of honey against bacterial antigens: In vivo study. *Int.J.Curr.Microbiol. App.Sci* (2013) 2(7): 12-21.

【311】 Effect of honey supplementation on the phagocytic function during nutritional rehabilitation of protein energy malnutrition patients. *J Trop Pediatr.* 2012 Apr; 58(2): 159-60.

【312】 Phagocytic Activity Is Impaired in Type 2 Diabetes Mellitus and Increases after Metabolic Improvement. *PLoS One.* 2011; 6(8): e23366.

【313】 Type of sweet flavour carrier affects thyroid axis activity in male rats. *Eur J Nutr.* 2018; 57(2): 773-782.

【314】 Isocaloric carbohydrate deprivation induces protein catabolism despite a low T3-syndrome in healthy men. *Clin Endocrinol* (Oxf). 2001 Jan; 54(1): 75-80.

【315】 Effect of dietary composition on fasting-induced changes in serum thyroid hormones and thyrotropin. *Metabolism.* 1978 Aug; 27(8): 935-42.

【316】 Thyroid hormone effects on mitochondrial energetics. *Thyroid.* 2008 Feb; 18(2): 145-56.

【317】 Mitochondrial Actions of Thyroid Hormone. *Compr Physiol.* 2016 Sep 15; 6(4): 1591-1607.

【318】 Defective bacterial phagocytosis is associated with dysfunctional mitochondria in COPD macrophages. *Eur Respir J.* 2019 Oct 10; 54(4): 1802244.

【319】The Physiology of Phagocytosis in the Context of Mitochondrial Origin. *Microbiol Mol Biol Rev*. 2017 Sep; 81(3): e00008-17.
【320】Combinatorial glucose, nicotinic acid and N-acetylcysteine therapy has synergistic effect in preclinical C. elegans and zebrafish models of mitochondrial complex I disease. *Hum Mol Genet*. 2021 Apr 1; 30(7): 536-551.
【321】Sucrose intake and corticosterone interact with cold to modulate ingestive behaviour, energy balance, autonomic outflow and neuroendocrine responses during chronic stress. *J Neuroendocrinol*. 2002 Apr; 14(4): 330-42.
【322】HPA axis dampening by limited sucrose intake: reward frequency vs. caloric consumption. *Physiol Behav*. 2011 Apr 18; 103(1): 104-110.
【323】Nanoparticles induce autophagy via mTOR pathway inhibition and reactive oxygen species generation. *Nanomedicine* (Lond). 2020 Jun; 15(14): 1419-1435.
【324】Functional Roles of Fructose: Crosstalk between O-Linked Glycosylation and Phosphorylation of Akt-TSC2-MTOR Cell Signaling Cascade in Ovine Trophectoderm Cells. *Biol Reprod*. 2016 Nov 1; 95(5): 102.
【325】Autophagy, Unfolded Protein Response, and Neuropilin-1 Cross-Talk in SARS-CoV-2 Infection: What Can Be Learned from Other Coronaviruses. *Int J Mol Sci*. 2021 Jun; 22(11): 5992.
【326】Coronaviruses construct an interconnection way with ERAD and autophagy. *Future Microbiol*. 2021 Sep; 16(14): 1135-1151.
【327】Autophagy/virophagy: a "disposal strategy" to combat COVID-19. *Autophagy*. 2020; 16(12): 2271–2272.
【328】Weakness and elevated creatinine kinase as the initial presentation of coronavirus disease 2019 (COVID-19). *Am J Emerg Med*. 2020 Jul; 38(7): 1548.e1-1548.e3.
【329】Rhabdomyolysis as an initial presentation in a patient diagnosed with COVID-19. *BMJ Case Rep*. 2020 Jun 24; 13(6): e236719.
【330】Pharmacological and clinical aspects of heme oxygenase. *Pharmacol Rev*. 2008 Mar; 60(1): 79-127.
【331】Involvement of regulated necrosis in blinding diseases: focus on necroptosis and ferroptosis. *Exp Eye Res*. 2020 Feb; 191: 107922.
【332】Programmed Necrosis and Disease: we interrupt your regular programming to bring you necroinflammation. *Cell Death Differ*. 2019 Jan; 26(1): 25-40.
【333】Ferroptosis and necroinflammation, a yet poorly explored link. *Cell Death Differ*. 2019 Jan; 26(1): 14-24.
【334】Ferroptosis: A Trigger of Proinflammatory State Progression to Immunogenicity in Necroinflammatory Disease. *Front Immunol*. 2021; 12: 701163.
【335】Ferroptosis becomes immunogenic: implications for anticancer treatments. *Oncoimmunology*. 2021; 10(1): 1862949.
【336】Current and future treatment strategies for iron overload cardiomyopathy. *Eur. J. Pharmacol*. 2015 doi: 10.1016/j.ejphar.2015.08.017.
【337】Combined Iron Chelator and antioxidant exerted greater efficacy on cardioprotection than monotherapy in iron-overloaded rats. *PLoS One*. 2016 doi: 10.1371/journal.pone.0159414.
【338】Mitochondrial dysfunction may explain the cardiomyopathy of chronic iron overload. Free Radic. Biol. Med. 2010 doi: 10.1016/j.freeradbiomed.2010.04.033.
【339】Role of stored iron in atherosclerosis. *J Vasc Nurs*. 2000 Dec;18(4): 109-14; quiz 115-6.
【340】Relevance of the ability of fructose 1,6-bis(phosphate) to sequester ferrous but not ferric ions. *Carbohydr Res*. 2011 Feb 15; 346(3): 416-20.
【341】Relevance of the capacity of phosphorylated fructose to scavenge the hydroxyl radical. *Carbohydr Res*. 2009 Jan 5; 344(1): 80-4.
【342】Gelam Honey Has a Protective Effect against Lipopolysaccharide (LPS)-Induced Organ Failure. *Int J Mol Sci*. 2012; 13(5): 6370-6381.
【343】Sepsis-Associated Disseminated Intravascular Coagulation and Thromboembolic Disease. *Mediterr J Hematol Infect Dis*. 2010; 2(3): e2010024.
【344】Pathophysiology of disseminated intravascular coagulation (DIC) progresses at a different rate in tissue factor-induced and lipopolysaccharide-induced DIC models in rats. *Blood Coagul Fibrinolysis*. 2003 Apr; 14(3): 221-8.
【345】Paeoniflorin alleviates lipopolysaccharide-induced disseminated intravascular coagulation by inhibiting inflammation and coagulation activation. *Drug Dev Res*. 2020 Jun; 81(4): 517-525.
【346】The molecular pathogenesis of endotoxic shock and organ failure. *Mol Med Today*. 1999 Mar; 5(3): 123-32.

【347】Prevention and treatment of multiple organ dysfunction syndrome: lessons learned and future prospects. *Surg Infect* (Larchmt). Fall 2000; 1(3): 227-36.
【348】microRNA-103a-3p confers protection against lipopolysaccharide-induced sepsis and consequent multiple organ dysfunction syndrome by targeting HMGB1. *Infect Genet Evol*. 2021 Apr; 89: 104681.
【349】Effect of honey on bacterial translocation and intestinal morphology in obstructive jaundice. *World J Gastroenterol*. 2008 Jun 7; 14(21): 3410-3415.
【350】Combined Effectiveness of Honey and Immunonutrition on Bacterial Translocation Secondary to Obstructive Jaundice in Rats: Experimental Study. *Med Sci Monit*. 2018; 24: 3374–3381.
【351】Alhagi honey polysaccharides attenuate intestinal injury and immune suppression in cyclophosphamide-induced mice. *Food Funct*. 2021 Aug 2; 12(15): 6863-6877.
【352】Honey protects against chronic unpredictable mild stress induced- intestinal barrier disintegration and hepatic inflammation. *Mol Biol Rep*. 2020 Nov; 47(11): 8475-8484.
【353】Allithiamine Exerts Therapeutic Effects on Sepsis by Modulating Metabolic Flux during Dendritic Cell Activation. *Mol Cells*. 2020 Nov 30; 43(11): 964-973.
【354】Endogenous Neurosteroid (3α,5α)3-Hydroxypregnan-20-one Inhibits Toll-like-4 Receptor Activation and Pro-inflammatory Signaling in Macrophages and Brain. *Sci Rep*. 2019; 9: 1220.
【355】The neurosteroid pregnenolone promotes degradation of key proteins in the innate immune signaling to suppress inflammation. *J Biol Chem*. 2019 Mar 22; 294(12): 4596-4607.
【356】Neurosteroid allopregnanolone (3α,5α-THP) inhibits inflammatory signals induced by activated MyD88-dependent toll-like receptors. *Transl Psychiatry*. 2021; 11: 145.
【357】Assessment of Allergic and Anaphylactic Reactions to mRNA COVID-19 Vaccines With Confirmatory Testing in a US Regional Health System. *JAMA Netw Open*. 2021 Sep 1; 4(9): e2125524.
【358】Anaphylactic reactions to novel mRNA SARS-CoV-2/COVID-19 vaccines. *Vaccine*. 2021; S0264-410X(20): 31696.
【359】Allergic reactions to the first COVID-19 vaccine: A potential role of polyethylene glycol? *Allergy*. 2021 Jun; 76(6): 1617-1618.
【360】COVID-19 Vaccine-associated Anaphylaxis and Allergic Reactions: Consensus Statements of the KAAACI Urticaria/Angioedema/Anaphylaxis Working Group. *Allergy Asthma Immunol Res*. 2021 Jul; 13(4): 526-544.
【361】Polyethylene glycol as a cause of anaphylaxis. *Allergy Asthma Clin Immunol*. 2016; 12: 67.
【362】Polyethylene Glycol (PEG)-Induced Anaphylactic Reaction During Bowel Preparation. *ACG Case Rep J*. 2015; 2(4): 216-217.
【363】Shielding of Lipid Nanoparticles for siRNA Delivery: Impact on Physicochemical Properties, Cytokine Induction, and Efficacy. *Mol Ther Nucleic Acids*. 2014 Nov; 3(11): e210.
【364】Emerging Role of Phospholipase-Derived Cleavage Products in Regulating Eosinophil Activity: Focus on Lysophospholipids, Polyunsaturated Fatty Acids and Eicosanoids. *Int J Mol Sci*. 2021 May; 22(9): 4356.
【365】Selectivity of phospholipid hydrolysis by phospholipase A 2 enzymes in activated cells leading to polyunsaturated fatty acid mobilization. *Biochim Biophys Acta Mol Cell Biol Lipids*. 2019 Jun; 1864(6): 772-783.
【366】The Involvement of Phospholipases A2 in Asthma and Chronic Obstructive Pulmonary Disease. *Mediators Inflamm*. 2013; 2013: 793505.
【367】Anaphylactic reactions to mRNA COVID-19 vaccines: A call for further study. *Vaccine*. 2021 May 6; 39(19): 2605-2607.
【368】Engineered Nanomaterials and Type I Allergic Hypersensitivity Reactions. *Front Immunol*. 2020; 11: 222.
【369】Study of anaphylactoid inflammation. *Rev Can Biol*. 1956 Oct; 15(2): 107-85.
【370】Recent acquisitions on anaphylactoid inflammation. II. *Rev Can Biol*. 1955 Sep; 14(2): 118-22.
【371】Inhibiting effect of fructose 1,6 diphosphate on rat mast cell histamine release. *Int J Tissue React*. 1983; 5(1): 55-9.
【372】Mast cell histamine release induced by doxorubicin and the inhibitory effect of fructose 1,6-diphosphate. *Arzneimittelforschung*. 1983; 33(6): 834-6.
【373】Fructose-Rich Diet Attenuates Stress-Induced Metabolic Disturbances in the Liver of Adult Female Rats. *J Nutr*. 2021 Sep 11; nxab294.
【374】Oxidized dietary oils enhance immediate- and/or delayed-type allergic

reactions in BALB/c mice. *Allergol Int.* 2015 Jan; 64(1): 66-72.

【375】Naturally Oxidized Olive Oil Promotes Active Cutaneous Anaphylaxis and Th2 Cytokine Production. *Biol Pharm Bull.* 2021; 44(6): 838-843.

【376】Dietary oxidized oil influences the levels of type 2 T-helper cell-related antibody and inflammatory mediators in mice. *Br J Nutr.* 2000 Dec; 84(6): 911-7.

【377】Lipid Nutrition in Asthma. *Cell Biochem Biophys.* 2021 Jul 9. doi: 10.1007/s12013-021-01020-w.

【378】Experimental food allergy leads to adipose tissue inflammation, systemic metabolic alterations and weight loss in mice. *Cell Immunol.* 2011; 270(2): 198-20.

【379】Carbohydrate intake attenuates post-exercise plasma levels of cytochrome P450-generated oxylipins. *PLoS One.* 2019; 14(3): e0213676.

【380】Mitochondrial Function in Allergic Disease. *Curr Allergy Asthma Rep.* 2017 May; 17(5): 29.

【381】Mitochondrial dysfunction increases allergic airway inflammation. *J Immunol.* 2009 Oct 15; 183(8): 5379-5387.

【382】Uncovering the Role of Oxidative Imbalance in the Development and Progression of Bronchial Asthma. *Oxid Med Cell Longev.* 2021; 2021: 6692110.

【383】Prolonged ingestion of ovalbumin diet by sensitized mice improves the metabolic consequences induced by experimental food allergy. *Clin Exp Immunol.* 2014 Dec; 178(3): 416-427)

【384】SARS-CoV-2 Vaccine–Induced Immune Thrombotic Thrombocytopenia. *N Engl J Med.* 2021 Apr 16: NEJMe210631.

【385】Clinical Characteristics and Pharmacological Management of COVID-19 Vaccine-Induced Immune Thrombotic Thrombocytopenia With Cerebral Venous Sinus Thrombosis: A Review. *JAMA Cardiol.* 2021 Aug 10. doi: 10.1001/jamacardio.2021.3444.

【386】Vaccine-induced immune thrombotic thrombocytopenia and cerebral venous sinus thrombosis post COVID-19 vaccination; a systematic review. *J Neurol Sci.* 2021 Sep 15; 428: 117607.

【387】Thrombosis and severe acute respiratory syndrome coronavirus 2 vaccines: vaccine-induced immune thrombotic thrombocytopenia. *Clin Exp Pediatr.* 2021 Aug; 64(8): 400-405.

【388】Cerebral venous thrombosis after vaccination against COVID-19 in the UK: a multicentre cohort study' *Lancet.* 2021 Aug 6 doi: 10.1016/S0140-6736(21)01608-1.

【389】Coronavirus 2019, Microthromboses, and Platelet Activating Factor. *Clin Ther.* 2020 Oct; 42(10): 1850-1852.

【390】Thrombotic Thrombocytopenia after ChAdOx1 nCov-19 Vaccination. *N Engl J Med.* 2021 Apr 9: NEJMoa2104840.

【391】Pathophysiology of Vaccine-Induced Prothrombotic Immune Thrombocytopenia (VIPIT) and Vaccine-Induced Thrombocytopenic Thrombosis (VITT) and Their Diagnostic Approach in Emergency. *Medicina* (Kaunas). 2021 Oct; 57(10): 997.

【392】SARS-CoV-2 Vaccine – Induced Immune Thrombotic Thrombocytopenia. *N Engl J Med.* 2021 Apr 16: NEJMe2106315.

【393】PAF antagonists in food Isolation and identification of PAF antagonists in honey and wax. *Etude Rech.* N4. 1994; 127-32.

【394】Is platelet-activating factor (PAF) a missing link for elucidating the mechanism of action of the coronavirus SARS-CoV-2 and explaining the side effects-complications of Covid-19 disease? *Preprints.* 2020: 2020060253.

【395】Platelet-activating factor (PAF)-antagonists of natural origin. *Fitoterapia.* 2013 Jan; 84: 180-201.

【396】The immunopathology of sepsis and potential therapeutic targets. *Nat Rev Immunol.* 2017 doi: 10.1038/nri.2017.36.

【397】Iron-induced fibrin in cardiovascular disease. *Curr Neurovasc. Res.* 2013 doi: 10.2174/15672026113109990016.

【398】Proinflammatory cytokines in response to insulin-induced hypoglycemic stress in healthy subjects. *Metabolism.* 2009 Apr; 58(4): 443-8.

【399】Effects of acute insulin-induced hypoglycemia on indices of inflammation: putative mechanism for aggravating vascular disease in diabetes. *Diabetes Care.* 2010 Jul; 33(7): 1591-7.

【400】Proinflammatory and Prothrombotic Effects of Hypoglycemia. *Diabetes Care.* 2010 Jul; 33(7): 1686-1687.

【401】Effects of acute hypoglycemia on inflammatory and pro-atherothrombotic biomarkers in individuals with type 1 diabetes and healthy individuals. *Diabetes Care.* 2010 Jul; 33(7): 1529-35.

【402】Postprandial hyperglycemia and diabetes complications: is it time to treat? *Diabetes.* 2005 Jan; 54(1): 1-7.

【403】 Association of hypoglycemia and cardiac ischemia: a study based on continuous monitoring. *Diabetes Care*. 2003 May; 26(5): 1485-9.

【404】 Application of carbon dioxide to the skin and muscle oxygenation of human lower-limb muscle sites during cold water immersion. *PeerJ*. 2020 Aug 21; 8: e9785.

【405】 Pulmonary vasodilator and vasoconstrictor actions of carbon dioxide. *J Physiol*. 1971 Mar; 213(3): 633-645.

【406】 Analysis of CO2 vasomotor reactivity and vessel diameter changes by simultaneous venous and arterial Doppler recordings. *Stroke*. 1999 Jan; 30(1): 81-6.

【407】 The effects of CO2 on cytokine concentrations in endotoxin-stimulated human whole blood. *Crit Care Med*. 2008 Oct; 36(10): 2823-7.

【408】 Carbon dioxide inhibits UVB-induced inflammatory response by activating the proton-sensing receptor, GPR65, in human keratinocytes. *Sci Rep* 11, 379 (2021). https://doi.org/10.1038/s41598-020-79519-0

【409】 Inhibition of the cardiac electrogenic sodium bicarbonate cotransporter reduces ischemic injury. *Cardiovasc Res*. 2001 Dec; 52(3): 387-96.

【410】 Biocompatible N-acetyl cysteine reduces graphene oxide and persists at the surface as a green radical scavenger. *Chem Commun* (Camb). 2019 Apr 4; 55(29): 4186-4189

【411】 Lactoferrin in Aseptic and Septic Inflammation. *Molecules*. 2019 Apr; 24(7): 1323.

【412】 Antioxidant Treatment Induces Hyperactivation of the HPA Axis by Upregulating ACTH Receptor in the Adrenal and Downregulating Glucocorticoid Receptors in the Pituitary. *Oxid Med Cell Longev*. 2017; 2017: 4156361.

【413】 Uric acid provides an antioxidant defense in humans against oxidant- and radical-caused aging and cancer: a hypothesis. *Proc Natl Acad Sci U S A*. 1981 Nov; 78(11): 6858–6862.

【414】 Effect of Plasma Uric Acid on Antioxidant Capacity, Oxidative Stress, and Insulin Sensitivity in Obese Subjects. *Diabetes*. 2014 Mar; 63(3): 976-981.

【415】 Uric acid reduces exercise-induced oxidative stress in healthy adults. *Clin Sci* (Lond). 2003 Oct; 105(4): 425-30.

【416】 Uric acid-iron ion complexes. A new aspect of the antioxidant functions of uric acid. *Biochem J*. 1986 May 1; 235(3): 747-754.

【417】 Uric Acid Provides Protective Role in Red Blood Cells by Antioxidant Defense: A Hypothetical Analysis. *Oxid Med Cell Longev*. 2019; 2019: 3435174.

【418】 Uric acid induces stress resistance and extends the life span through activating the stress response factor DAF-16/FOXO and SKN-1/NRF2. *Aging* (Albany NY). 2020 Feb 15; 12(3): 2840-2856.

【419】 Uric acid enhances longevity and endurance and protects the brain against ischemia. *Neurobiol Aging*. 2019 Mar; 75: 159-168.

【420】 Uric acid and evolution. *Rheumatology* (Oxford). 2010 Nov; 49(11): 2010-5.

【421】 Public health: The toxic truth about sugar. *Nature*. 2012 Feb 1; 482(7383): 27-9.

【422】 Sugar Sweetened Beverages, Serum Uric Acid, and Blood Pressure in Adolescents. *J Pediatr*. 2009 Jun; 154(6): 807-813.

【423】 The Effects of Fructose Intake on Serum Uric Acid Vary among Controlled Dietary Trials. *J Nutr*. 2012 May; 142(5): 916-923.

【424】 Different Food Sources of Fructose-Containing Sugars and Fasting Blood Uric Acid Levels: A Systematic Review and Meta-Analysis of Controlled Feeding Trials. *J Nutr*. 2021 Aug 7; 151(8): 2409-2421.

【425】 Glutathione Depletion, Pentose Phosphate Pathway Activation, and Hemolysis in Erythrocytes Protecting Cancer Cells from Vitamin C-induced Oxidative Stress. *J Biol Chem*. 2016 Oct 28; 291(44): 22861-22867.

【426】 Biased activity of soluble guanylyl cyclase: the Janus face of thymoquinone. *Acta Pharm Sin B*. 2017 Jul; 7(4): 401-408.

【427】 Mechanistic perspectives on cancer chemoprevention/chemotherapeutic effects of thymoquinone. *Mutat Res*. 2014 Oct; 768: 22-34.

【428】 Honey and Nigella sativa against COVID-19 in Pakistan (HNS-COVID-PK): A multi-center placebo-controlled randomized clinical trial. *medRxiv* preprint doi: https://doi.org/10.1101/2020.10.30.20217364

【429】 Elevated Glucose Levels Favor SARS-CoV-2 Infection and Monocyte Response through a HIF-1 α /Glycolysis-Dependent Axis. *Cell Metab*. 2020 Sep 1; 32(3): 437-446.e5.

【430】 Impact of Hypoxia over Human Viral Infections and Key Cellular Processes. Int *J Mol Sci*. 2021 Aug; 22(15): 7954.

【431】 Influence of Hypoxia on the Epithelial-Pathogen Interactions in the Lung: Implications for Respiratory Disease. *Front Immunol*. 2021; 12:

653969.
【432】 Hypoxia-Inducible Factors Link Iron Homeostasis and Erythropoiesis. *Gastroenterology*. 2014 Mar; 146(3): 630-642.
【433】 Role of the hypoxia inducible factors HIF in iron metabolism. *Cell Cycle*. 2008 Jan 1; 7(1): 28-32.
【434】 HIF-2α, but not HIF-1α, promotes iron absorption in mice. *J Clin Invest*. 2009 May 1; 119(5): 1159–1166.
【435】 HO-1 induction by HIF-1: a new mechanism for delayed cardioprotection? *Am J Physiol Heart Circ Physiol*. 2005 Aug; 289(2): H522-4.
【436】 Transcriptional regulation of heme oxygenases by HIF-1alpha in renal medullary interstitial cells. *Am J Physiol Renal Physiol*. 2001 Nov; 281(5): F900-8.
【437】 Hypoxia signaling in human diseases and therapeutic targets. *Exp Mol Med*. 2019 Jun; 51(6): 68.
【438】 Heme oxygenase-1: emerging target of cancer therapy. *J Biomed Sci*. 2015; 22(1): 22.
【439】 HIF-1-mediated expression of pyruvate dehydrogenase kinase: a metabolic switch required for cellular adaptation to hypoxia. *Cell Metab*. 2006 Mar; 3(3): 177-85.
【440】 HIF-1 mediates adaptation to hypoxia by actively downregulating mitochondrial oxygen consumption. *Cell Metab*. 2006 Mar; 3(3): 187-97.
【441】 Lactate Contribution to the Tumor Microenvironment: Mechanisms, Effects on Immune Cells and Therapeutic Relevance. *Front Immunol*. 2016; 7: 52.
【442】 Increased Reactive Oxygen Species Production During Reductive Stress: The Roles of Mitochondrial Glutathione and Thioredoxin Reductases. *Biochem Biophys Acta*. 2015 Jun-Jul; 1847(0): 514-525.
【443】 Oxidative Homeostasis Regulates the Response to Reductive Endoplasmic Reticulum Stress through Translation Control. *Cell Rep*. 2016 Jul 19; 16(3): 851-65.
【444】 NIDA The Science of Drug Use and Addiction.(accessed on 3 May 2021).
【445】 Sugars and obesity: Is it the sugars or the calories? *Nutr. Bull*. 2015; 40: 88–96.
【446】 Effect of tree nuts on metabolic syndrome criteria: a systematic review and meta-analysis of randomised controlled trials. *BMJ Open*. 2014 Jul 29; 4(7): e004660.
【447】 Daily Eating Frequency in US Adults: Associations with Low-Calorie Sweeteners, Body Mass Index, and Nutrient Intake (NHANES 2007-2016). *Nutrients*. 2020 Sep; 12(9): 2566.
【448】 Reported Consumption of Low-Calorie Sweetener in Foods, Beverages, and Food and Beverage Additions by US Adults: NHANES 2007-2012. *Curr Dev Nutr*. 2018 Sep; 2(9): nzy054.
【449】 Low-Calorie Sweeteners: Exploring Underutilized Database Resources to Understand Dietary Patterns and Obesity. *Obesity* (Silver Spring). 2018 Oct; 26 Suppl 3: S5-S8.
【450】 Prevalence and Factors Associated With Criminal Behavior Among Illicit Drug Users: A Cross-Sectional Study. *Subst Use Misuse*. 2017 Sep 19; 52(11): 1393-1399.
【451】 American Psychiatric Association. *Diagnostic and Statistical Manual of Mental Disorders: DSM-5*. 5th ed. American Psychiatric Association; Washington, DC, USA: 2013.
【452】 The concept of "food addiction" helps inform the understanding of overeating and obesity: NO. *Am J Clin Nutr*. 2021 Feb 2; 113(2): 268-273.
【453】 Food addiction: a valid concept? *Neuropsychopharmacology*. 2018 Dec; 43(13): 2506-2513.
【454】 "Eating addiction", rather than "food addiction", better captures addictive-like eating behavior. *Neurosci Biobehav Rev*. 2014 Nov; 47:295-306.
【455】 Food Addiction and Its Relationship to Weight- and Addiction-Related Psychological Parameters in Individuals With Overweight and Obesity. *Front Psychol*. 2021; 12: 736454.
【456】 American Psychiatric Association . *Diagnostic and Statistical Manual of Mental Disorders: DSM-5*. 5th ed. American Psychiatric Association; Washington, DC, USA: 2013.
【457】 The potency of D-1 and D-2 receptor antagonists is inversely related to the reward value of sham-fed corn oil and sucrose in rats. *Pharmacol Biochem Behav*. 1990 Oct; 37(2): 317-23.
【458】 Accumbens dopamine mediates the rewarding effect of orosensory stimulation by sucrose. *Appetite*. 2004 Aug; 43(1): 11-3.
【459】 Food Addiction and Binge Eating: Lessons Learned from Animal Models. *Nutrients*. 2018 Jan; 10(1): 71.
【460】 Peptides and food intake. *Front Endocrinol* (Lausanne). 2014 Apr 24; 5:

58.
【461】 Divergent associations between ghrelin and neural responsivity to palatable food in hyperphagic and hypophagic depression. *J Affect Disord*. 2019 Jan 1; 242: 29-38.
【462】 Involvement of agouti-related protein, an endogenous antagonist of hypothalamic melanocortin receptor, in leptin action. *Diabetes*. 1999 Oct; 48(10): 2028-33.
【463】 Leptin reduces food intake via a dopamine D2 receptor-dependent mechanism. *Mol Metab*. 2012 Dec; 1(1-2): 86-93.
【464】 The role of the gut sweet taste receptor in regulating GLP-1, PYY, and CCK release in humans. *Am J Physiol Endocrinol Metab*. 2011 Aug; 301(2): E317-25.
【465】 Gastric distension and gastric capacity in relation to food intake in humans. *Physiol Behav*. 1988; 44(4-5): 665-8.
【466】 Cholecystokinin and stomach distension combine to reduce food intake in humans. *Am J Physiol Regul Integr Comp Physiol*. 2003 Nov; 285(5): R992-8.
【467】 Combined effects of cholecystokinin-8 and gastric distension on food intake in humans. *Am J Physiol Regul Integr Comp Physiol*. 2019 Jul 1; 317(1): R39-R48.
【468】 How well do we understand the neural origins of the fMRI BOLD signal? *Trends Neurosci*. 2002 Jan; 25(1): 27-31.
【469】 Current Challenges in Translational and Clinical fMRI and Future Directions. *Front Psychiatry*. 2019; 10: 924.
【470】 Cluster failure: Why fMRI inferences for spatial extent have inflated false-positive rates. *Proc Natl Acad Sci U S A*. 2016 Jul 12; 113(28): 7900-5.
【471】 A cellular perspective on brain energy metabolism and functional imaging. *Neuron*. 86, 883-901 (2015).
【472】 Energy limitation as a selective pressure on the evolution of sensory systems. *J. Exp. Biol*. 211, 1792–1804 (2008).
【473】 Food for thought: fluctuations in brain extracellular glucose provide insight into the mechanisms of memory modulation. *Behav. Cogn. Neurosci. Rev*. 1, 264-280 (2002).
【474】 Oxidative metabolism in cultured rat astroglia: effects of reducing the glucose concentration in the culture medium and of D-aspartate or potassium stimulation. *J Cereb Blood Flow Metab*. 2006 Feb; 26(2): 153-60.
【475】 Long-Term Glucose Starvation Induces Inflammatory Responses and Phenotype Switch in Primary Cortical Rat Astrocytes. *J Mol Neurosci*. 2021 Feb 12. doi: 10.1007/s12031-021-01800-2.
【476】 *Medical Microbiology*. 4th edition Chapter 99Microbiology of Dental Decay and Periodontal Disease.
【477】 Saliva and dental caries. *Dent Clin North Am*. 1999 Oct; 43(4): 579-97.
【478】 Surveillance of salivary properties of pre-orthodontic patients in relation to age and sex. *Sci Rep*. 2021; 11: 6555.
【479】 Effect of tooth bleaching and application of different dentifrices on enamel properties under normal and hyposalivation conditions: an in situ study. *Clin Oral Investig*. 2021 Oct; 25(10): 5929-5944.
【480】 The effect of saliva on dental caries. *J Am Dent Assoc*. 2008 May; 139 Suppl: 11S-17S.
【481】 Salivary characteristics and dental caries: Evidence from general dental practices. *J Am Dent Assoc*. 2013 May; 144(5): e31-e40.
【482】 Salivary parameters and oral health status amongst adolescents in Mexico. *BMC Oral Health*. 2020; 20: 190.
【483】 Salivary biomarkers for dental caries. *Periodontol 2000*. 2016 Feb; 70(1): 128-41.
【484】 Downregulation of Salivary Proteins, Protective against Dental Caries, in Type 1 Diabetes. *Proteomes*. 2021 Sep; 9(3): 33.
【485】 Saliva composition and functions: a comprehensive review'. *J Contemp Dent Pract* 2008: 72–80.
【486】 Science behind human saliva. *J Nat Sci Biol Med*. 2011 Jan-Jun; 2(1): 53-58.
【487】 Source of the bicarbonate of saliva. *J Appl Physiol*. 1951 Aug; 4(2): 66-76. doi: 10.1152/jappl.1951.4.2.66.
【488】 The bicarbonate concentration in human saliva does not exceed the plasma level under normal physiological conditions. *Clin Oral Investig*. 2000 Dec; 4(4): 245-53.
【489】 Salivary bicarbonate as a major factor in the prevention of upper esophageal mucosal injury in gastroesophageal reflux disease. *Dig Dis Sci*. 2014 Oct; 59(10): 2411-6.
【490】 Oral manifestations of Sjögren's syndrome. *J Dent Res*. 2008 Apr; 87(4): 308-18.

【491】 Effect of dental care on the oral health of Sjögrens syndrome patients. *J Biol Regul Homeost Agents*. Mar-Apr 2018; 32(2 Suppl. 2): 37-43.

【492】 Clinical practice guidelines for oral management of Sjögren disease: Dental caries prevention. *J Am Dent Assoc*. 2016 Apr; 147(4): 295-305.

【493】 In surprise, tooth decay afflicts hunter-gatherers. *Science*. 2017 Apr 28; 356(6336): 362.

【494】 Qualitative and quantitative changes in saliva among patients with thyroid dysfunction prior to and following the treatment of the dysfunction. *Oral Surg Oral Med Oral Pathol Oral Radiol*. 2013 May; 115(5): 617-23.

【495】 Evaluation of Xerostomia and salivary flow rate in Hashimoto's Thyroiditis. *Med Oral Patol Oral Cir Bucal*. 2016 Jan; 21(1): e1-e5.

【496】 Type 2 diabetes - induced hyposalivation of the submandibular gland through PINK1/Parkin - mediated mitophagy. *J Cell Physiol*. 2020 Jan; 235(1): 232-244.

【497】 Evaluation of salivary gland function in women with autoimmune thyroid diseases (Article in Polish). *Wiad Lek*. 2003; 56(9-10): 412-8.

【498】 Explaining sex differences in dental caries prevalence: saliva, hormones, and "life-history" etiologies. *Am J Hum Biol*. Jul-Aug 2006; 18(4): 540-55.

【499】 Sex differences in dental caries experience: clinical evidence, complex etiology.*Clin Oral Investig*. 2011 Oct;15(5): 649-56. doi: 10.1007/s00784-010-0445-3.

【500】 Effects of Simultaneous Administration of Estrogen and Parathyroid Extract upon Teeth, Periodontium, and Long Bones of Growing Albino Mice. *J Dent Res*. May-Jun 1964; 43: 331-45.

【501】 Experimental dental caries. I. The effect of orchiectomy and ovariectomy on dental caries in immature rats. *J Dent Res*. 1952 Dec; 31(6): 798-804.

【502】 Female sex hormonal factors in periodontal disease. *Ann Dent*. Fall 1976; 35(3): 42-6.

【503】 Cytochrome c oxidase dysfunction enhances phagocytic function and osteoclast formation in macrophages. *FASEB J*. 2019 Aug; 33(8): 9167–9181.

【504】 Estrogen induces nitric oxide production via nitric oxide synthase activation in endothelial cells. *Acta Neurochir Suppl*. 2015; 120: 141-5.

【505】 Estrogen Increases Nitric-Oxide Production in Human Bronchial Epithelium. *J Pharmacol Exp Ther*. 2011 Dec; 339(3): 815-824.

【506】 Nitric oxide regulates endotoxin-induced TNF-alpha production by human neutrophils. *J Immunol*. 1994 Apr 15; 152(8): 4102-9.

【507】 Endogenously produced nitric oxide increases tumor necrosis factor-alpha production in transfected human U937 cells. *Blood*. 1997 Aug 1; 90(3): 1160-7.

【508】 TNF and Bone Remodeling. *Curr Osteoporos Rep*. 2017 Jun; 15(3): 126-134.

【509】 TNF-α contributes to postmenopausal osteoporosis by synergistically promoting RANKL-induced osteoclast formation. *Biomed Pharmacother*. 2018 Jun; 102: 369-374.

【510】 Effects of 1-year anti-TNF-α therapies on bone mineral density and bone biomarkers in rheumatoid arthritis and ankylosing spondylitis. *Clin Rheumatol*. 2020 Jan; 39(1): 167-175.

【511】 Age-related changes in the female hormonal environment during reproductive life. *Am J Obstet Gynecol*. 1987 Aug; 157(2): 312-7.

【512】 Diminished function of the somatotropic axis in older reproductive-aged women. 8 *J Clin Endocrinol Metab*. 1995 Feb; 80(2): 608-13.

【513】 Characterization of reproductive hormonal dynamics in the perimenopause. *J Clin Endocrinol Metab*. 1996 Apr; 81(4): 1495-501.

【514】 Effects of aging and obesity on aromatase activity of human adipose cells. *J Clin Endocrinol Metab*. 1985 Jan; 60(1): 174-7.

【515】 Pregnenolone Inhibits Osteoclast Differentiation and Protects Against Lipopolysaccharide-Induced Inflammatory Bone Destruction and Ovariectomy-Induced Bone Loss. *Front Pharmacol*. 2020; 11: 360.

【516】 Adrenocortical pregnenolone binding activity resides with estrogen sulfotransferase. *Endocrinology*. 1995 Jan; 136(1): 361-4.

【517】 FSH-induced aromatase activity in porcine granulosa cells: non-competitive inhibition by non-aromatizable androgens. *J Endocrinol*. 1986 Mar; 108(3): 335-41.

【518】 Quantification of endotoxins in necrotic root canals from symptomatic and asymptomatic teeth. *J Med Microbiol*. 2005 Aug; 54(Pt 8): 777-783.

【519】 Determination of endotoxins in caries: association with pulpal pain. *Int Endod J*. 2000 Mar; 33(2): 132-7.

【520】 Bacterial levels and amount of endotoxins in carious dentin within reversible pulpitis scenarios. *Clin Oral Investig.* 2021 May; 25(5): 3033-3042.

【521】 Pathological and Therapeutic Approach to Endotoxin-Secreting Bacteria Involved in Periodontal Disease. *Toxins* (Basel). 2021 Aug; 13(8): 533.

【522】 Toll - like receptor 4 - dependent recognition of structurally different forms of chemically synthesized lipid As of Porphyromonas gingivalis. *Clin Exp Immunol.* 2007; 148: 529 - 536.

【523】 Porphyromonas gingivalis lipopolysaccharide displays functionally diverse interactions with the innate host defense system. Ann Periodontol. *The American Academy of Periodontology.* 2002; 7: 29-37.

【524】 Can oral bacteria affect the microbiome of the gut? *J Oral Microbiol.* 2019; 11(1): 1586422.

【525】 Systemic endotoxin levels in chronic indolent periodontal infections. *J Periodontal Res.* 2010 Feb; 45(1): 1-7.

【526】 Distal Consequences of Oral Inflammation. *Front Immunol.* 2019; 10: 1403.

【527】 The Link Between Periodontal Inflammation and Obesity. *Curr Oral Health Rep.* 2021 Oct 1: 1–8.

【528】 Gut microbiota and the periodontal disease: role of hyperhomocysteinemia. *Can J Physiol Pharmacol.* 2021 Jan; 99(1): 9-17.

【529】 Systemic release of endotoxins induced by gentle mastication: association with periodontitis severity. *J Periodontol.* 2002 Jan; 73(1): 73-8.

【530】 Increased Root Canal Endotoxin Levels are Associated with Chronic Apical Periodontitis, Increased Oxidative and Nitrosative Stress, Major Depression, Severity of Depression, and a Lowered Quality of Life. *Mol Neurobiol.* 2018 Apr; 55(4): 2814-2827.

【531】 Mitochondrial Oxidative and Nitrosative Stress and Alzheimer Disease. *Antioxidants* (Basel). 2020 Sep; 9(9): 818.

【532】 Nitrosative Stress and Lipid Homeostasis as a Mechanism for Zileuton Hepatotoxicity and Resistance in Genetically Sensitive Mice. *Toxicol Sci.* 2020 Jun; 175(2): 220–235.

【533】 Interplay of oxidative, nitrosative/nitrative stress, inflammation, cell death and autophagy in diabetic cardiomyopathy. *Biochem Biophys Acta.* 2015 Feb; 1852(2): 232–242.

【534】 Role of Nitrosative Stress and Peroxynitrite in the Pathogenesis of Diabetic Complications. Emerging New Therapeutical Strategies. *Curr Med Chem.* 2005; 12(3): 267–275.

【535】 Role of peroxynitrite in the pathogenesis of cardiovascular complications of diabetes. *Curr Opin Pharmacol.* 2006 Apr; 6(2): 136-141.

【536】 Honey in oral health and care: A mini review. *J Oral Biosci.* 2019 Mar; 61(1): 32-36.)

【537】 Effect of honey in preventing gingivitis and dental caries in patients undergoing orthodontic treatment. *Saudi Dent J.* 2014 Jul; 26(3): 108-114.

【538】 Effectiveness of three mouthwashes – Manuka honey, Raw honey, and Chlorhexidine on plaque and gingival scores of 12-15-year-old school children: A randomized controlled field trial. *J Indian Soc Periodontol.* 2018 Jan-Feb; 22(1): 34-39.

【539】 Effect of Honey on Streptococcus mutans Growth and Biofilm Formation. Appl Environ Microbiol. 2012 Jan; 78(2): 536-540.

【540】 Gram-positive bacteria cell wall-derived lipoteichoic acid induces inflammatory alveolar bone loss through prostaglandin E production in osteoblasts. *Scientifc Reports* (2021) 11: 13353.

【541】 Non-antibacterial tetracycline formulations: host-modulators in the treatment of periodontitis and relevant systemic diseases. *Int Dent J.* 2016 Jun; 66(3): 127-35.

【542】 Using Tetracyclines to Treat Osteoporotic/Osteopenic Bone Loss: From the Basic Science Laboratory to the Clinic. *Pharmacol Res.* 2011 Feb; 63(2): 121-129.

【543】 Clinical studies on the management of periodontal diseases utilizing subantimicrobial dose doxycycline (SDD). *Pharmacol Res.* 2011 Feb; 63(2): 114-20.

【544】 Subantimicrobial-dose doxycycline and cytokine-chemokine levels in gingival crevicular fluid. *J Periodontol.* 2011 Mar; 82(3): 452-61.

【545】 Tetracyclines inhibit connective tissue breakdown by multiple non-antimicrobial mechanisms. *Adv Dent Res.* 1998 Nov; 12(2): 12-26.

【546】 Doxycycline protects against ROS-induced mitochondrial fragmentation and ISO-induced heart failure. *PLoS One.* 2017; 12(4): e0175195.

【547】 Doxycycline in Extremely Low Dose Improves Glycemic Control and Islet Morphology in Mice Fed a High-Fat Diet. *Diabetes Metab Syndr Obes.* 2021; 14: 637-646.

【548】 Low dose doxycycline decreases systemic inflammation and improves glycemic control, lipid profiles, and islet morphology and function in

db/db mice. *Sci Rep.* 2017; 7: 14707.
【549】Ketotic Hypercalcemia: A Case Series and Description of a Novel Entity. *J Clin Endocrinol Metab.* 2014 May; 99(5): 1531-6.
【550】A Short-Term Ketogenic Diet Impairs Markers of Bone Health in Response to Exercise. *Front Endocrinol* (Lausanne). 2019; 10: 880.
【551】Bristol Royal Infirmary. *Br Med J.* 1857 Nov 14; 1(46): 943-944.
【552】Quarterly summary of the improvements and discoveries in the medical sciences. *The American Journal of the Medical Sciences* 44, 232-235 (1862).
【553】Dietetic factors influencing the glucose tolerance and the activity of insulin. *J Physiol.* 1934 Mar 29; 81(1): 29-48.
【554】Management of Diabetes Mellitus. *Br Med J.* 1936 Jul 18; 2(3941): 137-141.
【555】High carbohydrate diets and insulin efficiency. *Br Med J.* 1934 Jul 14; 2(3836): 57-60.
【556】Factors related to diabetes incidence: a multivariate analysis of two years observation on 10,000 men. The Israel Ischemic Heart Disease Study. *J Chronic Dis.* 1971 Feb; 23(9): 6.
【557】An ad libitum, very low-fat diet results in weight loss and changes in nutrient intakes in postmenopausal women. *J Am Diet Assoc.* 2003 Dec; 103(12): 1600-6.
【558】Improved Glucose Tolerance with High Carbohydrate Feeding in Mild Diabetes. *N Engl J Med.* 1971; 284: 521-524.
【559】Chronic high-sucrose diet increases fibroblast growth factor 21 production and energy expenditure in mice. *J Nutr Bioche.* 2017 Nov; 49: 71-79.
【560】Carbohydrates to Prevent and Treat Obesity in a Murine Model of Diet-Induced Obesity. *Obes Facts.* 2021 Aug; 14(4): 370-381.
【561】Dietary protein to carbohydrate ratio and caloric restriction: comparing metabolic outcomes in mice. *Cell Rep.* 2015 Jun 16; 11(10): 1529-1534.
【562】Comparing the Effects of Low-Protein and High-Carbohydrate Diets and Caloric Restriction on Brain Aging in Mice. *Cell Rep.* 2018 Nov 20; 25(8): 2234-2243.e6.
【563】Inflammation and metabolic disorders. *Nature.* 2006 Dec 14; 444(7121): 860-7.
【564】Metabolic endotoxemia initiates obesity and insulin resistance. *Diabetes.* 2007 Jul; 56(7): 1761-72.
【565】Influence of a high-fat diet on gut microbiota, intestinal permeability and metabolic endotoxaemia. *Br J Nutr.* 2012 Sep; 108(5): 801-9.
【566】The influence of Mediterranean, carbohydrate and high protein diets on gut microbiota composition in the treatment of obesity and associated inflammatory state. *Asia Pac J Clin Nutr.* 2014; 23(3): 360-8.
【567】The role of diet and intestinal microbiota in the development of metabolic syndrome. *J Nutr Biochem.* 2019 Aug; 70: 1-27.
【568】Inflammatory responses to dietary and surgical weight loss in male and female mice. *Biol Sex Differ.* 2019 Apr 3; 10(1): 16.
【569】Coronary atherosclerosis in indigenous South American Tsimane: a cross-sectional cohort study. *Lancet.* 2017 Apr 29; 389(10080): 1730-1739.
【570】The sugar-fat relationship revisited: differences in consumption between men and women of varying BMI. *Int J Obes Relat Metab Disord.* 1998 Nov; 22(11): 1053-61.
【571】Are high-fat, high-sugar foods and diets conducive to obesity? *Int J Food Sci Nutr.* 1996 Sep; 47(5): 405-15.
【572】Dietary Macronutrient Content Alters Cortisol Metabolism Independently of Body Weight Changes in Obese Men. *J Clin Endocrinol Metab.* 2007 Nov; 92(11): 4480-4.
【573】Effects of Dietary Composition on Energy Expenditure During Weight-Loss Maintenance. *JAMA.* 2012 Jun 27; 307(24): 2627-2634.
【574】Enhanced cortisol production rates, free cortisol, and 11beta-HSD-1 expression correlate with visceral fat and insulin resistance in men: effect of weight loss. *Am J Physiol Endocrinol Metab.* 2009; 296(2): E351-E35719050176.
【575】Cortisol clearance and associations with insulin sensitivity, body fat and fatty liver in middle-aged men. *Diabetologia.* 2007; 50(5): 1024-103217370058.
【576】Pineapple honey inhibits adipocytes proliferation and reduces lipid droplet accumulation in 3T3-L1 adipocytes. *Malaysian Appl. Biol.* 2019; 48: 21-26.
【577】Honey promotes lower weight gain, adiposity, and triglycerides than sucrose in rats. *Nutr Res.* 2011 Jan; 31(1): 55-60.

【578】 The effect of honey compared to sucrose, mixed sugars, and a sugar-free diet on weight gain in young rats. *J Food Sci.* 2007 Apr; 72(3): S224-9.
【579】 The long-term effects of feeding honey compared with sucrose and a sugar-free diet on weight gain, lipid profiles, and DEXA measurements in rats. *J Food Sci.* 2008 Jan; 73(1): H1-7.
【580】 Comparative effect of cane syrup and natural honey on abdominal viscera of growing male and female rats. *Indian J Exp Biol.* 2013 Apr; 51(4): 303-12.
【581】 Effects of Honey Against the Accumulation of Adipose Tissue and the Increased Blood Pressure on Carbohydrate-Induced Obesity in Rat. *Lett. Drug Des. Discov.* 2011; 8: 69-75.
【582】 The Beneficial Effects of Stingless Bee Honey from Heterotrigona itama against Metabolic Changes in Rats Fed with High-Carbohydrate and High-Fat Diet. *Int J Environ Res Public Health.* 2019 Dec; 16(24): 4987.
【583】 Natural honey and cardiovascular risk factors; effects on blood glucose, cholesterol, triacylglycerole, CRP, and body weight compared with sucrose. *Sci. World J.* 2008; 8: 463-469.
【584】 Effects of natural honey consumption in diabetic patients: An 8-week randomized clinical trial. *Int. J. Food Sci. Nutr.* 2009; 60: 618-626.
【585】 Natural Honey and Cardiovascular Risk Factors; Effects on Blood Glucose, Cholesterol, Triacylglycerole, CRP, and Body Weight Compared with Sucrose. *Sci. World J.* 2008; 8: 463-469.
【586】 Anti-obesity and Anti-hyperlipidemic activity of Processed Honey A Randomised, Open labeled, Controlled Clinical Study. *J. Res. Tradit. Med.* 2018; 4: 40-48.
【587】 Rapid Weight Loss vs. Slow Weight Loss: Which is More Effective on Body Composition and Metabolic Risk Factors? *Int J Endocrinol Metab.* 2017 Jul; 15(3): e13249.
【588】 The Mechanism of Honey in Reversing Metabolic Syndrome. *Molecules.* 2021 Feb; 26(4): 808.
【589】 Glucocorticoid action on rat thymus cells. Interrelationships between carbohydrate, protein, and adenine nucleotide metabolism and cortisol effects on these functions in vitro. *J Biol Chem.* 1969 Apr 25; 244(8): 2210-7.
【590】 Sucrose intake and corticosterone interact with cold to modulate ingestive behaviour, energy balance, autonomic outflow and neuroendocrine responses during chronic stress. *J Neuroendocrinol.* 2002 Apr; 14(4): 330-42.
【591】 Self-medication with sucrose. *Curr Opin Behav Sci.* 2016 Jun; 9: 78-83.
【592】 HPA axis dampening by limited sucrose intake: reward frequency vs. caloric consumption. *Physiol Behav.* 2011 Apr 18; 103(1): 104-10.
【593】 Metabolic recovery from heavy exertion following banana compared to sugar beverage or water only ingestion: A randomized, crossover trial. *PLoS One.* 2018; 13(3): e0194843.
【594】 Nutrition and Supplementation Considerations to Limit Endotoxemia When Exercising in the Heat. *Sports* (Basel). 2018 Mar; 6(1): 12.
【595】 Sucrose but Not Nitrate Ingestion Reduces Strenuous Cycling-induced Intestinal Injury. *Med Sci Sports Exerc.* 2019 Mar; 51(3): 436-444.
【596】 Postprandial thermogenesis and substrate utilization after ingestion of different dietary carbohydrates. *Metabolism.* 1996 Oct; 45(10): 1235-42.
【597】 The Effect of Small Doses of Fructose and Its Epimers on Glycemic Control: A Systematic Review and Meta-Analysis of Controlled Feeding Trials. *Nutrients.* 2018 Nov; 10(11): 1805.
【598】 Chronic fructose substitution for glucose or sucrose in food or beverages has little effect on fasting blood glucose, insulin, or triglycerides: a systematic review and meta-analysis. *Am J Clin Nutr.* 2017 Aug; 106(2): 519-529.
【599】 The effect of two energy-restricted diets, a low-fructose diet versus a moderate natural fructose diet, on weight loss and metabolic syndrome parameters: a randomized controlled trial. *Metabolism.* 2011 Nov; 60(11): 1551-9.
【600】 High fructose consumption with a high-protein meal is associated with decreased glycemia and increased thermogenesis but reduced fat oxidation: A randomized controlled trial. *Nutrition.* 2019 Feb; 58: 77-82.
【601】 Fructose-Glucose Composite Carbohydrates and Endurance Performance: Critical Review and Future Perspectives. *Sports Med.* 2015 Nov; 45(11): 1561-76.
【602】 Different effects of various carbohydrates on the metabolic rate in rats. *Ann Nutr Metab.* 1982; 26(1): 66-72.
【603】 High oxidation rates from combined carbohydrates ingested during exercise. *Med Sci Sports Exerc.* 2004 Sep; 36(9): 1551-8.

【604】A unique view on male infertility around the globe. *Reprod Biol Endocrinol*. 2015; 13: 37.
【605】Dietary patterns, foods and nutrients in male fertility parameters and fecundability: a systematic review of observational studies. *Hum Reprod Update*. 2017 Jul 1; 23(4): 371-389.
【606】Male infertility: an overview of causes and treatment options. *Br J Nurs*. 2016 Oct 13; 25(18): S35-S40.
【607】Temporal trends in sperm count: a systematic review and meta-regression analysis. *Hum Reprod Update*. 2017 Nov 1; 23(6): 646-659.
【608】Sperm glucose transport and metabolism in diabetic individuals. *Mol Cell Endocrinol*. 2014 Oct; 396(1-2): 37-45.
【609】The role of glucose in supporting motility and capacitation in human spermatozoa. *J Androl*. Jul-Aug 2001; 22(4): 680-95.
【610】Gene Expression and Protein Synthesis in Mitochondria Enhance the Duration of High-Speed Linear Motility in Boar Sperm. *Front Physiol*. 2019; 10: 252.
【611】Obesity and Male Reproduction; Placing the Western Diet in Context. *Front Endocrinol* (Lausanne). 2021; 12: 622292.
【612】High-Fat Diet Is Associated with Obesity-Mediated Insulin Resistance and β-Cell Dysfunction in Mexican Americans. *J Nutr*. 2013 Apr; 143(4): 479-485.
【613】The Role of High Fat Diets and Liver Peptidase Activity in the Development of Obesity and Insulin Resistance in Wistar Rats. *Nutrients*. 2020 Mar; 12(3): 636.
【614】Diet Composition for the Management of Obesity and Obesity-related Disorders. *J Diabetes Mellit Metab Syndr*. 2018; 3: 10-25.
【615】High fat diet drives obesity regardless the composition of gut microbiota in mice. *Sci Rep*. 2016; 6: 32484.
【616】Removal of a high-fat diet, but not voluntary exercise, reverses obesity and diabetic-like symptoms in male C57BL/6J mice. *Hormones* (Athens). 2017 Jan; 16(1): 62-74.
【617】Cardio-Metabolic Effects of High-Fat Diets and Their Underlying Mechanisms – A Narrative Review. *Nutrients*. 2020 May; 12(5): 1505.
【618】Human sperm displays rapid responses to diet. *PLoS Biol*. 2019 Dec; 17(12): e3000559.
【619】The effect of arginase on the retardation of tumour growth. *Br J Cancer*. 1965 Jun; 19(2): 379-386.
【620】Methionine Restriction and Cancer Biology. *Nutrients*. 2020 Mar; 12(3): 684.
【621】Methionine deprivation suppresses triple-negative breast cancer metastasis in vitro and in vivo. *Oncotarget*. 2016 Oct 11; 7(41): 67223-67234.
【622】Increased lactate dehydrogenase activity is dispensable in squamous carcinoma cells of origin. *Nat Commun*. 2019; 10: 91.
【623】Glutamine promotes escape from therapy-induced senescence in tumor cells. *Aging* (Albany NY). 2021 Sep 15; 13(17): 20962-2099.
【624】Metabolic fingerprinting reveals extensive consequences of GLS hyperactivity. *Biochem Biophys Acta Gen Subj*. 2020 Mar; 1864(3): 129484.
【625】A Critical Role of Glutamine and Asparagine γ-Nitrogen in Nucleotide Biosynthesis in Cancer Cells Hijacked by an Oncogenic Virus. *mBio*. 2017 Jul-Aug; 8(4): e01179-17.
【626】Glutamate and asparagine cataplerosis underlie glutamine addiction in melanoma. *Oncotarget*. 2015 Apr 10; 6(10): 7379-7389.
【627】Environment Impacts the Metabolic Dependencies of Ras-Driven Non-Small Cell Lung Cancer. *Cell Metab*. 2016 Mar 8; 23(3): 517-28.
【628】Identification and Characterization of IMD-0354 as a Glutamine Carrier Protein Inhibitor in Melanoma. *Mol Cancer Ther*. 2021 May; 20(5): 816–832.
【629】The Mechanism of Warburg Effect-Induced Chemoresistance in Cancer. *Front Oncol*. 2021; 11: 698023.
【630】Contemporary Perspectives on the Warburg Effect Inhibition in Cancer Therapy. *Cancer Control*. 2021 Jan-Dec; 28: 10732748211041243.
【631】Metabolomics study reveals the potential evidence of metabolic reprogramming towards the Warburg effect in precancerous lesions. *J Cancer*. 2021; 12(5): 1563-1574.
【632】Glutamine Metabolism in Cancer: Understanding the Heterogeneity. *Trends Cancer*. 2017 Mar; 3(3): 169-180.
【633】Glutamine-dependent anapleurosis dictates glucose uptake and cell growth by regulating MondoA transcriptional activity. *Proc Natl Acad Sci U S A*. 2009 Sep 1; 106(35): 14878-83.
【634】Metabolic imaging detects elevated glucose flux through the pentose phosphate pathway associated with TERT expression in low-grade gliomas. *Neuro Oncol*. 2021 Sep 1; 23(9): 1509-1522.

【635】Glucose Metabolism and Glucose Transporters in Breast Cancer. *Front Cell Dev Biol*. 2021; 9: 728759.

【636】Mechanisms of Metabolic Reprogramming in Cancer Cells Supporting Enhanced Growth and Proliferation. *Cells*. 2021 May; 10(5): 1056.

【637】Pathophysiology of cancer cachexia: much more than host-tumour interaction? *Clin Nutr*. 2007 Dec; 26(6): 667-76.

【638】IKKbeta/NF-kappaB activation causes severe muscle wasting in mice. *Cell*. 2004 Oct 15; 119(2): 285-98.

【639】Glucocorticoid-Driven NLRP3 Inflammasome Activation in Hippocampal Microglia Mediates Chronic Stress-Induced Depressive-Like Behaviors. *Front Mol Neurosci*. 2019; 12: 210.

【640】A Possible Change Process of Inflammatory Cytokines in the Prolonged Chronic Stress and Its Ultimate Implications for Health. *Sci World J*. 2014; 2014: 780616.

【641】The Role of Systemic Inflammation in Cancer-Associated Muscle Wasting and Rationale for Exercise as a Therapeutic Intervention. *JCSM Clin Rep*. 2018 Jul-Dec; 3(2): e00065.

【642】Arginine deprivation and argininosuccinate synthetase expression in the treatment of cancer. *Int J Cancer*. 2010 Jun 15; 126(12): 2762-72.

【643】Arginine Deprivation Inhibits the Warburg Effect and Upregulates Glutamine Anaplerosis and Serine Biosynthesis in ASS1-Deficient Cancers. *Cell Rep*. 2017 Jan 24; 18(4): 991-1004.

【644】Inhibition of nitric oxide synthase lowers fatty acid oxidation in preeclampsia-like mice at early gestational stage. *Chin Med J* (Engl). 2011 Oct; 124(19): 3141-7.

【645】Nitrate enhances skeletal muscle fatty acid oxidation via a nitric oxide-cGMP-PPAR-mediated mechanism. *BMC Biol*. 2015 Dec 22; 13: 110.

【646】Involvement of nitric oxide/cyclic GMP signaling pathway in the regulation of fatty acid metabolism in rat hepatocytes. *Biochem Pharmacol*. 2003 Mar 1; 65(5): 807-12.

【647】Mammalian polyamine metabolism and function. *IUBMB Life*. 2009 Sep; 61(9): 880-94.

【648】Methionine dependency and cancer treatment. *Cancer Treat Rev*. 2003 Dec; 29(6): 489-99.

【649】Fatty acid oxidation: driver of lymph node metastasis. *Cancer Cell Int*. 2021; 21: 339.

【650】CPT1A and fatty acid β-oxidation are essential for tumor cell growth and survival in hormone receptor-positive breast cancer. *NAR Cancer*. 2021 Sep; 3(3): zcab035.

【651】Fatty acid oxidation is associated with proliferation and prognosis in breast and other cancers. *BMC Cancer*. 2018 Aug 9; 18(1): 805.

【652】Fatty acid oxidation: An emerging facet of metabolic transformation in cancer. *Cancer Lett*. 2018 Oct 28; 435: 92-10.

【653】Lipid Metabolic Pathways Confer the Immunosuppressive Function of Myeloid-Derived Suppressor Cells in Tumor. *Front Immunol*. 2019; 10: 1399.

【654】Acidosis Drives the Reprogramming of Fatty Acid Metabolism in Cancer Cells through Changes in Mitochondrial and Histone Acetylation. *Cell Metab*. 2016 Aug 9; 24(2): 311-23.

【655】Fat Intake and Risk of Skin Cancer in U.S. Adults. *Cancer Epidemiol Biomarkers Prev*. 2018 Jul; 27(7): 776-782.

【656】Do both heterocyclic amines and omega-6 polyunsaturated fatty acids contribute to the incidence of breast cancer in postmenopausal women of the Malmö diet and cancer cohort? *Int J Cancer*. 2008 Oct 1; 123(7): 1637-43.

【657】Metabolomics of neonatal blood spots reveal distinct phenotypes of pediatric acute lymphoblastic leukemia and potential effects of early-life nutrition. *Cancer Lett*. 2019 Jun 28; 452: 71-78.

【658】Dietary omega-3 polyunsaturated fatty acids promote colon carcinoma metastasis in rat liver. *Cancer Res*. 1998 Aug 1; 58(15): 3312-9.

【659】Preferential uptake of polyunsaturated fatty acids by colorectal cancer cells. *Sci Rep*. 2020; 10: 1954.

【660】Complex Alterations of Fatty Acid Metabolism and Phospholipidome Uncovered in Isolated Colon Cancer Epithelial Cells. *Int J Mol Sci*. 2021 Jul; 22(13): 6650.

【661】Omega-3, omega-6 and total dietary polyunsaturated fat on cancer incidence: systematic review and meta-analysis of randomised trials. *Br J Cancer*. 2020 Apr 14; 122(8): 1260-1270.

【662】Roles of Lipid Peroxidation-Derived Electrophiles in Pathogenesis of Colonic Inflammation and Colon Cancer. *Front Cell Dev Biol*. 2021; 9: 665591.

【663】Reactivation of dormant tumor cells by modified lipids derived from

stress-activated neutrophils. *Sci Transl Med.* 2020 Dec 2; 12(572): eabb5817.
【664】Toxic aldehyde generation in and food uptake from culinary oils during frying practices: peroxidative resistance of a monounsaturate-rich algae oil. *Sci Rep.* 2019; 9: 4125.
【665】Genetic induction and upregulation of cyclooxygenase (COX) and aromatase (CYP19): an extension of the dietary fat hypothesis of breast cancer. *Med Hypotheses.* 1999 Apr; 52(4): 291-2.
【666】Effects of dietary fatty acids on breast and prostate cancers: evidence from in vitro experiments and animal studies. *Am J Clin Nutr.* 1997 Dec; 66(6 Suppl): 1513S-1522S.
【667】Vulnerability of invasive glioblastoma cells to lysosomal membrane destabilization. *EMBO Mol Med.* 2019 Jun; 11(6): e9034.
【668】Fatty Acid Unsaturation Degree of Plasma Exosomes in Colorectal Cancer Patients: A Promising Biomarker. *Int J Mol Sci.* 2021 May; 22(10): 5060.
【669】The Randle cycle revisited: a new head for an old hat. *Am J Physiol Endocrinol Metab.* 2009 Sep; 297(3): E578-E591.
【670】Inhibition of Fatty Acid Oxidation Modulates Immunosuppressive Functions of Myeloid-Derived Suppressor Cells and Enhances Cancer Therapies. *Cancer Immunol Res.* 2015 Nov; 3(11): 1236-1247.
【671】Mitochondrial Fatty Acid β-Oxidation Inhibition Promotes Glucose Utilization and Protein Deposition through Energy Homeostasis Remodeling in Fish. *J Nutr.* 2020 Sep; 150(9): 2322-233.
【672】Metabolic Constrains Rule Metastasis Progression. *Cells.* 2020 Sep; 9(9): 2081.
【673】Intrinsic OXPHOS limitations underlie cellular bioenergetics in leukemia. *eLife.* 2021; 10: e63104.
【674】Gastric emptying in diabetes: an overview. *Diabet Med.* 1996 Sep; 13(9 Suppl 5): S16-22.
【675】Gastric emptying in diabetes. *Diabet Med.* 1996 Feb; 13(2): 112-9.
【676】Insulin-induced hypoglycemia accelerates gastric emptying of solids and liquids in long-standing type 1 diabetes. *J Clin Endocrinol Metab.* 2005 Aug; 90(8): 4489-95.
【677】Glucagon-like peptide 1 attenuates the acceleration of gastric emptying induced by hypoglycemia in healthy subjects. *Diabetes Care.* 2014 Jun; 37(6): 1509-15.
【678】Hyperglycemia potentiates the slowing of gastric emptying induced by exogenous GLP-1. *Diabetes Care.* 2015 Jun; 38(6): 1123-9.
【679】Relationship Between Control of Glycemia and Gastric Emptying Disturbances in Diabetes Mellitus. *Clin Gastroenterol Hepatol.* 2016 Jul; 14(7): 929-936.
【680】Effects of fat on gastric emptying of and the glycemic, insulin, and incretin responses to a carbohydrate meal in type 2 diabetes. *J Clin Endocrinol Metab.* 2006 Jun; 91(6): 2062-7.
【681】Glycemic index of foods: a physiological basis for carbohydrate exchange. *Am J Clin Nutr.* 1981; 34(3): 362-6.
【682】Glycemic index, postprandial glycemia, and the shape of the curve in healthy subjects: analysis of a database of more than 1,000 foods. *Am J Clin Nutr.* 2009 Jan;89(1): 97-105.
【683】Two varieties of honey that are available in Malaysia gave intermediate glycemic index values when tested among healthy individuals. *Biomed Pap Med Fac Univ Palacky Olomouc Czech Repub.* 2009 Jun; 153(2): 145-7.
【684】International tables of glycemic index and glycemic load values: 2008. *Diabetes Care.* 2008 Dec; 31(12): 2281-3.
【685】Fructose improves the ability of hyperglycemia per se to regulate glucose production in type 2 diabetes. *Diabetes.* 2002 Mar; 51(3): 606-14.
【686】Honey and Diabetes: The Importance of Natural Simple Sugars in Diet for Preventing and Treating Different Type of Diabetes. *Oxid Med Cell Longev.* 2018; 2018: 4757893.
【687】Honey - A Novel Antidiabetic Agent. *Int J Biol Sci.* 2012; 8(6): 913–934.
【688】Effect of honey and insulin treatment on oxidative stress and nerve conduction in an experimental model of diabetic neuropathy Wistar rats. *PLoS One.* 2021; 16(1): e0245395.
【689】The carbohydrate-insulin model of obesity: beyond "calories in, calories out." *JAMA Intern Med.* 2018; 178(8): 1098-103.
【690】Glycemic index and glycemic load: measurement issues and their effect on diet-disease relationships. *Eur J Clin Nutr.* 2007 Dec; 61 Suppl 1: S122-31.
【691】Relevance of the Glycemic Index and Glycemic Load for Body Weight, Diabetes, and Cardiovascular Disease. *Nutrients.* 2018 Oct; 10(10): 1361.

【692】Human endotoxemia as a model of systemic inflammation. *Curr Med Chem*. 2008; 15(17): 1697-705.

【693】Intestinal barrier dysfunction plays an integral role in arthritis pathology and can be targeted to ameliorate disease. *Med* 2, 864-883 July 9, 2021.

【694】The effect of food groups and nutrients on thyroid hormone levels in healthy individuals. *Nutrition*. 2021 Jun 20; 91-92: 111394.

【695】A high-fructose diet induces epithelial barrier dysfunction and exacerbates the severity of dextran sulfate sodium-induced colitis. *Int J Mol Med*. 2019 Mar; 43(3): 1487-1496.

【696】Ability of the normal human small intestine to absorb fructose: evaluation by breath testing. *Clin Gastroenterol Hepatol*. 2007 Aug; 5(8): 959-63.

【697】Excess dietary fructose does not alter gut microbiota or permeability in humans: A pilot randomized controlled study. *J Clin Transl Sci*. 2021; 5(1): e143.

【698】Dietary fructose consumption among US children and adults: the Third National Health and Nutrition Examination Survey. *Medscape J Med*. 2008 Jul 9; 10(7): 160.

【699】Dietary fructose induces endotoxemia and hepatic injury in calorically controlled primates. *Am J Clin Nutr*. 2013 Aug; 98(2): 349-57.

【700】Rescue of Fructose-Induced Metabolic Syndrome by Antibiotics or Faecal Transplantation in a Rat Model of Obesity. *PLoS One*. 2015; 10(8): e0134893.

【701】Intestinal Barrier Function and the Gut Microbiome Are Differentially Affected in Mice Fed a Western-Style Diet or Drinking Water Supplemented with Fructose. *J Nutr*. 2017 May; 147(5): 770-780.

【702】High-fructose corn syrup enhances intestinal tumor growth in mice. *Science*, 2019; 363 (6433): 1345-1349.

【703】High-fructose corn syrup consumption in adolescent rats causes bipolar-like behavioural phenotype with hyperexcitability in hippocampal CA3-CA1 synapses. *Br J Pharmacol*. 2018 Dec; 175(24): 4450-4463.

【704】High-fructose corn syrup consumption in adolescent rats causes bipolar-like behavioural phenotype with hyperexcitability in hippocampal CA3-CA1 synapses. *Pharmacol Biochem Behav*. 2010 Nov; 97(1): 101–106.

【705】High Fructose Corn Syrup Down-Regulates the Glycolysis Pathway in Apis mellifera. *BSU Honors Program Theses and Projects*. May 9, 2017.

【706】The fate of mycotoxins during thermal food processing. *J Sci Food Agric*. 2009, 89(11): 1862–70.

【707】The advanced glycation end product, Nepsilon-(carboxymethyl)lysine, is a product of both lipid peroxidation and glycoxidation reactions. *J Biol Chem*. 1996 Apr 26; 271(17): 9982-6.

【708】A worldwide survey of neonicotinoids in honey, *Science*. 6 Oct 2017; Vol 358, Issue 6359: 109-111.

【709】Neonicotinoid formaldehyde generators: possible mechanism of mouse-specific hepatotoxicity/hepatocarcinogenicity of thiamethoxam. *Toxicol Lett*. 2013 Feb 4; 216(2-3): 139-45.

【710】Effects of Neonicotinoid Pesticides on Promoter-Specific Aromatase (CYP19) Expression in Hs578t Breast Cancer Cells and the Role of the VEGF Pathway. *Environ Health perspect*. 2018. Apr 26; 126(4): 047014.

【711】Mechanisms of honey on testosterone levels. *Heliyon*. 2019 Jul; 5(7): e02029.

【712】A two-year monitoring of pesticide hazard in-hive: High honey bee mortality rates during insecticide poisoning episodes in apiaries located near agricultural settings. *Chemosphere*. 2019 Oct: 232; 471-480.

【713】On the International Agency for Research on Cancer classification of glyphosate as a probable human carcinogen. *Eur J Cancer Prev*. 2018 Jan; 27(1): 82-87.

【714】Effects of sublethal doses of glyphosate on honeybee navigation. *J Exp Biol*. 2015 Sep; 218 (Pt 17): 2799-805.

【715】The global environmental hazard of glyphosate use. *Science of The Total Environment*. volume 717; 15 May 2020: 137167.

【716】Evaluation of commercial essential oil samples on the growth of postharvest pathogen Monilinia fructicola (G. Winter) Honey. *Lett App Microbio*. 2011 Mar; 52(3): 227-32.

【717】Comprehensive investigations revealed consistent pathophysiological alterations after vaccination with COVID-19 vaccines. *Cell*. Discov. 2021; 7: 99.

▒著者プロフィール

崎谷 博征（さきたに ひろゆき）

1968年、奈良県生まれ。奈良県立医科大学・大学院卒業。脳神経外科専門医。ガンの研究で医学博士取得。国立大阪南病院、医真会八尾病院を経て、私立病院の副院長を務める。現在は、総合医として、ガン、難病、原因不明の慢性病を対象にした治療を確立し、根本治療指導に従事している。社団法人パレオ協会代表理事、ＮＰＯ法人日本ホリスティック療法協会理事。エネルギー量子医学会会長。著書に『病は「リポリシス」から』（風詠社）、『「プーファ」フリーであなたはよみがえる！』『糖尿病は砂糖で治す！』『ガンは安心させてあげなさい』『新免疫革命』『メタ炎症の秘密　慢性病は現代食から』『オメガ３の真実』『自然治癒はハチミツから』（有馬ようことの共著、以上鉱脈社）、『今だから知るべき！ワクチンの真実』（秀和システム）、『ウイルスは存在しない！（上・下）』（一般社団法人ホリスティックライブラリー）他多数。

有馬 ようこ（ありま ようこ）

1968年、福岡県生まれ。ホリスティック自然療法家、エネルギー療法啓蒙家。ＮＰＯ法人日本ホリスティック療法協会代表理事。エネルギー量子医学会代表。ホメオパス、メディカルハーバリスト、クリニカルアロマセラピスト、フラワーレメディプラクティショナー、エレメントマトリックス® 創始者。ＩＰＰ社メタトロンTUEETモデル発案者。崎谷博征との共著に『自然治癒はハチミツから』（鉱脈社）がある。

ハチミツ自然療法《しぜんりょうほう》の最前線《さいぜんせん》
ポスト総《そう》ワクチン接種《せっしゅ》時代《じだい》の処方箋《しょほうせん》

発行日　2021年12月25日　第1版第1刷
　　　　2023年 3月15日　第1版第6刷

著　者　崎谷《さきたに》　博征《ひろゆき》／有馬《ありま》　ようこ

発行者　斉藤　和邦
発行所　株式会社　秀和システム
〒135-0016
東京都江東区東陽2-4-2　新宮ビル2F
Tel 03-6264-3105（販売）Fax 03-6264-3094
印刷所　日経印刷株式会社　Printed in Japan

ISBN978-4-7980-6637-0 C0047

定価はカバーに表示してあります。

乱丁本・落丁本はお取りかえいたします。

本書に関するご質問については、ご質問の内容と住所、氏名、電話番号を明記のうえ、当社編集部宛FAXまたは書面にてお送りください。お電話によるご質問は受け付けておりませんのであらかじめご了承ください。